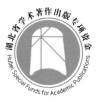

国家出版基金项目
NATIONAL PUBLICATION FOUNDATION

湖北省学术著作出版专项资金
Hubei Special Funds for Academic Publications

主编 张伯礼 刘清泉

新型冠状病毒肺炎中西医诊疗

DIAGNOSIS AND TREATMENT OF
COVID-19 WITH
INTEGRATED CHINESE AND
WESTERN MEDICINE

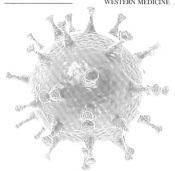

U0232455

长江出版传媒
Changjiang Publishing & Media

湖北科学技术出版社
HUBEI SCIENCE & TECHNOLOGY PRESS

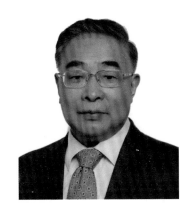

张伯礼，中国工程院院士，天津中医药大学名誉校长，中国中医科学院名誉院长，中央赴湖北指导组专家组成员，全国名中医，中国工程院医药卫生学部主任，组分中药国家重点实验室主任，全国优秀共产党员。国家"重大新药创制"专项技术副总师、国家重点学科中医内科学科带头人、教育部中医学类教指委主任委员、第十一届药典委员会副主任、世界中医药学会联合会副主席、世界中医药学会联合会中医教育指导委员会主任委员、中国中西医结合学会名誉会长、中华医学会副会长、中华中医药学会副会长、世界华人中医医师协会会长。

从事中医药临床、科研、教育工作数十年，获包括国家科技进步一等奖在内的国家奖 7 项，省部级科技进步一等奖 10 项，国家教学成果一等奖 2 项，发表论文 400 余篇，培养毕业硕士、博士及博士后近 300 名。享受国务院颁发的政府特殊津贴，获全国创新争先奖，光华工程科技奖、何梁何利基金奖、吴阶平医学奖、树兰医学奖、天津市科技重大成就奖等奖项，以及全国杰出专业技术人才、全国教书育人楷模、全国先进工作者、全国优秀科技工作者、国家级有突出贡献中青年专家等荣誉称号。作为中央指导组专家赴武汉抗疫 82 日，主持研究制定中西医结合救治方案，指导中医药全过程介入新型冠状病毒肺炎救治，2020 年被授予"人民英雄"国家荣誉称号。支援河北抗疫 20 日，制定恢复期患者中西医结合康复方案，总结农村疫情防控的特点和举措，为决策提供依据。

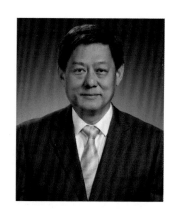

刘清泉，首都医科大学附属北京中医医院院长，主任医师，博士研究生导师。国家中医药管理局应对新型冠状病毒肺炎疫情联防联控工作专家组副组长。中华中医药学会急诊专业委员会主任委员，世界中医联合会医院感染控制委员会会长。

主持"十三五"重大专项、"十二五"科技支撑计划、"重大新药创制"专项、国家自然科学基金面上项目等课题十余项。以第一作者或通信作者身份发表论文百余篇，含SCI论文14篇，出版专著11部，获专利23项。主编新世纪全国普通高等教育中医院校规划教材、普通高等教育"十五"国家级规划教材《中医急诊学》、原卫生部"十二五"规划教材和全国高等中医药院校教材《中医急重症学》。获北京市科学技术奖一等奖，中华中医药学会科学技术进步奖三等奖等奖励。

序 一

2019 年底突如其来的新型冠状病毒肺炎,因其广泛的传染性和较强的致病性,已演变成"全球性大流行病"。目前全球感染新冠病毒人数已超 1 亿,是近百年来人类面临的最大的一场公共卫生危机,应对难度空前。自疫情暴发以来,党和政府始终把人民群众生命安全和身体健康放在第一位,准确研判、果断决策,全民团结,齐心抗疫。目前,我国疫情防控取得了阶段性重要成果,生产生活秩序加快恢复的态势得到不断巩固和拓展。

中医药在中华民族抗疫历史上发挥了卓著的作用,积累了丰富的防治经验,形成了独特的理论体系,是防治传染性疾病的宝贵资源。近年来,在应对 2003 年严重急性呼吸综合征(SARS)和 2009 年甲型 H1N1 流感等病毒引起的呼吸系统公共卫生事件中,中医药均发挥了不可替代的作用。在本次抗击新型冠状病毒肺炎疫情的历程中,中医药早期、全程、深度地介入了疫情的防控与诊治,其参与的力度和广度也是前所未有。中西医并肩战"疫"、优势互补,共同完善了中西医结合的救治理念和方案,建立了针对重大疫情防控的中西医协作、并重机制,是中国抗疫救治经验中的鲜明特点,共同维护和保障了民众的生命健康。

张伯礼院士、刘清泉教授率领中医团队赴汉支援,投身武汉抗击新型冠状病毒肺炎的第一线,积极推动了中医药的早期介入并全程参与防治工作,亲历了打赢武汉和湖北保卫战并取得决定性成果的基本历程。《新型冠状病毒肺炎中西医诊疗》一书正是基于临床一线抗疫资料,将理论与实践经验结合,尤其突出了中西医并重的特点。本书不仅详细阐述了新型冠状病毒肺炎的病原学特点、发病机制、流行病学特征、临床诊断、治疗、预防、康复、临床药物研究进展等内容,还从中医学角度概括了对新型冠状病毒肺炎的认识、辨证要点、治疗原则与方药措施,归纳了中西医结合的优势发挥以及中医方舱诊治模式,探讨了中西医从预防、诊断、治疗、康复、防控管理等多角度共同防治新型冠状病毒肺炎的有机结合模式。

　　在当前新型冠状病毒肺炎疫情全球大流行的背景下，总结中国抗击新型冠状病毒肺炎的临床经验和防治规律，完善和优化了以中西医结合、并重为特色的中国治疗方案，有助于为全球抗击疫情提供中国经验。我们也期待中医药能为全世界的抗疫做出更大的贡献！

中国工程院院士
国家卫生健康委员会高级别专家组组长
国家呼吸系统疾病临床医学研究中心主任
2021 年 3 月

序　二

在人类社会几千年的发展史中，传染性疾病一直深刻地影响着人类历史与文明进程。从古至今，传染病威胁人类生存，改变历史车辙，重塑人类结构，冲击经济与文化根基，影响民族盛衰、战争胜败、政体变革、文明发展和科技进步。尽管 20 世纪是现代医学和科技迅猛发展的时代，但流感、鼠疫、疟疾、艾滋病、SARS、埃博拉等新发传染病从未远离人类。历史上由各种传染病导致的死亡人数远甚于战争死亡数。从某种意义上说，人类发展史就是一部不断与传染病斗争的历史。在我们对 2003 年 SARS 疫情仍记忆犹新之时，庚子年初新冠病毒倏然而至。短短数月，新型冠状病毒肺炎疫情愈演愈烈，迅速大流行于全球。这场突如其来的新型冠状病毒肺炎疫情以前所未有的广度与深度，成为 21 世纪迄今为止人类社会面临的最严重的全球性危机。时至今日，新型冠状病毒肺炎疫情已在全球肆虐一年有余，其影响仍在扩大。面对这样一种全新的疾病，我们应当做好与之长期共存的充分准备，以积极的态度谋划长期防治。

中国作为最早迎击新型冠状病毒肺炎疫情暴发的国家，在党和政府的有力部署下，全民勇毅付出，采用了前所未有、积极严格的防控措施，实现了疫情的有效控制。正如世界卫生组织总干事谭德塞所指出的，中国把 99% 的发病完全限制在境内，为国际社会共同解决疫情创造了一个宝贵的窗口期，也为世界防疫事业树立了新标杆。这段不平凡的抗疫经历与成果，体现了中华文化对生命和健康的尊重，彰显了我国体制的优势与国力的强大。同时，也归功于医务人员专业的行动和高尚的职业精神，以及科研人员坚定执着的追寻探索。

在本次新型冠状病毒肺炎抗疫救治工作中，中西医并肩奋战于抗疫第一线，以抗击疫情、拯救生命为共同目标与信念，实现了优势互补、力量汇聚与深层互通，显示了中西医联手在重大疫情救治中所发挥的积极作用，也对未来我国的医防融合、中西医结合有深刻启示。中西医相互补充、协调发展，是我国医学卫生健康事业的重要特征。

张伯礼院士、刘清泉教授带领中医药团队为武汉疫情救治工作付出了巨大心血，积极推进了中医药在防控机制、诊疗救治、方案制订、应急管理、科研攻关等多方面的工作，为中国抗疫救治经验书写了十分重要的一笔。他们的新作《新型冠状病毒肺炎中西医诊疗》，阐述了目前对新型冠状病毒肺炎的基本概念、流行病学研究、诊疗方法、预防研究、药物及疫苗研发情况、防疫进展等，从预防、诊断、治疗、康复等多角度，系统、深入地诠释了中医药对新型冠状病毒肺炎的基本认识、诊治方法、临床经验、药物研发等内容。本书是对中国目前抗疫工作的阶段性总结。相信该书的编撰和出版，定能为当前正在开展的新型冠状病毒肺炎疫情防控工作尽到应尽之力。

书将付梓，邀我作序，欣然命笔，以斯言为序。

中国工程院院士
中国工程院副院长
中国医学科学院北京协和医学院院校长
2021 年 3 月

序　三

在党和政府的英明决策和有力领导下，在全国人民众志成城的支持与配合下，目前我国新型冠状病毒肺炎疫情防控取得了阶段性胜利。

这次疫情中，中医药参与力度和广度前所未有，4900 余名中医医务人员奔赴一线参与救治，组建了中医病区，确定了湖北中西医结合医院、武汉市中医院等定点医院，筹建了江夏方舱医院，使病患得到了系统规范的中医治疗，取得了很好的效果。在没有特效药和疫苗的情况下，中医药首次大范围有组织地实施早期干预：首次全面管理一个医院，首次整建制接管病区，首次中西医全程联合巡诊和查房，首次在重型、危重型患者救治中深度介入，探索形成了以中医药为特色、中西医结合救治患者的系统方案，筛选出"三药三方"，中医药服务覆盖了预防、治疗和康复全过程。这是中医药传承创新的一次生动实践，中西医结合救治也成为中国方案的亮点！

新型冠状病毒肺炎救治工作中，不管是中医还是西医，目的都只有一个，治病救人。此次中西医合作很默契，用事实证明了在重大疫情救治中，中西医是可以进行很好结合的。中西医并重、中西药并用是我国卫生保健领域的国策。中西医各有优势，可以相互补充，但不能互相取代。发挥两套医学优势为人民保健服务是具有中国特色的卫生保健制度的基础，也是我国人民的福祉。

张伯礼院士、刘清泉教授均是中央指导组专家，是中医界的领军人物。他们在武汉抗疫 80 余日，见证了整个疫情发展过程。张院士首先提出了中西医结合的方法，为疫情救治指明了方向。他们积极向中央指导组建言献策，全程参与了国家版诊疗方案的制订，并深入"红区"亲自为患者诊疗。他们领衔筹建的江夏方舱医院共收治轻型和普通型患者 564 人，采用中医综合疗法，在改善症状、促进免疫功能修复、缩短核酸转阴时间等方面取得显著效果，最终实现轻型患者零转重。

《新型冠状病毒肺炎中西医诊疗》一书从新型冠状病毒肺炎的基本概念、流行病学、临床诊断、治疗、康复、预防，到方舱介绍、药物研究和国际进展，从各角度深入浅出地阐明了新型冠状病毒肺炎及中西医结合治疗。特别是详细介绍了中医药在新型冠状病毒肺炎各阶段、各环节如何治疗，如何发挥优势，给读者呈现了一份中医药抗疫的美丽"答卷"，堪称新型冠状病毒肺炎著作的"范式"。

　　书将付梓，先睹为快，不弃粗浅，谨呈序文。

李兰娟

中国工程院院士

传染病诊治国家重点实验室主任

2021 年 3 月

前　言

己亥末，庚子初，新型冠状病毒肺炎疫情在全球范围内快速蔓延。由于新冠病毒传染性强、隐蔽性超常、传播速度快、传播途径多、人群普遍易感，成为对人类卫生健康以及世界和平发展最紧迫和最严峻的挑战。当前，新冠病毒已席卷200多个国家和地区，全球疫情呈现"大流行"特征，其传播程度和严重性远超预期。世界卫生组织指出，新型冠状病毒肺炎疫情是人类百年一遇的健康危机，其影响力将持续数十年之久。中国作为最早受到新型冠状病毒肺炎疫情影响和冲击的国家，面对这场史无前例的挑战，在党和政府坚强领导下，准确客观地研判疫情形势，采取了一系列针对性强、切实有效、严格彻底的防控举措，全民团结、同舟共济、携手抗疫，坚决遏制了疫情的蔓延，得到了国际社会的充分肯定。目前，中国防控形势进入"内防复发，外防输入"的防疫常态化阶段，但全球疫情形势仍异常严峻。

中医药抗疫历史悠久，中华民族在数千年文明史中，先后经历了300多次疫病考验，积累了丰富的防治经验。在本次疫情防控的过程中，中医药早期介入，全程参与，在各个阶段都发挥了重要作用，成为我国抗击疫情的亮点。在中央抗击疫情指导组的指导下，国家中医药管理局紧急部署，近5000名中医药医务人员驰援湖北，分类开展治疗，全面接管医院，承包方舱医院，整建制接管重症病区，深度介入重型、危重型患者的救治工作，历练出了有担当、有责任感的中医药队伍。同时，探索出了应对突发公共卫生事件的中西医结合的新路径，针对新型冠状病毒肺炎的预防、治疗、康复，早期介入、全程进行分类施治与科学施策。注重将临床救治、新药发现和科技攻关同步开展，实现了前方、后方协调并进，筛选出了行之有效的"三药三方"，提出了防治新型冠状病毒肺炎的"中医药方案"。随着海外疫情升温，中医药力量积极支援全球战"疫"，及时主动同世界卫生组织合作，分享中医药参与疫情防控的有关经验，捐赠中药产品，派遣中医师参与医疗专家组赴海外协助抗疫，又贡献了"中医药智慧",向世界发出了"中医药声音"。此次新型冠状病毒肺炎疫情是对中医药的一次实战考验,经此一役,中医药在重大疫病防治中的优势再次得到世界关注。习近平总书记指出:"中西医结合、中西药并用,是这次疫情防控的一大特点,也是中医药传承精华、守正创新的生动实践。"

在当前全球疫情日益复杂的情况下,总结新型冠状病毒肺炎现有研究进展与基本认识,梳理中西医结合防控疫情的举措、经验与成果,有着重要的现实意义。本书主编张伯礼院士、刘清泉教授作为中央指导组专家,带领"中医国家队"逆行前线,亲临武汉奋战80余天,担负了新型冠状病毒肺炎患者的中医、中西医结合救治、方案制订、指导、管理等多项工作,承担了多项防治新型冠状病毒肺炎的临床与基础研究。本书的编委会汇集了多位奋战在一线的临床专家与科研攻关团队成员。我们基于现有医学证据,结合一线抗疫经验,从专业角度整理了新型冠状病毒肺炎的病原学特点、流行病学特征、临床特点、诊断方法与临床分型、西医治疗方法与应用;从中医学角度系统介绍了对新型冠状病毒肺炎的基本认识,如病因病机、证候特点、临床分期、辨治要点、预后转归;关注与追踪目前有关新型冠状病毒肺炎在预防研究、临床药物及新兴疗法、疾病并发症与后遗症、国际防疫态势等方面的热点与新进展;基于抗疫第一手资料,介绍与展示了中西医结合康复治疗、方舱医院内中西医诊治及管理模式。同时,本书也介绍了本团队在药物评价及新药研发的点滴经验,力图记叙真实有据,论述客观清晰,为抗击疫情留下些真实的文字。

应对新型冠状病毒肺炎大流行这场全球性公共卫生危机,我们任重而道远。未来人类可能要面对与新冠病毒长期共存的新常态,更加凸显了构建人类命运共同体的迫切性和重要性。唯有共同应对、相互支持、团结协作,及时分享资源、经验和教训,才能赢得最终胜利。在中国这场史无前例的疫情防控总体战、阻击战中,中医药切实发挥了重要作用,是疫情防控的一大特色和亮点。本书的编写始于武汉一线,历时数月,几易其稿,总结梳理了中西医结合防治新型冠状病毒肺炎的诸多经验与成果,期望能为全国新型冠状病毒肺炎疫情的防控提供具有价值的借鉴与参考。尽管我们精心编写，且进行了多次讨论交流，但因时间紧迫、水平有限，加之新型冠状病毒肺炎的有关研究与认识也在不断深入，故缺漏之处恐所难免，敬请各位同道批评指正！

在此，衷心感谢奋战在抗疫一线，并做出重大贡献的钟南山院士、王辰院士、李兰娟院士为本书作序。感谢奋战在抗击疫情一线的医疗人员及武汉市医护人员，他们的辛勤工作积累了实践经验。感谢科技部火线批准了"中西医结合防治新型冠状病毒感染的肺炎的临床研究"项目，该项目是本书的成书基础。更感谢我们的前方、后方团队拼搏努力所做出的出色工作！

编者
2021 年 3 月

目　　录

第一章 总 论

第一节 概 述

新型冠状病毒肺炎（corona virus disease 2019，COVID-19）是由新型冠状病毒（severe acute respiratory syndrome coronavirus 2，SARS-CoV-2，简称新冠病毒）感染导致的急性呼吸道传染病。该病作为急性呼吸道传染病已纳入《中华人民共和国传染病防治法》规定的乙类传染病，按照甲类传染病管理。2020 年 3 月 11 日，世界卫生组织（World Health Organization，WHO）将新型冠状病毒肺炎定为全球大流行（global pandemic），截至 2020 年 12 月新型冠状病毒肺炎疫情已蔓延 200 多个国家和地区，全球确诊人数超过 8000 万，造成近 60 万人死亡。

自 2019 年 12 月 27 日湖北省中西医结合医院向武汉市江汉区疾控中心报告不明原因肺炎病例以来，国家卫生健康委多次组织国家医疗与防控高级别专家组赶赴武汉市实地考察疫情防控工作，于 2020 年 1 月 19 日明确新冠病毒出现人传人现象。中国采取阻断病毒传播的关键措施，坚决果断关闭离汉离鄂通道，武汉保卫战、湖北保卫战全面打响。1 月 27 日中央指导组进驻武汉，全面加强对一线疫情防控的指导。

2020 年 2 月 2 日开始，在中央指导组的指导下，对"四类人员"分类集中管理，按照应收尽收、应治尽治、应检尽检、应隔尽隔的"四应"要求，并严格落实早发现、早报告、早隔离、早治疗的"四早"措施，持续开展拉网排查、集中收治、清底排查三场攻坚战。先后调集国家紧急医学救援队，建立方舱医院。对疑似发热、密接患者进行集中隔离，有效地抑制了疫情的蔓延。对于确诊患者根据临床分型及病情严重程度确定治疗场所，于定点医院或方舱医院治疗。未患病人群通过先采取积极的预防措施，少聚集、戴口罩、勤洗手、勤通风等健康的生活方式来预防新型冠状病毒肺炎。从 2020 年 2 月 18 日开始，全国新增确诊病例数开始下降，3 月中旬全国每日新增本土确诊病例数降低至个位数且在持续下降，总体保持在较低水平。4 月 10 日湖北省在院治疗的重型、危重型患者首次降至两位数。4 月 26 日武汉市所有新型冠状病毒肺炎住院病例清零，全国疫情防控进入常态化。

自武汉疫情以来国内疫情已经基本控制，取得了阶段性的战略成果。但自 2020 年 6 月 11 日北京新发地批发市场聚集性疫情暴发以来，我国黑龙江、吉林、辽宁、大连、北京、青岛、新疆、上海、天津、安徽、内蒙古、成都等多地先后出现本土散发病例和聚集性疫情。各地疫情呈现多点散发和局部暴发的特征，涉及范围较广、传播速度快，以境外输入为主，并出现物传人情况。2020 年末河北、吉林、黑龙江等地又出现以农村地区流行为主的趋势，并呈现老年人多、儿童多的患病情况。部分地区出现了社区传播、多代传播，并出现无症状感染者增加，潜伏期延长情况。其中部分患者出现了核酸检测阴性但是后续出现相关症状再检测核酸呈阳性的情况，或抗体检测（免疫球蛋白）阳性最后确诊的情况，这提示我们新冠病毒感染情况复杂，目前的单一检测技术还达不到 100% 的准确率，但是"核酸＋抗体"的检测可以提高检测精准度，降低误诊、漏诊的风险，有助于当前疫情的防控。

相较于国内的散发感染情况，国际上其他国家的疫情状况仍十分严峻。2020 年 1 月 13 日海外报道了第一例新型冠状病毒肺炎病例，2 月份日本邮轮、韩国教会出现集体暴发感染并传播，之后伊朗及东南亚国家也陆续出现社区传播感染。欧洲第一个出现新型冠状病毒肺炎疫情大规模暴发的国家为意大利。美国在 2020 年 3 月下旬报道新型冠状病毒肺炎确诊病例超过 1 万例，此时全部欧洲国家均已出现新型冠状病毒肺炎确诊病例。海外第一波疫情因防控虽于 2020 年 6 月份呈现平复状态，但许多国家为了恢复经济活动而急迫重新开放，导致第二波疫情又于同年 8、9 月份再度浮现，甚至比第一波疫情的感染率更高。受第二波疫情影响的国家包括美国、法国、西班牙、意大利、比利时、德国、捷克共和国、英国、澳洲、日本、韩国、越南、马来西亚、泰国等。

中医对此次新型冠状病毒肺炎的认识以"湿毒疫"为主。新型冠状病毒肺炎呈现病势初起隐匿，病程缠绵，病情多变的特征。在治疗方面，针对疑似患者进行集中隔离，漫灌中药。对于确诊患者根据临床分型及病情严重程度拟定中西医结合治疗方案，发挥中西医各自优势，优化治疗效果。这次疫情中也建立了以中医药治疗为主导的江夏方舱医院，收治轻型、普通型新型冠状病毒肺炎患者，实现了患者零转重、零复阳，医护人员零感染的优秀战绩。从新型冠状病毒肺炎诊疗方案第三版开始，国家中医药管理局参与组织编写中医诊疗指导原则部分，后期通过对新型冠状病毒肺炎认识的不断深入继续修改完善，目前已更新至第八版，各版诊疗方案对指导中医药治疗新型冠状病毒肺炎起到了重要作用。第三版的指导原则相对精简，易于灵活调整，随症加减，可供参考。而随后的几版中医方案细化了处方用药的应用范围与剂量，却忽视了全国各地气候和地理环境的差异，以及由此衍生的证候特征的一些变化，因固化了其临床应用，失于灵活，在全国范围内推广执行遇到一些困难，随着研究的不断深入，对新型冠状病毒肺炎的认识程度如病原学特点及发病机制不断加深，一系列针对治疗措施有效性、安全性的临床研究也正在积极推进中。

一、病原学特点

SARS-CoV-2 是冠状病毒家族的一种变异的新型病毒，通过全基因组测序分析已证明其属于 β 型冠状病毒 *Sarbecovirus* 亚属类。SARS-CoV-2 具有包膜，颗粒呈圆形或椭圆形，直径 60 ~ 140nm，基因组全长约为 29kb，与 2003 年的严重急性呼吸综合征冠状病毒（severe acute respiratory syndrome corona-virus，SARS-CoV）和 2012 年的中东呼吸综合征冠状病毒（middle east respiratory syndrome coronavirus，MERS-CoV）有一定的相似性。SARS-CoV-2 与在中华菊头蝠（中国马蹄蝠的一种）中分离出的 SARS-CoV（bat-SL-CoVZC45）同源性达 85%，甚至与 SARS-CoV RaTG13 株全基因组核苷酸同源性为96%。但目前对于SARS-CoV-2是否存在其他可能的野生动物宿主并不清楚，仍在研究之中。

体外分离培养时发现，96h左右即可在人呼吸道上皮细胞内发现SARS-CoV-2，而在非洲绿猴肾细胞（Vero E6）和人肝癌细胞系（Huh-7）中分离培养约需6d。基于对SARS-CoV和MERS-CoV理化特性的认识，目前认为新冠病毒对紫外线和热敏感，56℃ 30min、乙醚、75%乙醇、含氯消毒剂、过氧乙酸和氯仿等脂溶剂均可有效灭活病毒，但氯己定不能有效灭活病毒。

SARS-CoV-2与人类SARS-CoV的核苷酸同源性虽不足80%，但在冠状病毒分类的开放读码框lab（open reading frame lab，ORFlab）中7个保守的复制酶结构域在两者中的氨基酸相似性达到94.6%，表明SARS-CoV-2与SARS-CoV可能属于同一个种。在一项研究中SARS-CoV-2的56个基因组存在低变异性（>99%序列一致性），但由于SARS-CoV-2是单股正链RNA病毒，在环境或者体内仍有可能发生突变与重组，在突变过程中毒性可能增强或减弱。

SARS-CoV-2是已发现的第7种可以感染人类的冠状病毒，病毒基因组序列已经绘制完成（NCBI BioProject：PR-JNA485481），截至2020年8月，有14种基因突变。通过对SARS-CoV-2基因的研究发现，该病毒在世界各地传播过程中主要变异成了3种不同的毒株（A型、B型、C型），具有明显的区域人群分布特征。其中A型存在于美国、澳大利亚及在武汉居住的美国人体内；B型主要存在于武汉、中国其他地区及东亚地区；C型主要存在于欧洲各国及其他地区，在中国香港、新加坡和韩国也有发现。基于已发表的临床基因数据，SARS-CoV-2的单核苷酸多态性（SNP）差异显示可能形成了新的单倍型（L型和S型），可以用单倍型区分临床患者。基于不同的临床表型，通过高通量数字聚合酶链反应（PCR）技术和全基因组分型技术，得到更多亚型的序列数据，建立与疾病亚型对应的亚型，将对指导临床治疗具有较大的价值。

二、发病机制

SARS-CoV-2 和 SARS-CoV 一样，通过与宿主细胞的血管紧张素转换酶 2（angiotensin-converting enzyme 2，ACE2）结合进入细胞。SARS-CoV-2 表面棘突蛋白结合区与 SARS-CoV 的基因组具有高达 73%～76% 的相似度。其中 SARS-CoV-2 的天冬酰胺（asparagine）突变为苏氨酸（threonine），是 SARS-CoV-2 与人体 ACE2 受体结合能力显著提高的原因之一。麦克莱伦（McLellan）团队通过表面等离子共振技术分析显示 SARS-CoV-2 的表面棘突蛋白与 ACE2 的平衡解离常数（15nmol/L）远小于 SARS-CoV 的（325.8nmol/L），ACE2 蛋白与 SARS-CoV-2 的亲和力是 SARS-CoV 的 20 倍，提示新型冠状病毒肺炎在人与人之间的传染性明显高于 SARS。ACE2 常见于肺泡上皮细胞，对肺功能有保护作用。在病毒感染时，通过病毒的 S 蛋白和 ACE2 结合，下调其表达，导致血管紧张素 Ⅱ（angiotensin Ⅱ，Ang Ⅱ）水平升高，通过 Ang Ⅱ 1 型受体（AT1R）传递信号，增加肺血管通透性，导致肺损伤，引起急性呼吸窘迫综合征（acute respiratory distress syndrome，ARDS）。

由于心肌细胞、肾近曲小管上皮细胞和膀胱上皮细胞甚至食管、回肠都有 ACE2 高表达，最新研究显示 SARS-CoV-2 还可能会影响循环、泌尿、消化系统，因而危重型患者出现多器官损害，甚至器官衰竭。目前临床新型冠状病毒肺炎确诊病例当中，基础病中肾功能不全者较多见，易发生肾衰竭和死亡。而合并心脏损伤的患者，可能与低氧血症、呼吸衰竭、炎症以及病毒感染直接损伤心肌有关。近期心血管并发症也成为新型冠状病毒肺炎患者的主要威胁。在新型冠状病毒肺炎患者中，8%～28% 的患者在发病早期出现肌钙蛋白释放，与心脏损伤有关。因病毒对 ACE2 受体的倾向性，内皮细胞的活化和损伤很可能导致天然抗血栓状态的破坏。内皮细胞释放促炎性细胞因子促进微循环损伤的传播。与新型冠状病毒肺炎和激活凝血机制相关的促炎性细胞因子以及升高的血浆浓度，可能是 D-二聚体水平升高的原因。D-二聚体水平的升高可见于血栓栓塞以外的许多疾病。内皮功能障碍是微血管功能障碍的主要因素，它通过改变血管平衡使血管收缩，随后出现器官缺血、炎症和相关组织水肿以及促凝血状态。微血管病变和微血栓的存在也会使患者易发生肝、心、肾等多个器官内的微梗死，进一步加剧多器官损伤和衰竭的状态。

对新型冠状病毒肺炎患者血样分析发现新型冠状病毒肺炎与 SARS、MERS 致病相似之处在于均会引起患者体内 Th1 反应增强、促炎因子释放增多，但新型冠状病毒肺炎患者体内也发现了白介素 –4（interleukin–4，IL–4）、白介素 –10（interleukin–10，IL–10）水平的上升，表明其抑制炎症的 Th2 反应也有一定的升高。临床研究显示新型冠状病毒肺炎患者的血浆中存在更高水平的炎症因子（如干扰素、白介素、集落刺激因子、肿瘤坏死因子等）。而 SARS–CoV–2 感染引发"细胞因子风暴"与免疫细胞的过度激活，在肺中激活、募集，造成肺毛细血管内皮细胞以及肺泡上皮细胞弥漫性损伤，大量渗出液聚集使气道阻塞，肺功能恶化急剧加重，导致 ARDS 和呼吸循环衰竭。对新型冠状病毒肺炎危重型患者的血样分析也显示外周血 T 淋巴细胞的减少，以体内 CD4$^+$T 淋巴细胞、CD8$^+$T 淋巴细胞为主。T 淋巴细胞的损伤可导致病毒颗粒通过呼吸道黏膜传播并感染靶细胞，在体内引发"细胞因子风暴"，产生一系列免疫反应，迅速发展为不受控制的全身炎症反应综合征（systemic inflammatory response syndrome，SIRS），伴有休克、血管渗漏、弥散性血管内凝血（disseminated intravascular coagulation，DIC）和多器官功能衰竭（multiple organ failure，MOF），是导致新型冠状病毒肺炎重型患者死亡的重要因素。

三、中医对新型冠状病毒肺炎的认识

新型冠状病毒肺炎具有发病快、传变迅速、易感性强、流行性等特点，属于中医学"疫病"范畴，主要证候要素包括"湿、热、毒、瘀、虚"，初起也可能兼夹"风""寒"。其中"湿"为新型冠状病毒肺炎证候要素之首，在国家中医药管理局发布的《新型冠状病毒肺炎诊疗方案》和各省市发布的中医诊疗方案上均得以体现。病位主要在肺，其次在脾、胃，重者累及心、肾。我国幅员辽阔，南北气候条件、人们生活方式、人群体质因素差异大，秉承"三因制宜"的原则，各地区又结合了本地特点，从不同角度完善了新型冠状病毒肺炎的证素分型。如陕西省方案将新型冠状病毒肺炎基本病机特点定为"寒、湿、热、毒"，并提出要充分考虑当时当地气候的寒冷干燥，因此"寒"应为病机之一；而气候湿热的上海、海南、广东、四川等地，则认为当地新型冠状病毒肺炎主要病机以"热、湿"为主。此外，新型冠状病毒肺炎发病过程受多种因素综合作用影响，具有变异性和复杂性，不同病程分期的证型也不尽相同。在疫病初起时，湿邪可夹风、夹寒、夹热，在疾病进展中，又可出现湿邪热化、寒化、燥化等不同表现，在危重型中可以见到闭、脱、虚诸证发生。因此，应该充分考虑新型冠状病毒肺炎不同阶段的"湿、毒、寒、热、瘀、虚"各证素的动态变化，以"三因制宜"为指导原则，并总结出相应规律，这对防治新型冠状病毒肺炎这类突发性传染性疾病具有重要的意义。

第二节 流行病学特征

一、传染源

传染源主要是感染新冠病毒的患者和无症状感染者。无症状的隐性感染者在潜伏期即有传染性，发病后 5d 内传染性较强。其中，前驱期和无症状患者的上呼吸道标本 RT-PCR 阳性，在典型症状出现前 6d 可培养出感染性病毒。无症状患者的上呼吸道病毒 RNA 量和持续时间也与有明显症状的患者相似。另外，恢复期的患者及"复阳"患者病毒的传播性较低。一项研究显示在"复阳"患者的病毒 RNA 清除呈间歇性和非稳定性低水平状态，经调查 23 名"复阳"患者的 96 名密切接触者，都呈新冠病毒阴性，未曾受"复阳"患者感染，因此可证明"复阳"患者的新冠病毒传播处于低风险。

二、传播途径

（一）经呼吸道飞沫传播

经呼吸道飞沫传播和密切接触传播为新冠病毒传播的主要方式。患者在咳嗽、打喷嚏、谈话时的飞沫传播至易感者，经口鼻吸入后导致感染。

（二）间接接触传播

间接接触传播是指含有病毒的飞沫沉积在物品表面，如桌子、椅子、手机、门把手等，双手接触物品表面，病毒污染手，手再接触口腔、鼻腔、眼睛等处的黏膜而感染。

（三）粪－口传播

粪－口传播途径待确认。在武汉、深圳地区的某些患者及美国首例病例的粪便中新冠病毒核酸检测呈阳性，提示存在粪－口传播的可能。由于在粪便、尿液中可分离到新冠病毒，应注意其对环境污染造成接触传播或通过含有病毒的飞沫以气溶胶的方式再传播。

（四）气溶胶传播

气溶胶传播是指飞沫在空气悬浮过程中因失去水分而剩下蛋白质和病原体组成的核，形成飞沫核，它以气溶胶的形式飘浮在空气中，可较远距离传播。在相对封闭的环境中长时间暴露于高浓度气溶胶情况下，存在经气溶胶传播的情况。一项研究显示 SARS-CoV-2 与 SARS-CoV 的稳定性在气溶胶中相似，半衰期中位数为 1.1～1.2h。尽管如此，SARS-CoV-2 的总体传播率和二次发病率表明，气溶胶或远程空气传播不是主要传播方式。

（五）母婴传播

有报道母亲确诊有新冠病毒感染，新生儿出生 36h 后咽拭子病毒核酸阳性，但未对胎儿组织样本（如羊水、脐血或胎盘等）进行直接检测，不能确认新生儿的新型冠状病毒肺炎感染是因垂直感染引起的。一项对 936 例新冠病毒感染母亲所生婴儿的系统回顾中，在出生后或出生后 48h 内采集的鼻咽标本中，新生儿病毒 RNA 检测呈阳性仅有 27/936 例（2.9%），显示先天性感染并不常见。另一种较为常见的传播来源可从母体粪便中脱落的新冠病毒（见"粪－口传播"部分），而导致婴儿感染。产后传播也可通过摄入母乳或通过呼吸道或其他感染性分泌物从受感染母亲（或其他照顾者）传染给婴儿。

三、易感人群

（一）人群普遍易感

2020年2月20日WHO研究报告显示55924例新型冠状病毒肺炎确诊患者中年龄最小为2d，最年长为100岁。老年人和患有哮喘、糖尿病、心脏病等基础疾病的人感染病毒后死亡的风险增高。

（二）高危人群

与新型冠状病毒肺炎患者、隐性感染者密切接触者为新冠病毒感染的高危人群。医护人员和患者家属在治疗、护理、陪护过程中与感染患者近距离接触，此人群有更高的感染风险。

四、潜伏期与传染期

基于目前的流行病学调查，潜伏期为1～14d，多为3～7d。新型冠状病毒肺炎患者在前驱期无明显症状或早期阶段时，上呼吸道已产生大量病毒，此期间病毒的传染力和毒性均较强，也具有较强传染性。一项研究报告了中国94名实验室确诊新型冠状病毒肺炎患者病毒脱落的时间模式，并使用77个感染者–感染者传播对的单独样本模拟了新型冠状病毒肺炎传染性概况，结果显示，症状出现之间的平均序列间隔为5.8d，传染性在症状出现前2～3d开始，在症状出现前0.7d达到峰值，并在7d内传染性减弱。传染期可持续到症状出现后7～10d。根据新加坡一项73例新型冠状病毒肺炎患者的多中心研究，新型冠状病毒肺炎患者在发病后第11d虽核酸检测阳性，但是病毒RNA已不能分离或培养出活病毒，提示新型冠状病毒肺炎患者在发病后第11d可能已无传染性。

五、人口学特征

（一）患病年龄分布和性别比

中国疾病预防控制中心2020年2月11日报告总结显示，中国内地72314例病例中确诊病例44672例（61.8%），疑似病例16186例（22.4%），临床诊断病例10567例（14.6%），无症状感染者889例（1.2%）。在确诊病例中，患者年龄集中在30～79岁。该年龄组占确诊病例总数比例，武汉市为 89.8%，湖北省（包括武汉）为 88.6%，全国（包括湖北）为 86.6%。60 岁以上的老年组病例数占比，武汉为 44.1%，湖北（包括武汉）为 35.1%，全国（包括湖北）为 31.2%。确诊病例男女比例，武汉为 0.99 ：1，湖北为 1.04 ：1，全国为 1.06 ：1。

（二）疾病阶段分布

新型冠状病毒肺炎分为轻型、普通型、重型、危重型。目前观察发现我国轻型或普通型患者约占新型冠状病毒肺炎确诊病例的 81%，重型确诊病例约 14%，危重型病例约为 5%。

（三）死亡率

截至 2020 年 12 月 31 日，国内累计确诊病例为 87071 例，累计死亡人数 4634 例，全国总死亡率 5.32%，除武汉外其他地区总死亡率 2.08%，除湖北外其他地区死亡率 0.64%。按时间阶段分析，在发病初期的 1—2 月份死亡率高于 3—4 月份，而 6 月份以后很少有死亡报告。武汉市及湖北省总死亡率分别为 7.69%、6.62%。世界卫生组织 2020 年 2 月 20 日的报告显示，病死率随年龄增长而增加，80 岁以上者病死率最高（21.9%）。男性病死率高于女性（分别为 4.7% 和 2.8%）。退休人员在各职业人群中病死率最高，为 8.9%。无并发症的患者病死率为 1.4%，有并发症的患者病死率显著增高（合并心血管疾病的患者为 13.2%，糖尿病患者为 9.2%，高血压患者为 8.4%，慢性呼吸道疾病患者为 8.0%，癌症患者为 7.6%）。

2020 年下半年新型冠状病毒肺炎疫情在海外未见平复，反而出现第二波，甚至第三波疫情，与初始疫情比较发病率明显增加。截至 2020 年 12 月 27 日，自新型冠状病毒肺炎疫情暴发以来，全球报告的新型冠状病毒肺炎确诊病例已超过 7900 万例，死亡人数已超过 170 万例。美国与印度仍为美洲与亚洲地区确诊与死亡病例最高的国家。

（四）全球国家或地区分布

2020 年 6 月 30 日世界卫生组织报告全球累计确诊病例已达到 1000 万例，中国以外已有 215 个国家或地区报告新型冠状病毒肺炎确诊病例。欧洲地区

排前 4 的高发国家如俄罗斯、英国、西班牙、意大利累计确诊病例已超过 23
万例。美国累计确诊病例已超过 253 万例，为全世界确诊新型冠状病毒肺炎
病例最多的国家。其他疫情高发国家也巴西（南美地区）、伊朗（中东地区）、
印度（南亚地区）迅速蔓延。2020 年下半年，美洲地区仍为全球新型冠状病
毒肺炎疫情最高发的国家，确诊病例已超过 344 万例，而美国确诊病例占整
个美洲的 68%，确诊病例共有 186 万例。欧洲地区和亚洲地区为第二、第三
高发地区，总确诊病例分别已超 2527 万例及 1184 万例。俄罗斯、英国和德
国为欧洲地区前 3 的高发国家，总确诊病例分别达 305 万例、225 万例、164
万例。印度、印尼和孟加拉为亚洲地区前 3 的高发国家，总确诊病例分别达
1018 万例、70 万例、50 万例。

（五）暴发流行

新型冠状病毒肺炎在疫情早期的某个时点，于部分病例间发生了人际传
播，随后在一系列控制措施实施前发生了社区暴发，再随着大规模人口流动
导致了有限的人际传播。

对我国流行初期的 425 例新型冠状病毒肺炎患者的回顾性研究表明，平
均潜伏期为 5.2d（95% CI：4.1 ~ 7.0），P_{95} 为 12.5d；在早期阶段，流行加
倍时间为 7.4d，即感染人数每 7.4d 增加 1 倍，平均连续间隔（由一人传至另
一人的平均间隔时间）为 7.5d（95% CI：5.3 ~ 19），R_0 估计为 2.2（95%
CI：1.4 ~ 3.9），即每例患者平均将感染 2.2 人。世界卫生组织估计的基本
再生数 R_0 为 1.4 ~ 2.5。通常随着防控措施的实施，R_0 也会发生变化。目前
已有新冠病毒第四代传播的报道，表明病毒能够实现持续的人际传播。

（六）武汉核酸普查

目前对新冠病毒的检测主要集中在核酸检测和抗体检测。核酸检测呈现
阳性说明标本中存在病毒核酸，意味着感染者可能具有传染性，因此核酸检
测有助于判断处于窗口期的患者是否受到感染，较抗体检测更加灵敏。核酸
检测能筛查出可能会成为传染源的无症状感染者，从源头上阻断传染源。结
合抗体检测和临床症状，可将患者进行明确分类，为后续分类收治提供病原

学依据。

为全面掌握武汉群体中无症状感染者的情况，最大限度地杜绝新型冠状病毒肺炎的传染，给人民以更多的健康保障，从 2020 年 5 月 14 日 0 时至 6 月 1 日 24 时，武汉市集中核酸检测 9899828 人；加上已做过检测的人员，累计共有 1090.9 万人完成核酸检测，基本做到人员全覆盖。

此次核酸普查结果没有发现确诊病例，检出无症状感染者 300 名，检出率为 0.303/ 万人，追踪密切接触者 1174 名，其核酸检测结果均为阴性。武汉市无症状感染者在全人群的占比极低，无症状感染者的样本经病毒分离培养和测序分析，未培养出活病毒，没有发现无症状感染者传染他人的情况，但武汉市仍采取严防策略，对无症状感染者采取发现报告、隔离处置全流程闭环管理，并组建临床专家、心理医师专家团队，对无症状感染者诊治做到"一人一方案"。此次核酸普查体现了防控疫情的应检尽检、愿检尽检的原则，对于排查、排除新型冠状病毒肺炎的再发生有着重要的作用，也对武汉及全国调整下一步的防控措施具有重要参考价值。

六、SARS 与新型冠状病毒肺炎的相关性与区别

关于 2003 年 SARS 疫情，我国总感染人数为 8098 例，死亡率约 11%，在 8 个月内于 2003 年 7 月得到控制。当时全球有 26 个国家或地区报告了病例，绝大多数病例集中在 4 个国家或地区：中国大陆、中国台湾地区、新加坡和加拿大多伦多。而关于新型冠状病毒肺炎，截至 2020 年 6 月 16 日，全球累计确诊病例已超过 794 万例。我国累计确诊 86469 例，死亡率约 5.37%。2020 年 2 月的一项研究发现，新型冠状病毒肺炎的平均 R_0 为 3.28，中位 R_0 为 2.79，而 SARS 的平均 R_0 为 3.0，提示新型冠状病毒肺炎的传播率、传染力明显高于 SARS。

SARS-CoV 与 SARS-CoV-2 主要的传播途径为呼吸道飞沫传播，也有相关报道称可通过粪便传播。两种病毒可与人类下呼吸道表面的 ACE2 受体结合，从而侵入细胞。SARS-CoV-2 和 SARS-CoV 的中位潜伏期约为 5d，而 SARS-CoV-2 和 SARS-CoV 的平均间隔时间分别为 7.5d、8.4d。两种病毒在

严重患者中的疾病进展遵循相似的模式，在症状首次出现后 8 ~ 20d，小部分患者的病情可进展为急性呼吸窘迫综合征；在症状首次出现后约 10d，胸部 CT 上可显示肺部异常。新型冠状病毒肺炎与 SARS 所造成的脏器损伤均以肺脏为主。新型冠状病毒肺炎主要以导致深部呼吸道和肺泡损伤及存在黏液性分泌物为主，甚至可攻击多脏器；而 SARS 多以肺纤维化和实变为主。

由于 SARS 病毒的高峰期是在患者已经有呼吸系统症状、易被识别的情况下出现，所以隔离措施在 SARS 疫情中起到很好的效果。相比之下，SARS-CoV-2 在疾病早期未存在明显的呼吸系统症状时已开始传播，导致确诊时间延迟，及时早期隔离变得更难。这也符合 SARS-CoV-2 致病属于"湿毒疫"的特点，具有病势缠绵难愈、病情变化多端的湿邪特征，明显不同于 SARS 病毒的高热表现。

在实验条件下，SARS-CoV-2 的稳定性与 SARS 病毒相似。这表明两种病毒在流行病学特征上的差异可能与基因表型差异有关。也可能是由其他因素引起的，包括上呼吸道的高病毒载量以及感染 SARS-CoV-2 的人在无症状的情况下脱毒和传播病毒的可能性。临床表现上，新型冠状病毒肺炎多为低热或体温正常，SARS 却多以高热为主，提示新型冠状病毒肺炎的毒力较弱，但免疫功能损伤比 SARS 严重，亦可见无症状感染者与"复阳"现象。

新型冠状病毒肺炎与 SARS 的比较（表 1.1）。

表 1.1　新型冠状病毒肺炎与 SARS 的比较

区别要点	新型冠状病毒肺炎	SARS
中医病名	"湿毒疫"	温疫
病情特点	重浊黏腻，病程缠绵，病情多变	热毒炽盛

续表

区别要点		新型冠状病毒肺炎	SARS
流行病学	传染力	强	相对较弱
	毒力	相对较弱	强
	我国感染人数	85000+	7000+
	死亡率	约5.45%	约11%
临床特征	发热	多为低热或体温正常	多为高热
	脏器损伤	以肺为主，可攻击多器官	以肺为主
	免疫功能损伤	严重	相对较轻
	"复阳"	时有"复阳"患者、"常阳"患者	几乎无"复阳"
	无症状感染者	有	无
	尸检	深部呼吸道和肺泡损伤，黏液性分泌物	肺纤维化和实变为主

第三节　临床特点

一、临床表现

新型冠状病毒肺炎临床可分为轻型、普通型、重型和危重型，基于目前的流行病学调查，新型冠状病毒肺炎患者多数表现为普通型和轻型。

新型冠状病毒肺炎以发热、干咳、乏力为主要临床表现。少数患者伴有鼻塞、流涕、咽痛、肌痛等症状。但是部分临床病例，患者就诊时并无发热、咳嗽等呼吸系统典型症状，仅以与疑诊或确诊新型冠状病毒肺炎患者接触后，新近出现的消化系统症状为首发表现，如轻度纳差、乏力、精神差、恶心呕吐、腹泻等；或以神经系统症状为首发表现，如头痛；或以心血管系统症状为首发表现，如心慌、胸闷等；或以眼科症状为首发表现，如结膜炎。另一项纳入 1099 例新型冠状病毒肺炎患者的研究也表明，在患者感染新冠病毒的早期，只有 43.8% 的患者表现出了发热症状，所以对新型冠状病毒肺炎患者的诊断不能过分侧重于是否发热。

轻型、普通型患者仅表现为低热、轻微乏力等，无肺炎表现，多舌质红、苔薄或薄黄，脉浮数。重型患者多在发病 1w 后出现呼吸困难和（或）低氧血症，多舌红、苔腻黄，脉数或滑数或洪大。危重型患者病程进展迅速，出现急性呼吸窘迫综合征、脓毒症休克、难以纠正的代谢性酸中毒和出凝血功能障碍及多器官功能衰竭等。多舌紫暗或舌绛唇焦，脉沉数或沉细数，或浮大而数。值得注意的是重型、危重型患者在病程中可为中低热，甚至无明显发热。

从目前收治的病例情况看，多数患者预后良好，少数患者病情危重。老年人和有慢性基础疾病者预后较差，全国新型冠状病毒肺炎死亡病例中，湖北省死亡病例占 95.8%，80% 以上为 60 岁以上老年人，75% 以上患有心脑血管疾病、糖尿病等一种以上基础疾病。儿童病例的症状相对较轻。

临床各型之间可相互转化，轻型、普通型患者诊断治疗及时能在 1w 内进入恢复期，预后良好，若诊治不及时易导致病情发展至重型甚至危重型，出现呼吸窘迫甚至多器官功能衰竭，所以尽早就诊，诊断、治疗及时可有效阻断病程进展，否则病情进展迅速，临床预后差。患者在进入恢复期后也要注重休息、保持自我隔离，必要时维持药物治疗，避免病情反复，影响预后（图 1.1）。

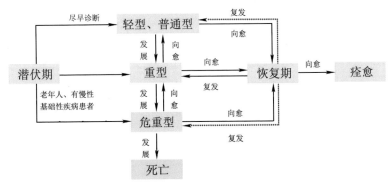

图 1.1 新型冠状病毒肺炎临床分型及转化关系

二、实验室检查

（一）外周血象检查

在发病早期，外周血白细胞总数正常或减少，淋巴细胞计数正常或减少。

（二）血液生化检查

部分患者可出现肝酶、乳酸脱氢酶（lactate dehydrogenase，LDH）、肌酶和肌红蛋白增高，部分危重型者可见肌钙蛋白增高。多数患者C反应蛋白（C-reactive protein，CRP）和红细胞沉降率（erythrocyte sedimentation rate，ESR，简称"血沉"）升高，降钙素原正常。严重者D-二聚体升高、外周血淋巴细胞进行性减少。与轻型、普通型病例相比，重型、危重型患者常炎症因子升高更加显著，即白细胞减少，淋巴细胞减少，血小板减少，C反应蛋白水平升高明显。

（三）病原学及血清学检查

1.病原学检查

在鼻咽拭子、痰、下呼吸道分泌物、血液、粪便等标本中可检测出新冠病毒核酸。标本取样及试剂盒检测等环节出现问题可能出现核酸检测假阴性，检测下呼吸道标本（痰或呼吸道抽取物）会更加准确。标本采集后尽快送检。

2.血清学检查

新冠病毒特异性免疫球蛋白M（immunoglobulin M，IgM）抗体多在发病3～5d后开始出现阳性，特异性免疫球蛋白G（immunoglobulin G，IgG）抗体滴度在恢复期较急性期有4倍及以上升高。

三、影像学表现

因肺部平片漏诊率高，推荐胸部计算机断层扫描（computed tomography，CT）检查。胸部CT检查显示早期病变局限，呈斑片状、亚段或节段性磨玻璃影，伴或不伴小叶间隔增厚；进展期病灶增多、范围扩大，累及多个肺叶，部分病灶实变，磨玻璃影与实变影或索条影共存；重型期双肺弥漫性病变，少数呈"白肺"表现，以实变影为主，合并磨玻璃影，多伴索条影，空气支气管征。胸腔积液或淋巴结肿大少见。疾病恢复期的胸部CT显示磨玻璃样病变及实变区域逐渐吸收缩小、密度降低，直至逐渐消失。部分患者在原病灶区遗留纤维索条影，此特征较其他病因所致肺炎明显。2020年2月初的一项研究显示，840名患者入院胸部CT中76.4%表现为肺炎，说明仅靠CT检测不能完全排除新型冠状病毒肺炎，对新型冠状病毒肺炎的诊断须多管齐下。

四、病理特征

新型冠状病毒肺炎的病理特征与SARS和MERS冠状病毒引起的病理特征非常类似，部分患者肺部病变进展较快，出现急性呼吸窘迫综合征，其病理特征如下。

（一）肺部

肺部肉眼观：肺部损伤明显，呈斑片状，可见灰白色病灶（炎性病变）及暗红色出血。切面可见大量黏稠的分泌物从肺泡内溢出。提示新型冠状病毒肺炎主要引起以深部呼吸道和肺泡损伤为特征的炎性反应。

肺部组织学检查：双侧肺泡损伤伴细胞性的纤维黏液样渗出物，大量的肺间质纤维化伴部分透明变性，肺出血性梗死。小血管增生，血管壁增厚，管腔狭窄闭塞，呈急性呼吸窘迫综合征。双肺可见间质单核炎性细胞浸润，以淋巴细胞为主。肺泡腔内可见多核合胞体细胞，呈病毒性细胞病变样改变。免疫细胞的阳性表达主要集中在肺间质和血管附近。"细胞因子风暴"与过度免疫反应和不受控制的促炎反应有关，后者会导致严重的器官疾病，包括肺损伤。电镜下支气管黏膜上皮和II型肺泡上皮细胞胞质内可见冠状病毒颗粒，免疫组化染色显示部分肺泡上皮和巨噬细胞呈新冠病毒抗原阳性。

（二）脾脏、肺门淋巴结和骨髓

脾脏明显缩小，呈灶性出血和坏死。脾脏内巨噬细胞增生并可见吞噬现象，淋巴细胞数量明显减少；淋巴结内的淋巴细胞数量较少，可见淋巴细胞变性、坏死和巨噬细胞增殖。免疫组化染色显示脾脏和淋巴结内CD4+T细胞和CD8+T细胞均减少。淋巴结组织新型冠状病毒核酸检测阳性，巨噬细胞新型冠状病毒抗原免疫染色阳性。骨髓三系细胞数量减少。

（三）心脏和血管

心肌细胞可见变性、坏死，间质内可见水肿和少数单核细胞、淋巴细胞和（或）中性粒细胞浸润。偶见新型冠状病毒核酸检测阳性。全身主要部位小血管可见内皮细胞脱落、内膜或全层炎症；可见血管内混合血栓形成、血栓栓塞及相应部位的梗死。主要脏器微血管可见透明血栓形成。

（四）肝脏和胆囊

肝脏可见体积增大，暗红色。肝细胞变性、灶性坏死伴中性粒细胞浸润；肝血窦充血，汇管区见淋巴细胞和单核细胞浸润，微血栓形成。胆囊高度充盈。肝脏和胆囊可见新型冠状病毒核酸检测阳性。

（五）肾脏

肾脏可见肾小球充血、节段性增生或坏死，球囊腔内见蛋白性渗出物，肾小管上皮变性、脱落，可见透明管型。间质充血，可见微血栓和灶性纤维化。肾上腺见灶性坏死，肾组织偶见新型冠状病毒核酸检测阳性。

（六）其他器官

脑组织充血、水肿，部分神经元变性、缺血性改变和脱失，偶见噬节现象；可见血管周围间隙单核细胞和淋巴细胞浸润。肾上腺见灶性坏死。食管、胃和肠黏膜上皮不同程度变性、坏死、脱落，固有层和黏膜下单核细胞、淋巴细胞浸润。肾上腺可见皮质细胞变性，灶性出血和坏死。睾丸见不同程度的生精细胞数量减少，Sertoli 细胞和 Leydig 细胞变性。鼻咽、胃肠黏膜、睾丸、唾液腺等可检测到新型冠状病毒。

第二章 临床诊断

第一节 诊断标准与临床分型

一、诊断性检测及检查技术

（一）常规实验室检查技术

根据患者情况，可进行血常规、尿常规、肝肾功能、血气分析、凝血功能、C 反应蛋白、肌酸激酶（creatine kinase，CK）、肌红蛋白、肌钙蛋白、降钙素原、血沉、真菌 G 试验、细菌/真菌培养等指标检测。对于轻型和普通型病例，血常规和 C 反应蛋白是首要关注指标。此外，可酌情进行炎症细胞因子［IL-6、IL-10、肿瘤坏死因子 α（tumor necrosis factor- α，TNF- α）］、T、B 淋巴细胞亚群 11 项以及补体检测，尤其是对重型或危重型病例。

（二）病原学及血清学检测技术

主要包括病毒分离培养、病毒核酸检测、病毒基因测序和血清学抗原（抗体）检测等。病毒分离培养是从呼吸道标本中分离培养 SARS-CoV-2 颗粒，并利用电子显微镜技术进行观察，是实验室检测"金标准"，但对实验室生物安全等级要求高，一般实验室无法开展。

病毒核酸检测是实验室确诊新型冠状病毒肺炎的主要方法。主要通过实时荧光 RT-PCR 技术检测呼吸道、粪便、血液、眼部分泌物等标本中 SARS-CoV-2 核酸。但病毒核酸检测受标本采集和方法学敏感度等因素影响较大，检测结果为阴性时，并不能作为排除感染的依据。

病毒基因测序是检测样本与已知的 SARS-CoV-2 是否具有同源性。虽然基因组测序诊断 SARS-CoV-2 感染者的准确度高，但测序所需时间较长，对设备要求较高，适用于最初病毒的鉴定和后期病毒的进一步研究，不适于临床快速大批量诊断。

血清学检测主要检测血清中的 IgM 抗体和 IgG 抗体，可作为新型冠状病毒肺炎诊断的依据之一，操作简单便捷，能够快速获取结果。血清学检测可以在一定程度上弥补核酸检测检出率较低、易造成漏诊的缺点。

（三）影像学检查方法

胸部 X 线检查对于病变处于早期，或以肺部磨玻璃样病变为主的漏诊率较高。胸部 CT 检查尤其是高分辨率 CT（high resolution CT，HRCT）空间分辨率较高，不受层面以外结构的干扰，通过后处理技术多平面、多方位显示病灶的细节，从而成为目前主要筛查和辅助诊断手段。但影像学检查对新生儿尤其早产儿不具有特异性。同时其他病毒性肺炎、支原体肺炎、衣原体肺炎及细菌性肺炎也可能出现相似的影像学表现。因此影像学检查需与实验室检查相结合，提高检测灵敏度和特异性。

二、诊断标准

根据《新型冠状病毒肺炎诊疗方案（试行第八版）》诊断标准如下。

（一）疑似病例

结合下述流行病学史和临床表现综合分析，有流行病学史中的任何 1 条，且符合临床表现中任意 2 条。

无明确流行病学史的，符合临床表现中任意 2 条，同时新型冠状病毒特异性 IgM 抗体阳性；或符合临床表现中的 3 条。

1. 流行病学史

（1）发病前 14d 内有病例报告社区的旅行史或居住史。

（2）发病前 14d 内与新型冠状病毒感染患者或无症状感染者有接触史。

（3）发病前 14d 内曾接触过来自有病例报告社区的发热或有呼吸道症状的患者。

（4）聚集性发病［2w 内在小范围如家庭、办公室、学校班级等场所，出现 2 例及以上发热和（或）呼吸道症状的病例］。

2. 临床表现

（1）发热和 (或) 呼吸道症状等新型冠状病毒肺炎相关临床表现。

（2）具有上述新型冠状病毒肺炎影像学特征。

（3）发病早期白细胞总数正常或降低，淋巴细胞计数正常或减少。

（二）确诊病例

疑似病例同时具备以下病原学或血清学证据之一者：

（1）实时荧光 RT-PCR 检测新冠病毒核酸阳性。

（2）病毒基因测序，与已知的新冠病毒高度同源。

（3）血清新冠病毒特异性 IgM 抗体和 IgG 抗体阳性；血清新冠病毒特异性 IgG 抗体由阴性转为阳性或恢复期较急性期 4 倍及以上升高。

三、临床分型

（一）根据新型冠状病毒肺炎病情严重程度分型

可分为轻型、普通型、重型及危重型四类。

1. 轻型

临床症状轻微，影像学未见肺炎表现。

2. 普通型

具有发热、呼吸道等症状，影像学可见肺炎表现。

3. 重型

符合下列任何一条：①出现气促，呼吸频率（respiratory frequ-ency，RR）≥ 30 次 /min；②静息状态下，吸空气时指氧饱和度 ≤ 93%；③动脉血氧分压（PaO_2）/ 吸氧浓度（FiO_2）≤ 300mmHg（1mmHg=0.133kPa）。高海拔（海拔超过 1000m）地区应根据以下公式对 PaO_2/FiO_2 进行校正：$PaO_2/FiO_2 \times$[大气压（mmHg）/760]。④临床症状进行性加重，肺部影像学显示 24 ~ 48h 内病灶明显进展 >50% 者。

4. 危重型

符合以下情况之一者：①出现呼吸衰竭，且需要机械通气；②出现休克；③合并其他器官功能衰竭需 ICU 监护治疗。

（二）儿童新型冠状病毒肺炎临床分型

根据《儿童2019冠状病毒病（COVID-19）诊疗指南（第二版）》，儿童新型冠状病毒肺炎分型如下。

1. 轻型

仅表现为鼻塞、咽痛、发热等上呼吸道感染症状，病程短暂。部分患儿可无症状，仅发现咽拭子SARS-CoV-2核酸阳性。

2. 普通型

可有发热、咳嗽、乏力、头痛或肌痛等症状，影像学有肺炎表现，但无以下重型或危重型相关表现和并发症。

3. 重型

病情进展出现以下情况之一者：呼吸明显增快（婴儿达70次/min及以上，1岁以上患儿达50次/min及以上），有缺氧表现、意识障碍，有精神萎靡、嗜睡、昏迷、惊厥、拒食或喂养困难，甚至有脱水征、出凝血功能障碍、心肌损害、胃肠道功能障碍、肝酶显著升高、横纹肌溶解综合征等。

4. 危重型

病情快速进展，出现器官功能衰竭，符合下列任何一条者：

①须机械通气的呼吸衰竭，表现为急性呼吸窘迫综合征，以顽固性低氧血症为特征，用鼻导管或面罩吸氧等常规氧疗方法无法缓解；②脓毒症休克，当循环、血液、消化、中枢、肝肾等肺外系统功能障碍时可能合并脓毒症和脓毒症休克；③合并需ICU监护治疗的其他器官功能衰竭。

（三）根据《COVID-19临床管理指南》分型

根据世界卫生组织发布的《COVID-19临床管理指南》（2020-5-27），新型冠状病毒肺炎的病情可以分类为轻型、普通型、重型、危重型。其中危重型包括急性呼吸窘迫综合征、脓毒症和脓毒症休克（表2.1）。

表 2.1　新型冠状病毒肺炎严重程度

<table>
<tr><td rowspan="3">轻型</td><td colspan="2">符合 COVID-19 定义，但没有病毒性肺炎、缺氧及重型肺炎表现的患者</td></tr>
<tr><td colspan="2">非重型肺炎的患儿伴有咳嗽或呼吸困难 + 呼吸急促（呼吸急促：< 2 个月龄，≥ 60 次 /min；2 ～ 11 个月龄，≥ 50 次 /min；1 ～ 5 岁 ≥ 40 次 /min，且没有重型肺炎的表现）</td></tr>
<tr><td colspan="2"></td></tr>
<tr><td rowspan="4">普通型</td><td rowspan="4">肺炎</td><td>青少年或成人：有肺炎临床体征（发热、咳嗽、呼吸困难、呼吸急促），无重型肺炎体征及危险因素，不吸氧情况下 SpO_2 ≥ 90%</td></tr>
<tr><td>儿童：非重型肺炎临床体征［咳嗽或呼吸困难 + 呼吸急促和（或）胸部凹陷］，无危险因素。
呼吸急促：< 2 个月龄，≥ 60 次 /min；2 ～ 11 个月龄，≥ 50 次 /min；1 ～ 5 岁，≥ 40 次 /min</td></tr>
<tr><td>同时可根据临床检查，如胸部影像学检查（X 线、CT、超声），辅助诊断识别或排除肺部并发症</td></tr>
<tr><td></td></tr>
<tr><td rowspan="4">重型</td><td rowspan="4">重症肺炎</td><td>青少年或成人：有肺炎临床体征（发热、咳嗽、呼吸困难、呼吸急促），加之以下 1 项，呼吸频率 > 30 次 /min，伴有严重呼吸窘迫，或在不吸氧情况下 SpO_2 ≤ 90%</td></tr>
<tr><td>儿童：有肺炎临床体征（咳嗽或呼吸困难），加之以下至少 1 项。
　　中枢性发绀或 SpO_2 < 90%；严重的呼吸窘迫（如呼吸急促、咕噜声、极重度胸部凹陷）；肺炎危象：无法哺乳或饮水、嗜睡或意识不清、惊厥。</td></tr>
<tr><td>　　呼吸急促：< 2 个月龄，≥ 60 次 /min；2 ～ 11 个月龄，≥ 50 次 /min；1 ～ 5 岁，≥ 40 次 /min</td></tr>
<tr><td>同时可根据临床检查，如胸部影像学检查（X 线、CT、超声），辅助诊断识别或排除肺部并发症</td></tr>
<tr><td rowspan="6">危重型</td><td rowspan="6">急性呼吸窘迫综合征</td><td>起病：已知临床损伤后 1w 内、新发呼吸道症状或呼吸道症状恶化</td></tr>
<tr><td>胸部影像（X 线、CT 或肺部超声）：如双侧磨玻璃样，不能完全以积液、大叶性渗出、肺萎陷或肺部块影解释</td></tr>
<tr><td>肺水肿的起源：不完全以心力衰竭或体液过多解释的呼吸衰竭，如果没有高危因素，则需要进行客观评估（如心脏彩超），以排除血流动力学异常引起的肺水肿</td></tr>
<tr><td>氧合状况（成人）：
轻度 ARDS：200mmHg < PaO_2/FiO_2 ≤ 300mmHg（PEEP 或 CPAP ≥ 5cmH_2O）
中度 ARDS：100mmHg < PaO_2/FiO_2 ≤ 200mmHg（PEEP 或 CPAP ≥ 5cmH_2O）
重度 ARDS：PaO_2/FiO_2 ≤ 100mmHg（PEEP ≥ 5cmH_2O）</td></tr>
<tr><td>氧合状况（儿童，OI ＝氧合指数，OSI ＝ SpO_2 计算的氧合指数）OI 有意义时使用该指标。如无 PaO_2 数据时，断离 FiO_2 并保持 SpO_2 ≤ 97% 以计算 OSI 或 SpO_2/FiO_2 比值：
Bilevel（NIV 或 CACP）≥ 5cmH_2O 提示 ARDS（包括非机械通气患者）
BiPAP 或全面罩下 CPAP：PaO_2/FiO_2 ≤ 300mmHg 或 SpO_2/FiO_2 ≤ 264
轻度 ARDS（有创机械通气）：4 ≤ OI < 8 或 5 ≤ OSI < 7.5
中度 ARDS（有创机械通气）：8 ≤ OI < 16 或 7.5 ≤ OSI < 12.3
重度 ARDS（有创机械通气）：OI ≥ 16 或 OSI ≥ 12.3</td></tr>
<tr><td></td></tr>
</table>

危重型	脓毒症	成人：有致命的器官功能障碍，由宿主对疑似或确诊感染的异常调节反应引起。器官功能障碍的表现包括意识状态改变、呼吸困难或呼吸急促、低氧血症、尿量减少、心率过快、脉搏弱、四肢厥冷或低血压、皮肤瘀斑。实验室指标提示血栓形成、血小板减少、酸中毒、高乳酸血症或高胆红素血症
		儿童：疑似或确诊感染以及符合 2 条以上 SIRS 标准，体温异常或白细胞计数异常必须符合 1 条
	脓毒症休克	成人：采取液体复苏后，患者仍持续低血压，需要给予血管活性药物来维持平均动脉压 > 65mmHg，且血乳酸水平 > 2mmol/L
		儿童：低血压（收缩压低于同龄人正常值的第五百分位数或 2 个标准差）或符合以下中的 2～3 条，意识状态改变；心动过缓或过快（婴幼儿：HR < 90 次 /min 或 HR > 160 次 /min。儿童：HR < 70 次 /min 或 HR > 150 次 /min）；毛细血管充盈时间延长（> 2s）或血管扩张伴有脉搏微弱；呼吸过快；皮肤瘀斑、紫斑或瘀点；血乳酸升高；少尿；体温过高或过低

注：BP—血压；bpm—每分钟次数；CT—断层扫描；FiO2—吸入氧分数；MAP—平均动脉压；NIV—无创机械通气；OI—氧合指数；OSI SpO₂—替代氧合指数；PaO₂—动脉血氧分压；PEEP—呼气末正压通气；CPAP—持续气道正压通气；BiPAP—双相气道正压；SIRS —全身炎症反应综合征；SBP—收缩压；SD—标准差；SOFA—器官衰竭评估；SpO₂—血氧饱和度；1cmH₂O=0.098kPa。

四、重型、危重型临床预警指标

（一）成人

有以下指标变化应警惕病情恶化：①低氧血症或呼吸窘迫进行性加重。②组织氧合指标恶化或乳酸进行性升高。③外周血淋巴细胞计数进行性降低或外周血炎症标记物如 IL–6、CRP、铁蛋白等进行性上升。④ D– 二聚体等凝血功能相关指标明显升高。⑤胸部影像学显示肺部病变明显进展。

（二）儿童

①呼吸频率增快。②精神反应差、嗜睡。③乳酸进行性升高。④ CRP、PCT、铁蛋白等炎症标记物明显升高。⑤影像学显示双侧或多肺叶浸润、胸腔积液或短期内病变快速进展。⑥有基础疾病（先天性心脏病、支气管肺发育不良、呼吸道畸形、异常血红蛋白、重度营养不良等）、有免疫缺陷或低下（长期使用免疫抑制剂）和新生儿。

五、鉴别诊断

新型冠状病毒肺炎主要与流感病毒、SARS 冠状病毒、MERS 冠状病毒、腺病毒、人感染高致病性禽流感病毒、呼吸道合胞病毒、鼻病毒等其他已知病毒性肺炎鉴别，以及与细菌性肺炎和支原体肺炎、衣原体肺炎等鉴别。此外，还要与非感染性疾病，如血管炎、皮肌炎和机化性肺炎等鉴别。

（一）流感病毒肺炎

由流感病毒感染引起的呼吸道疾病。流感常在冬春季流行，北方为 11 月底至次年 2 月底，南方另一个高峰为 5—8 月。有甲型流感和乙型流感。流感患者发病急，症状严重，全身症状多，会发热，体温可能在 1 ~ 2d 内上升到 39℃以上，且头痛、肌肉无力、食欲下降等症状明显。高危人群包括老人、有基础疾病者、肥胖者、免疫功能抑制者、孕妇等。经空气飞沫和直接接触传播，潜伏期一般为 1 ~ 7d，多为 2 ~ 4d。

（二）严重急性呼吸综合征

严重急性呼吸综合征由 SARS 冠状病毒引起。SARS 的主要症状有发热、咳嗽、头痛、肌肉痛，以及呼吸道感染症状。大多数 SARS 患者能够自愈或治愈，病死率约 14%，尤其 40 岁以上或有基础疾病（如冠心病、糖尿病、哮喘以及慢性肺病）者病死率高。症状轻微，但具有较大的传播性，这是新冠病毒与 2003 年 SARS 病毒暴发流行最大的区别，也是疫情防控的难点。

（三）中东呼吸综合征

2015—2016 年，中东呼吸综合征在亚洲集中暴发，并且与 2003 年暴发的 SARS 有很多的相似性。对于 MERS，人群普遍易感，需要特别注意有沙特阿拉伯、阿联酋等疫区工作或旅游史者，潜伏期为 2 ~ 14d。一般认为，MERS 冠状病毒在人与人之间传播并不容易。而新冠病毒可以在人与人之间快速传播，传播途径包括飞沫传播及接触传播。

（四）人感染高致病性禽流感

是由禽流感病毒引起的人类疾病。人对禽流感病毒缺乏免疫力，与不明原因病死家禽、活禽市场或禽流感确诊患者密切接触者为高暴露人群。主要经接触病死禽类及其污染的物品和环境传播，H5N1 禽流感病毒存在少数非持续的人际传播，潜伏期一般在 7d 以内。根据流行病学接触史、临床表现及实验室检查结果，可做出人感染高致病性禽流感与新型冠状病毒肺炎的鉴别诊断。

（五）腺病毒感染

是由腺病毒引起的急性传染病，易侵犯呼吸道及消化道黏膜、眼结膜、泌尿道和淋巴结。主要表现为急性上呼吸道感染，其次为眼部和胃肠道感染。一般经空气飞沫、密切接触及粪 – 口途径传播。流行季节为每年 2—5 月，以儿童、无基础疾病的青壮年多见。潜伏期 3 ~ 8d。

（六）细菌性肺炎

常见症状为急性起病，高热，可伴有寒战、咳嗽、咳痰，或原有呼吸道症状加重，并出现脓性痰或血痰，伴或不伴胸痛。外周血白细胞明显升高，C 反应蛋白升高，肺部实变体征或者湿性啰音，影像学可表现为肺泡浸润或实变呈叶、段分布。一般不具有传染性，并不是一种传染性疾病。

（七）支原体肺炎

肺炎支原体引起的呼吸道疾病。支原体肺炎的病理改变以间质性肺炎为主，有时并发支气管肺炎。它起病缓慢，临床症状较轻，有时无症状，多在秋冬时节，主要经飞沫传染，潜伏期为 1 ~ 3w，以青少年发病率最高。发病早期有发热、咽痛、恶心、呕吐、头痛、肌肉酸痛、乏力、食欲减退等症状。发热一般为中等热度，2 ~ 3d 后出现明显的呼吸道症状，表现为阵发性、刺激性咳嗽，夜间为重，咳少量黏痰或黏液脓性痰，有时痰中带血，亦可有呼吸困难、胸痛。发热可持续 2 ~ 3w，体温正常后仍可遗有咳嗽。

六、诊断流程

新型冠状病毒肺炎诊断流程见图 2.1。

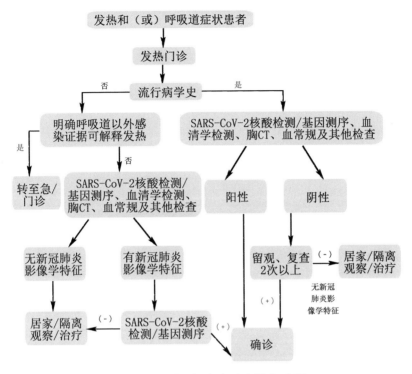

图 2.1　新型冠状病毒肺炎诊断流程

第二节　核　酸　检　测

核酸检测是病原学检查的首要手段。SARS-CoV-2 感染机体后，病毒的遗传物质 RNA 可最先被检测。根据国家卫生健康委员会颁布的《新型冠状病毒肺炎诊疗方案（试行第八版）》诊断标准，确诊新型冠状病毒肺炎主要以实时荧光 RT-PCR 检测呼吸道标本或血液标本的新冠病毒核酸是否阳性，或对呼吸道标本或血液标本进行病毒基因测序，与已知的新冠病毒比对是否高度同源，以及检测血清新冠病毒特异性 IgM 抗体和 IgG 抗体是否阳性等为标准。但由于目前新冠病毒所致疾病的病理过程还未完全阐明，实验室检测路径未标准化，多个环节都可能对核酸检测结果的准确性造成影响，故不少学者指出，对于临床上新冠病毒核酸检测结果为阴性或单通道阳性的样本均需要谨慎对待。此外，不少研究团队及实验室着力于探索更高效、准确的新冠病毒实验室诊断方法与技术，有望更好、更快地为新型冠状病毒肺炎临床诊断提供技术支持。

一、检测原理

SARS-CoV-2 为单链 RNA 病毒，核酸检测的目标是在患者标本中找到 SARS-CoV-2 的 RNA。目前 SARS-CoV-2 核酸检测主要是荧光定量 RT-PCR 法与基因测序。

荧光定量 RT-PCR 法首先需要通过测序技术确定 SARS-CoV-2 的核酸序列，将标本中特定 RNA 序列逆转录为 cDNA，再进行扩增检测，理论上每一次扩增后的病毒基因片段数量都是成倍增加，经过 30 次以上扩增后，靶标基因片段达到一定数量，通过荧光定量 RT-PCR 法得到的样本 Ct 值大小，可以判断患者样本中是否含有 SARS-CoV-2。目前，SARS-CoV-2 核酸检测主要以病毒基因组中 3 段保守序列为靶标位点，即以 ORFlab、核衣壳蛋白（nucleocapsid protein，N）和包膜蛋白（envelop protein，E）基因作为检测靶标。2020 年 2 月 21 日国家卫生健康委员会颁布《新型冠状病毒肺炎防控方案（第五版）》，强调确诊病例须满足同一份标本中 SARS-CoV-2 的 ORF1ab 及 N 基因这两个靶标 RT-PCR 检测均为阳性，或 2 种类型标本的 RT-PCR 同时出现单靶标阳性，或同种类型标本 2 次采样的 RT-PCR 均出现单靶标阳性。

病毒基因测序是以宏基因组为研究对象，直接利用二代测序技术（next generation sequencing，NGS）对临床样本中的基因组进行检测，实现病原微生物的快速识别、性能鉴定、功能研究等。通过病毒基因测序的方法可以鉴别不同毒株的同源性，分析演化过程，跟踪其突变情况，从而为疫情的控制提供依据。此外，病毒基因测序还可以用于检测早期低病毒含量样本，以及对实时荧光 RT-PCR 检测可疑或灰区结果进行确认，弥补了 RT-PCR 的缺点。但目前大多数医院缺乏测序设备与专业人员，且 NGS 的成本高、检测周期较长，不适合于常规临床检测，对于难以诊断的病例可以考虑该方法。

二、样本采集

（一）上呼吸道标本采集

包括鼻咽拭子、咽拭子等。

1. 鼻咽拭子

将拭子贴患者鼻孔壁进入，待拭子顶端到达鼻咽腔后壁时，轻轻旋转一周，将拭子头浸入含 2～3mL 病毒保存液中。

2. 咽拭子

让患者用清水漱口，将拭子插入鼻孔或咽后悬雍垂及扁桃体两侧，反复刮取或静止几秒后放入含有 2～3mL 病毒保存液的无菌试管中。

（二）下呼吸道分泌物收集

包括深咳痰液、肺泡灌洗液、支气管灌洗液、呼吸道吸取物等。此类标本检出率最高，重型病例优先采集下呼吸道标本。

1. 深咳痰液

要求患者深咳后，将咳出的痰液收集于含 3mL 采样液的采样管中。

2. 支气管灌洗液

将收集器头部从鼻孔或气管插口处插入气管，注入生理盐水，接通负压，旋转收集器头部，收集抽取的黏液。

3. 肺泡灌洗液

局部麻醉后，将纤维支气管镜通过口或鼻经过咽部插入右肺中叶或左肺舌段的支气管，经气管活检孔缓缓加入灭菌生理盐水，每次 30～50mL，总量 100～250mL，不应超过 300mL。

（三）尿液和粪便标本收集

尿液和粪便标本可收集并用于检测，但灵敏度不如上述两种，暂不作为临床广泛应用的标本。

标本采集后应立即检测，2～8℃条件下转运时间不应超过 72h，在每个标本容器上标记患者的个人信息（如性别、身份证号、病历号、居住地址）、标本号、标本类型（如尿液、粪便等）和收集标本的日期，尽快送到疾控中心检测。采集过程慎防感染。

三、确诊标准

根据国家卫生健康委员会颁布的《新型冠状病毒肺炎诊疗方案（试行第八版）》，临床诊断病例或疑似病例具备以下病原学证据。

（1）呼吸道标本或血液标本实时荧光 RT-PCR 检测新冠病毒核酸阳性。

（2）呼吸道标本或血液标本病毒基因测序，与已知的新冠病毒高度同源。

由于核酸检测存在假阴性的可能性，因而当核酸检测阳性时可以确诊感染；若核酸检测阴性，不能完全排除感染可能性。临床须考虑患者流行病学史、临床表现、影像学检查、血清学检测等，经多次采样送检，综合判断确诊或排除疑似。

四、核酸检测的局限性

RT-PCR 法检测呼吸道标本中的新冠病毒，一般能在 4 ~ 6h 内获得结果，在目前新型冠状病毒肺炎的诊断中发挥重要作用。但由于病毒核酸检测多采用咽拭子标本，标本采集过程中的采集部位及擦拭手法，甚至标本保存及送检过程是否严格执行，都会影响标本质量。此外，由于患者自身病毒分布与临床症状不呈线性正相关，以及人员操作等存在差异，最终都会影响核酸检测结果的准确性，容易出现假阴性。基因测序技术可直接检测核酸序列，但由于需要一定的时间、技术与设备条件，成本较高，目前尚不适于批量诊断。其他检测技术，如等温扩增技术，其检测灵敏度较高，所需时间较短，但引物设计的技术难度较大，且由于操作技术等原因可能造成假阳性。现场快速检测（point-of-care testing，POCT）技术节约时间，设备便携且操作简单，但灵敏度较低，仍不适于临床广泛使用。

第三节　血清学检测

随着对新冠病毒认识的不断加深，新型冠状病毒肺炎的诊疗方案也得到了进一步的完善。由于核酸检测会受到样本采集与标本存放、RNA 提取方法及检测试剂盒质量问题等多方面因素的影响,同时操作相对烦琐、检测耗时长、检测人员感染风险高、受实验场地及人员操作等限制，因而不能很好地满足排查需要，为新型冠状病毒肺炎的诊断及防疫防控带来不便。当病原体感染人体后，作为机体免疫系统抵抗病毒的重要效应分子，血清特异性抗体是诊断感染的另一关键证据。血清学抗体检测仅须采集血液标本，采样方便，操作简便，对实验环境及人员要求不甚苛刻，同时时效性高、工作负荷小、检测人员感染风险低，是新冠病毒核酸检测的有力补充。国家卫生健康委员会在《新型冠状病毒肺炎诊疗方案（试行第八版）》中正式强调血清特异性抗体动态检测新型冠状病毒肺炎诊疗的重要性,在原有核酸检测和测序基础上，将血清学检测纳入了诊断依据之中。

一、检测原理与方法

机体在感染新冠病毒后，对病毒进行免疫防御并产生特异性抗体。其中IgM是机体感染后早期产生的抗体，是急性期感染的诊断指标，但浓度低、维持时间短、亲和力较低；IgG是再次免疫应答产生的主要抗体，产生晚，但浓度高、维持时间长、亲和力高，提示病情进入恢复期或存在既往感染。IgM和IgG的联合检测不仅有助于疾病的诊断，还可对机体的感染阶段进行评估。目前临床常用的血清学检测方法主要有3种。

（一）酶联免疫吸附试验法

酶联免疫吸附试验法（enzyme linked immunosorbent assay，ELISA）是将抗原或抗体包被在固相载体表面，利用酶标记的抗体或抗原结合待检物，并根据酶催化底物产生的有色产物颜色深浅及有无进行分析的一种定性或半定量检测方法。该检测方法灵敏度较高,载体标准化难度较低，操作时间1～2h，能够批量测试，成本低，检测速度快，适合在基层或大中型医院开展。

（二）化学发光免疫分析法

化学发光免疫分析法（chemiluminescent immunoassay，CLIA）是将高灵敏度的化学发光测定技术与高特异性的免疫反应相结合,用于各种抗原、抗体、激素等检测。该法灵敏度高于ELISA，具有特异性高、线性范围宽、结果稳定、操作简化等特点，广泛应用于临床标本的检测。

（三）胶体金免疫层析法

胶体金免疫层析法（colloidal gold immunochromtographic as-say，GICA）以胶体金为示踪标志物，是应用于抗原抗体检测的一种新型免疫标记技术。无须特殊处理标本，仅需一滴血即可在 15min 内通过肉眼观察获取检测结果。该方法突破了现有检测技术对人员、场所的限制，缩短检测时间，操作方便快速。检测标本可以是全血、血清、血浆，更适用于基层医院等。

二、样本采集

尽量采集急性期、恢复期双份血清。第一份血清应尽早（最好在发病后 7d 内）采集，第二份血清应在发病后第 3～4w 采集。采集量 5mL，建议使用无抗凝剂的真空采血管。血清标本主要用于抗体的测定，不进行核酸检测。

三、确诊标准

国家卫生健康委员会颁布的《新型冠状病毒肺炎诊疗方案（试行第八版）》将血清学检测诊断列为诊断标准之一：血清新冠病毒特异性 IgM 抗体和 IgG 抗体阳性；血清新冠病毒特异性 IgG 抗体由阴性转为阳性或恢复期较急性期 4 倍及以上升高。发病后 7d 内的急性期抗凝血用于 IgM 和 IgG 检测，如果检测结果阴性，建议发病后 10d 内再次采集进行检测。发病后 3～4w 恢复期血清用于 IgG 检测。如果采用商品化试剂盒，则以厂家说明书为准。同时应强调，针对新型冠状病毒肺炎患者的确诊，须考虑患者流行病学史、临床表现、影像学检查、核酸检测、血清学特异性抗体检测等临床资料，并进行综合判断。

四、核酸与血清学联合检测结果解读

核酸与血清学特异性抗体联合检测可相互补充，从而提高诊断效率，监测疾病进展。但在新冠病毒感染的不同阶段，核酸和抗体检测的效率不尽相同，应该针对联合检测结果进行综合分析与正确解读，从而更好地指导临床诊疗工作。

（一）核酸检测（+），抗体检测（+）/（-）

1. 核酸（+）、IgM 与 IgG 均（-）

提示患者可能处于新冠病毒感染早期，即窗口期，一般在感染病毒后的 2w，此时无法在血液中检测出病毒抗体。

2. 核酸（+）、IgM（+）、IgG（-）

提示患者可能处于新冠病毒感染早期或前驱症状期。因机体免疫应答最早产生 IgM 抗体，暂未产生 IgG 或 IgG 含量未达到诊断试剂的检测下限。

3. 核酸（+）、IgM（-）、IgG（+）

提示患者可能处于新冠病毒感染中晚期或复发感染。IgM 抗体在病毒入侵人体约 1 个月后达峰值，随后 IgM 逐渐减少，直至低于检测下限；而 IgG 抗体为感染中晚期机体免疫的主力军，能够被检测到。若恢复期 IgG 较急性期增加 4 倍及以上时，可诊断为复发感染。

4. 核酸（+）、IgM 与 IgG 均（+）

提示患者处于新冠病毒感染症状期或活跃期，但人体已对病毒产生一定免疫能力（持久性抗体 IgG 已产生）。或再次复发感染，诊断标准为 IgG 滴度恢复期较急性期有 4 倍及以上增高。

（二）核酸检测（-），抗体检测呈（+）/（-）

1. 核酸（-）、IgM（+）、IgG（-）

提示患者极大可能处于新冠病毒感染急性期，或患者有其他可引起 IgM 弱阳性或阳性的疾病。此时需对核酸检测结果存疑，建议考虑出现核酸检测假阴性的原因，只可报告本次检测结果阴性，不可排除新冠病毒感染，需多次重复确认。

2. 核酸（-）、IgM（-）、IgG（+）

提示患者可能既往感染新冠病毒，但已恢复或体内病毒被清除。由于免疫应答产生的 IgG 维持时间长，仍存在于血液中而被检测到。

3. 核酸（-）、IgM 弱（+）、IgG（-）

提示患者初次感染新冠病毒并处于早期，因病毒载量低于核酸检测下限，机体产生少量 IgM，尚未产生 IgG；或由于患者自身类风湿因子阳性等引起的 IgM 假阳性。

4. 核酸（-）、IgM 与 IgG 均（+）

提示患者近期曾感染新冠病毒并处于恢复期，体内病毒被清除，IgM 尚未减低至检测下限或核酸检测结果假阴性，患者处于感染活跃期，尚需复查核酸确认。

五、 血清学检测的局限性

血清特异性抗体检测的敏感性主要取决于抗原抗体的亲和力、检测方法及操作。随着新冠病毒 IgM 和 IgG 检测试剂的推广应用，也出现了较多假阳性或假阴性的现象。第一，由于病毒进入机体到产生特异性抗体需要一段窗口期，抗体检测也可能出现假阴性结果；第二，基于 N 或 S 蛋白的抗体血清学检测，可能受其他冠状病毒感染的影响而出现交叉反应；第三，抗体检测易受到内源性或外源性干扰物的影响而出现假阳性，如类风湿因子、嗜异性抗体、补体、标本溶血、细菌污染、贮存时间过长或凝固不全等。此外，不同试剂盒在重组抗原的选择、制备等方面的差异可能会影响重组抗原的抗原性，不同检测方法的差异也可能对试剂盒的敏感性、特异性产生影响。因此，在应用血清学抗体检测时，应结合核酸检测，同时分析 IgM 和 IgG 水平，且进行多次动态检测，以做出最终诊断。由于新冠病毒抗体检测假阳性问题无法完全避免，因此，国家药监局特别强调，新冠病毒的抗体检测并不适用于一般人群的大规模筛查。现已审批的抗体检测试剂盒多用于核酸检测阴性疑似病例的补充检测或在疑似病例诊断中与核酸检测协同使用。当然，针对新型冠状病毒的多种检测方法，均存在其相应的方法学局限性。因此，对于不同实验方法得到的检测结果应密切结合临床进行严谨分析，为疫情防控提供科学、可靠的实验诊断结果。

第四节　"复阳"患者、"常阳"患者、无症状感染者与二次感染者

自新型冠状病毒肺炎暴发以来，对于感染者检测病毒核酸阳性的认识不断更新，"复阳"患者、"常阳"患者与无症状感染者受到越来越多的关注，为疫情防控管理带来新的考验。新型冠状病毒肺炎作为一个新发传染病，目前研究对其致病机制、病程特点、排毒规律等尚且认识不足，还有待于全球科学家的共同努力，进一步进行持续的科学研究。

一、新型冠状病毒肺炎"复阳"患者

新型冠状病毒肺炎"复阳"患者是指新型冠状病毒肺炎确诊患者经规范化治疗达到出院标准，治愈出院后，继续隔离期间新冠病毒核酸呈阳性者。针对湖北省十堰市 672 例新型冠状病毒肺炎患者出院 14d 的随访发现，9.67%（65 例）的患者出现核酸检测阳性；深圳市第三人民医院针对 262 名康复出院患者进行了回顾分析发现，在 14d 的随访期内，"复阳"率为 14.5%（38 例"复阳"）；天津市确诊新型冠状病毒肺炎的 109 例出院患者中，康复出院后病毒核酸转阳率为 7.34%（8 例"复阳"）。

目前的临床观察显示，"复阳"患者返院时临床症状少、程度轻。实验室结果表明，再次入院后，患者乳酸脱氢酶（LDH）、肌酸激酶（CK）、D – 二聚体、白细胞、淋巴细胞、丙氨酸转氨酶（alanine aminotransferase，ALT）、天门氨酸转氨酶（aspartate aminotransferase，AST）、乳酸等实验室指标大多正常。而针对"复阳"患者外周血淋巴细胞亚群的检测发现，淋巴细胞数量和形态大致正常，L 细胞、CD8+T 细胞、B 细胞明显减少，提示"复阳"患者存在新冠病毒感染后出现的细胞免疫缺陷或应答障碍，从而导致其免疫应答降低。此外，"复阳"患者 CT 表现较前无明显加重，多呈现炎症继续吸收或已改善表现。目前观察显示，"复阳"患者临床症状、实验室结果和肺部影像学表现暂不支持二次感染，绝大多数病例呈现恢复期表现。

结合文献及临床观察，推测新型冠状病毒肺炎出院患者核酸"复阳"的

原因如下。

（1）核酸检测的假阴性情况。新冠病毒核酸RT-PCR检测是目前全球最常见的冠状病毒检测手段之一。美国约翰霍普金斯大学研究人员的一项研究发现，核酸检测的有效性在新冠病毒感染过程中存在较大差异。通常在出现症状的前几天，假阴性结果的概率可以从第1d的100%到第4d的67%不等。症状开始显现后，假阴性结果发生率在第5d下降到38%，第8d下降到20%，但此后每天又开始上升。核酸检测假阴性主要由试剂盒的性能、采样和检测方法以及采样部位等原因造成，不准确的诊断检测为遏制疫情带来挑战。

（2）新型冠状病毒肺炎治愈患者间断排毒情况。不同病程、不同病情的新型冠状病毒肺炎患者机体中的病毒载量存在差异。符合新型冠状病毒肺炎出院标准的多数患者处于自限性疾病的恢复阶段，机体病毒载量低且间歇性排毒。在疾病的恢复期之后，病毒核酸往往都呈现低滴度的表现，但目前的核酸检测结果是定性而非定量结果，因此，个别患者在恢复阶段会产生核酸检测阳性的现象。

（3）出院标准欠严格。出院标准宽松会导致可能未完全治愈的患者在出院一段时间后产生"复阳"现象。针对此种情况，国家卫生健康委员会第七版诊疗方案严格规范了出院标准，采取"宽进严出"的标准，出院前同时进行全血、粪便的核酸检测，确定全阴性后方可出院。此外，针对"复阳"情况，还要求"应继续进行14d的隔离管理和健康状况监测"，观察期满前仍须采样监测，了解排毒的情况，符合条件后再解除隔离，以最大限度地降低传播风险。

整体而言，核酸检测"复阳"并不等于再次发病，我国范围内尚未有出院病例再次感染人的报道，故其传播的风险很低。目前"复阳"现象的病理机制尚在研究中，"复阳"患者是否具有传染性还需进一步临床研究论证与再观察。

二、新型冠状病毒肺炎"常阳"患者

新型冠状病毒肺炎"常阳"患者指的是符合新型冠状病毒肺炎出院标准，但核酸检测持续阳性时间比较长。2020 年 4 月 24 日，武汉新型冠状病毒肺炎重型病例清零，但其中 30 多人长期核酸不转阴，为"常阳"患者。目前对核酸"常阳"持续多久属于"常阳"，尚无明确定义。新型冠状病毒肺炎"常阳"患者具有较长的排毒期，其产生的原因，一般认为与患者自身免疫反应有关。观察发现，部分患者在感染新冠病毒后，没有出现强烈的免疫反应，因此病毒转阴时间较长，可能是人体免疫与病毒之间形成了某种平衡。

通常情况下，新型冠状病毒肺炎患者体温正常 10d 以上，症状消失，肺部 CT 提示炎症明显吸收，IgG 阳性，即便呼吸道标本核酸检测呈阳性，传染性也很低。"常阳"患者理论上具有传染性，但目前认为其作为传染源的意义不大。由于患者体内残存的病毒载量一般较低，即使可通过基因扩增手段检测出，也无法再繁殖培养，属于病毒"残骸"。目前观察显示，"常阳"患者大多检测出保护性的 IgG 抗体，无须特殊治疗，但仍需要进行密切随访与留院继续观察。

三、新型冠状病毒肺炎无症状感染者

无症状感染者是指无相关临床症状，如发热、咳嗽、咽痛等可自我感知或可临床识别的症状、体征，但呼吸道等标本病毒病原学（多为核酸检测）或血清学特异性抗体检测呈阳性。无症状感染在国内的首次出现，可追溯到 2020 年 1 月底，河南、浙江、广东省相继报道了存在无症状感染的现象。随着对重点人群大规模核酸检测的实施，从 2020 年 3 月开始，越来越多的无症状感染者被筛查发现。国家卫生健康委员会发布的《新型冠状病毒感染的肺炎诊疗方案（试行第八版）》就明确指出无症状感染者是传染源之一。自我国疫情防控进入疫情常态化阶段后，山东青岛、北京顺义等多地出现散发疫情，多由无症状感染者引发，为疫情防控带来了严峻挑战。

无症状感染者的发生率在不同地区、不同聚集方式、不同人群以及疫情发展不同阶段的病例报告上有一定差别。2020 年 4 月 15 日，国家卫生健康委员会首次公布截至 4 月 14 日，全国累计无症状感染者共 6764 例。针对"钻石公主号"邮轮乘客的核酸检测结果和建模分析统计，无症状感染比例据估计为 17.9%。此外，通过对全球 16 个 SARS-CoV-2 相关无症状感染者的队列研究（2020 年 4 月 19 日至 5 月 26 日）的综合分析发现，SARS-CoV-2 感染者中无症状感染者的比例高达 40% ~ 45%。而在武汉疫情后的全民核酸大筛查期间，从 2020 年 5 月 14 日 0 时至 6 月 1 日 24 时，集中核酸检测 9899828 人，其中，无症状感染者 300 名，检出率仅为 0.303/ 万人。

无症状感染者的传染性与流行病学意义，需要分情况对待。可以分为以下几种情形。

第一类是新冠病毒的新发感染者，如有疫区旅居史，或是通过密切接触者筛查、聚集性疫情调查和传染源追踪调查等途径发现。患者核酸检测呈阳性，抗体检测 IgM 可为阳性，处于疾病的前驱期或潜伏期，没有表现出临床症状、体征。随后，可在感染后 3 ~ 7d，甚至是 14d 左右，出现发热、咳嗽等新型冠状病毒肺炎症状。此类患者即处于潜伏期的无症状感染状态，可导致新冠病毒的进一步传播，因此须进行甄别，重点关注，及早纳入确诊病例进行管理。

第二类是感染者核酸和（或）血清学抗体检测阳性，经过 14d 潜伏期的观察，未表现出任何可自我感知或可临床识别的症状与体征，或只表现出极易被忽略的极轻微病症，始终为无症状状态。但体内携带新冠病毒，属于传染病学中的隐性感染。此类感染者由于没有咳嗽、打喷嚏等呼吸道症状，病毒排毒量相对低，传播能力相对较弱。

第三类与"复阳"情况相似，患者在感染新冠病毒后，出现了典型的新型冠状病毒肺炎症状，经治疗后达到出院标准，但在出院后复查时检测结果呈阳性。或在武汉此类因疫情封闭的地区，感染者既往感染病毒后已自愈，筛查时的检测结果呈阳性。此类患者体内的病毒载量低，多为病毒的"尸体""残骸"，因此病毒传播的风险很低。

新型冠状病毒肺炎疫情在全球蔓延至今，已有大量关于无症状感染者的报道，无症状感染已成为目前疫情防控面临的最大威胁之一。综合目前的研究和观察，无症状感染者存在传染性，可在人群中进行无声和深层的病毒传播，极可能成为传染源造成聚集性疫情发生。尤其对于疫情已基本遏制的国家，无症状感染者可能成为疫情再次反弹的关键因素之一，并加大疫情的防控难度。因此，安全科学地筛查无症状感染者，有助于显著提高大流行的可预测性，实时评估控制策略和措施的效果，对新型冠状病毒肺炎疫情防控至关重要。

针对新冠病毒的无症状感染者，国务院于 2020 年 4 月 6 日下发了《新冠病毒无症状感染者管理规范》，要求针对无症状感染者做好风险评估及防控管理。首先需要突出做好对无症状感染者的监测，有针对性地加大筛查力度，对重点人群"应检尽检"，对于自愿检测人群，应做到"愿检就检"。筛查出来的无症状感染者，参照确诊病例模式，集中医学观察 14d，这期间出现新型冠状病毒肺炎相关临床症状和体征者转为确诊病例。此外，无症状感染者的密切接触者应采取单人单间集中隔离的医学观察模式，观察期为与无症状感染者末次接触后 14d，在医学观察期间若检测为阴性，仍须持续至观察期满。最后，还应加强流行病学调查，查清无症状感染者活动轨迹，尽快明确来源，精准确定密切接触者，并严格实施医学隔离观察。新增无症状感染者 24h 内全部完成流行病学调查，并在疫情直报网填报流行病学调查信息。

四、新型冠状病毒肺炎二次感染

病毒会在其生命周期中出现自然变异，伴随新型冠状病毒变异而来的问题主要是病毒传染力的变化以及康复患者面临二次感染可能性。在传染病学中，二次感染指康复者再次感染同种病原体的现象。2020 年 8 月末，香港大学的研究人员报告了全球首例被正式确认的新型冠状病毒二次感染病例。该男性患者曾于 2020 年 3 月底确诊新型冠状病毒肺炎，经治愈后出院，2020 年 8 月前往欧洲旅游，返港后核酸检测又呈阳性。通过对该患者前后两次感染的病毒株进行全基因组测序，发现两次感染病毒基因谱系有显著差异，该患者的发病情况属于二次感染，而不是首次感染的病毒持续存在。随后美国、巴西、荷兰等地也相继报告了二次感染病例。据《科学》杂志的统计，截至 2020 年 11 月全球至少有 24 例二次感染病例相继得到了官方确认与报道。

　　康复者是否会发生二次感染，主要由机体的免疫系统以及病毒变异部位决定。人体在感染病毒后，机体首先出现非特异性的固有免疫应答，起到抵抗病毒入侵及激活人体特异性免疫应答的作用。同时，病原体经固有免疫系统加工和抗原提呈后，由 B 细胞和 T 细胞组成的适应性免疫系统也被激活。适应性免疫应答可产生与病毒特异性结合的抗体以及识别与清除受感染细胞的细胞免疫。此外，适应性免疫系统还会形成免疫记忆，一旦发生相同的病毒感染，血清中相应的中和抗体可在一定程度上有效清除病原体并预防再次感染。由于新型冠状病毒为单股正链 RNA，其 RNA 聚合酶对自身复制错误的纠正功能有限，随着流行时间的延长，病毒突变成为必然。当病毒突变部位与记忆性 T 细胞、B 细胞识别部位不同或机体内中和抗体仍有效时，无二次感染发生；当病毒突变部位同时包括了抗体识别的部位以及 T 细胞识别部位，则导致中和抗体和 T 细胞均无效，先前感染过的个体接触此变异的病毒可发生二次感染。

　　从目前人群水平来看，新型冠状病毒肺炎二次感染病例还属于个别现象，不具普遍性，也并不意味着人体免疫系统不能实现对抗新型冠状病毒的有效保护。由于二次感染的存在，也意味着通过消极抗疫策略实现饱受质疑的"群体免疫"难以消除新型冠状病毒。总而言之，SARS-CoV-2 引发的新型冠状病毒肺炎是一种经典的呼吸道感染疾病，其病理过程和免疫应答也遵循典型的呼吸道感染过程。但 SARS-CoV-2 是一种全新的病毒，仅出现 1 年左右，因此目前对于 SARS-CoV-2 感染后病毒的体内复制、感染进展和疾病病程还存在诸多认识不足，需要进一步的观察与研究，从而提升人们对病毒、传染病、免疫学以及对流行病和公共卫生的认知。

第三章 西医治疗

第一节 治疗原则

一、根据病情严重程度确定治疗场所

（1）疑似及确诊病例应在具备有效隔离条件和防护条件的定点医院隔离治疗，疑似病例应单人单间隔离治疗，确诊病例可多人收治在同一病室。

（2）危重型病例应尽早收入重型监护病房（intensive care unit, ICU）治疗。

二、轻型、普通型病例的治疗原则

主要以对症支持治疗为主，密切监测并早期截断扭转，防止病情加重。

（一）常规治疗

卧床休息，加强支持治疗，保证充分热量；注意水、电解质平衡，维持内环境稳定；密切监测生命体征、指血氧饱和度等。

（二）常规监测

根据病情监测血常规、尿常规、C反应蛋白、生化指标（肝酶、心肌酶、肾功能等）、凝血功能、动脉血气分析、胸部影像学等。有条件者可行细胞因子检测。

（三）及时给予氧疗措施

包括鼻导管、面罩给氧和经鼻高流量氧疗，有条件可采用氢氧混合吸入气（H_2/O_2：66.6%/33.3%）治疗。

（四）抗病毒治疗

可试用 α 干扰素、洛匹那韦/利托那韦、利巴韦林、阿比多尔、磷酸氯喹药物，但要注意上述药物的不良反应和禁忌证，以及与其他药物的相互作

用等问题，并应在临床应用中进一步评价目前所试用药物的疗效。目前建议具有潜在抗病毒作用的药物在病程早期使用，重点应用于有重型高危因素及有重型倾向的患者。不建议同时应用 3 种及以上抗病毒药物，出现不可耐受的毒副作用，以及与其他药物相互作用时，应停止使用相关药物。对孕产妇患者的治疗应考虑妊娠周数，尽可能选择对胎儿影响较小的药物，若存在需终止妊娠后再进行治疗等问题，应做到知情告知。

（五）抗菌药物治疗

避免盲目或不恰当使用抗菌药物，尤其是联合使用广谱抗菌药物。

三、重型、危重型病例的治疗原则

治疗原则：在对症治疗的基础上，积极防治并发症，治疗基础疾病，预防继发感染，及时进行器官功能支持。

（一）纠正低氧血症

重型患者根据 PaO_2/FiO_2 分级（200 ~ 300mmHg、150 ~ 200mmHg 和小于 150mmHg）分别采用鼻导管或面罩吸氧、经鼻高流量氧疗或无创通气、有创机械通气，要及时评估呼吸窘迫和（或）低氧血症有无改善，如无改善，应及时更换呼吸支持措施。接受经鼻高流量氧疗或无创通气的患者，如无禁忌证，建议同时实施俯卧位通气，即清醒俯卧位通气，俯卧位治疗时间应大于 12h。俯卧位通气对改善喘憋症状，提高血氧饱和度，改善肺底部炎症有较好疗效。同时注意呼吸道管理，加强呼吸道湿化，保证呼吸道通畅。对于 ARDS 患者，建议进行肺复张，如果条件允许，应尽快考虑体外膜肺氧合（extracorporeal membrane oxygenation，ECMO）。

（二）改善循环支持

在充分液体复苏的基础上，改善微循环，使用血管活性药物，密切监测患者血压、心率和尿量的变化，以及动脉血气分析中乳酸和碱剩余，必要时进行无创或有创血流动力学监测，注意液体平衡策略，避免过量和不足。

（三）抗凝治疗

重型或危重型患者由于大量炎症介质的释放、激素和免疫球蛋白的应用会引起血液高凝；另外机械通气、中心静脉置管、手术等操作会导致血管内皮损伤。由于以上因素的综合存在，导致重型或危重型患者合并血栓栓塞风险较高。因此对无抗凝禁忌证，同时D-二聚体明显增高者，建议预防性使用抗凝药物。

（四）肾衰竭和肾替代治疗

肾功能损伤应积极寻找导致肾功能损伤的原因。对于肾衰竭患者的治疗应注重体液平衡、酸碱平衡和电解质平衡，在营养支持治疗方面应注意氮平衡、热量和微量元素等补充。重型患者可选择连续性肾替代治疗。

（五）康复者血浆治疗

适用于病情进展较快、重型和危重型患者。

（六）血液净化治疗

血液净化系统包括血浆置换、吸附、灌流、血液/血浆滤过等，能清除炎症因子，阻断"细胞因子风暴"，可用于重型、危重型患者"细胞因子风暴"早中期的救治。

（七）免疫治疗

对于双肺广泛病变者及重型患者，且实验室检测IL-6水平升高者，可试用托珠单抗治疗。注意过敏反应，有结核等活动性感染者禁用。

（八）其他治疗措施

可考虑使用血必净治疗。对于氧合指标进行性恶化、影像学进展迅速、机体炎症反应过度激活状态的患者，酌情使用糖皮质激素；使用肠道微生态调节剂，维持肠道微生态平衡，预防继发细菌感染；建立心理干预，缓解患者焦虑恐惧的情绪。

四、特殊人群治疗原则

对于孕产期患者，建议使用美国食品药品监督管理局妊娠安全分级B、C类药物进行治疗。中晚期妊娠患者易发展为重型，需住院密切观察，隔离收治，由相关科室共同管理。对于母亲感染新型冠状病毒的新生儿应于负压病房中监护，且暂停母乳。妊娠合并重型或危重型患者应积极终止妊娠，剖宫产为首选。对于重型、危重型患儿可参考成人用药，并可酌情考虑静脉用人免疫球蛋白。对于老年人，应做好基础疾病的二级预防，密切关注药物相互作用。

儿童多系统炎症综合征（MIS-C）治疗原则为多学科合作，尽早抗炎、纠正休克和出凝血功能障碍、脏器功能支持，必要时抗感染治疗。有典型或不典型川崎病表现者，与川崎病经典治疗方案相似。以静脉用人免疫球蛋白、糖皮质激素及口服阿司匹林等治疗为主。

第二节　西医治疗方法

一、支持治疗

（一）呼吸支持治疗

1. 普通氧疗

普通氧疗装置包括双腔鼻导管、普通氧疗面罩、储氧面罩、文丘里面罩。适应证为 $PaO_2 < 60mmHg$ 或 $SpO_2 < 90\%$、呼吸窘迫（呼吸频率 > 24 次/min）的患者。其优点是临床使用方便快捷，但不适合存在 CO_2 潴留的患者。临床可根据患者的氧合情况进行选择：当 SpO_2 为 85% ～ 90% 时，可选鼻导管或普通面罩；当 $SpO_2 < 85\%$ 时，首选非重复呼吸的储氧面罩。鼻导管或普通面罩初始氧流量为 5L/min，非重复呼吸的储氧面罩为 10 ～ 15L/min，并滴定氧流量，以使 SpO_2 维持在 94% ～ 98%，妊娠患者 $SpO_2 \geqslant 92\%$ ～ 95%。

另外，有条件者可采用氢氧混合吸入气（H_2/O_2：66.6%/33.3%）治疗。有报道表示氢氧混合气雾化吸入能改善气道阻力，增加氧气弥散度和氧流量，改善呼吸困难（急性呼吸窘迫）症状，运用氢分子还原恶性自由基起到抗炎、抗毒副反应的作用。

2. 经鼻高流量氧疗

经鼻高流量氧疗（high-flow nasal canula，HFNC）是指一种通过高流量鼻塞或鼻导管持续为患者提供可以调控并相对恒定的吸氧浓度（21% ～ 100%）、温度（31 ～ 37℃）和适度的高流量（8 ～ 80L/min，依品牌和型号有所差异）

吸入气体的氧疗方式。

经鼻高流量氧疗存在以下优势：

（1）提供稳定且高于普通鼻导管的吸入氧浓度，吸氧浓度不随患者呼吸状态的改变而改变，可满足患者自主呼吸的需要。

（2）高流量气流可以达到或者超过患者主动吸气的最大吸气流速，减少吸气阻力和呼吸做功，降低氧耗。

（3）可将气体加温、湿化至37℃和44mg/L，减少呼吸窘迫时患者热量和水分的消耗，使气道黏液纤毛功能保持在最佳状态，有利于分泌物的引流，减少肺部感染的发生。

（4）高流量气流冲刷上气道无效腔，减少解剖学无效腔，改善患者通气。

（5）高流量气流提供一定水平气道正压，具有开放肺泡、增加肺容积、改善通气等功能。

（6）经鼻高流量氧疗不需要完全封闭回路，无明显面部压迫感，方便患者进食及交流，患者依从性高。

注意：高碳酸血症、血流动力学不稳定、多器官功能衰竭或意识异常的患者不适合进行经鼻高流量氧疗。

3.无创正压通气

无创正压通气（non-invasive positive pressure ventilation，NIPPV）是指不需要侵入性或有创性的气管插管或气管切开，只是用鼻罩、口鼻罩、全面罩或头罩等方式将患者与呼吸机相连进行正压辅助通气的技术。无创正压通气是一种正压通气方式，可在一定程度上开放塌陷的上气道、提高肺通气容积、改善通气与通气/血流比值、改善氧合及二氧化碳潴留等。

对于氧疗无法改善的患者可首选无创正压通气，治疗时应逐步提高无创通气的压力水平，以使患者逐步适应。无创正压通气需要更细致的观察，重点是观察面罩是否漏气以及患者是否与呼吸机有良好的同步。如密切观察2h，病情无改善，或患者不能耐受无创通气、气道分泌物增多、剧烈咳嗽，或血流动力学不稳定，应及时行气管插管进行有创正压通气。

4. 俯卧位通气

俯卧位通气具有改善氧合、改善高碳酸血症、利于肺保护性通气策略的实施及改善右心功能等作用，并可降低 ARDS 患者的病死率，已作为机械通气治疗的一个环节而越来越受重视。新型冠状病毒肺炎重型患者与轻型和普通型患者相比，呼吸困难的发生率更高，重型患者多采用机械通气，且主要采用肺保护性通气策略，易导致进行性肺不张，特别是长时间采取仰卧位通气时，易引发重力依赖性肺泡长时间塌陷，造成压迫性肺膨胀不全，从而加重低氧症状。因此，目前对于接受经鼻高流量氧疗或无创通气的重型、危重型患者，在无禁忌证的情况下，建议同时实施俯卧位通气。俯卧位通气时间应大于 12h，但当出现明显并发症时（如恶性心律失常或严重血流动力学不稳定时）需考虑随时终止俯卧位通气。

5. 有创正压通气

因新型冠状病毒肺炎导致的呼吸衰竭病理表现为大量的肺泡损伤，从而使有效肺通气容积减低、静态顺应性严重减退，所以有创正压通气（invasive positive pressure ventilation，IPPV）时应采用"肺保护通气策略"，即给予较低的潮气量（6 ~ 8mL/kg 理想体重）和较低的吸气压力[平台压（Pplat）≤ 30cmH_2O]，以降低呼吸相关肺损伤。重度的 ARDS 应使用较高的 PEEP，每天进行 > 12h 的俯卧位通气，必要时可采取肺泡复张等治疗方法。肺复张前，须做可复张性评价，评价手段包括超声、P-V 曲线、电阻抗成像（EIT）等。

6. 体外膜肺氧合

体外膜肺氧合（ECMO），又称体外生命支持，是一种可以替代肺脏和心脏功能的呼吸循环支持技术。在使用 ECMO 为 ARDS 患者提供体外气体交换的同时，实施肺保护性通气策略，可使肺脏得到休息并最终恢复。

新型冠状病毒肺炎患者中轻型居多，多数能够痊愈。部分患者发展至危重型，多在发病 1w 后出现呼吸困难和（或）低氧血症，严重者快速进展为 ARDS，并引起多器官功能衰竭。新型冠状病毒肺炎引起的肺部损害具有自限性，因此，在无明显禁忌证的情况下可以使用 ECMO 辅助。鉴于在甲型 H1N1 流感以及中东呼吸综合征冠状病毒引起的肺炎中均有合并心肌炎的报道，不能排除新型冠状病毒肺炎中，部分患者同时并发心肌炎，严重者同时合并循环功能障碍。这类患者多合并明显的心肌损伤，伴随以肌钙蛋白为主的心肌酶谱明显增高。当这类患者合并出现心源性休克或者出现心脏停搏（cardiac arrest，CA）时须选择静脉 – 动脉 ECMO（VA–ECMO）模式辅助，并根据患者的具体病情选择合适的插管部位。

1）ECMO 的启动时机

当保护性通气和俯卧位通气效果不佳，且符合以下条件时，应尽早考虑评估实施 ECMO。

在最优的机械通气条件下（$FiO_2 \geq 80\%$，潮气量为 6mL/kg 理想体重，$PEEP \geq 5cmH_2O$，且无禁忌证），且保护性通气和俯卧位通气效果不佳，并符合以下之一，应尽早考虑评估实施 ECMO。

（1）$PaO_2/FiO_2 < 50mmHg$ 超过 3h。

（2）$PaO_2/FiO_2 < 80mmHg$ 超过 6h。

（3）动脉 pH 值 < 7.25 且 $PaCO_2 > 60mmHg$ 超过 6h，且呼吸频率 > 35 次 /min。

（4）呼吸频率 > 35 次 /min 时，pH 值 < 7.2 且平台压 $> 30cmH_2O$。

（5）合并心源性休克或者心搏骤停。

2）ECMO 使用禁忌证

ECMO 的应用指征随着临床中开展例数的增多逐渐变宽，ECMO 没有绝对的禁忌证，因为每个患者都是根据风险和收益单独考虑的。然而，仍有一些与 ECMO 预后不良相关的情况，可以认为是相对禁忌证。

（1）合并无法恢复的疾病，严重大脑功能障碍、中枢神经系统严重损伤、恶性肿瘤晚期等。

（2）存在抗凝的禁忌，如新型冠状病毒肺炎引起肝功能衰竭合并严重出凝血功能障碍、大出血、近期出现或者扩大的颅内出血等。

（3）在较高机械通气设置条件下（$FiO_2 > 0.9$，$Pplat > 30cmH_2O$），机

械通气 7d 或更长时间。

（4）年龄：无特定年龄禁忌证，但考虑随年龄增长，死亡风险增加。

（5）伴有严重多器官功能衰竭。

（6）如果需要循环辅助行 VA-ECMO 支持，主动脉瓣中–重度关闭不全、急性主动脉夹层也为禁忌证。

（7）药物免疫抑制（中性粒细胞绝对计数 < 40×10^9/L）。

（8）存在周围大血管解剖畸形或者病变，无法建立 ECMO 血管通路。

3）ECMO 模式选择

临床中，根据辅助器官的不同，ECMO 主要有静脉–静脉（VV）和静脉–动脉（VA）两种模式。对于同时存在呼吸循环衰竭的患者需要根据心功能的情况合理选择辅助模式，比如静脉–动脉–静脉（VAV）ECMO 模式。VV-ECMO 适用于单纯呼吸衰竭的患者。VA-ECMO 可以同时提供循环支持和呼吸支持。新型冠状病毒肺炎患者以呼吸衰竭为主，当出现循环衰竭时应判断其原因，以决定 ECMO 的模式。

重型新型冠状病毒肺炎呼吸治疗流程见图 3.1。〔参考中华重症医学电子杂志（网络版）2020 年 01 期《重症新型冠状病毒肺炎呼吸治疗流程专家建议》〕

（以上内容参考国家卫生健康委员会 2020 年 7 月 17 日发布的《新型冠状病毒肺炎重症患者呼吸支持和体外膜肺氧合临床应用指导方案（试行）》）

（二）循环支持治疗

1. 液体复苏

推荐在 3h 内予以 30mL/kg 的晶体液快速静脉滴注，液体复苏的目标为维持平均动脉压 ≥ 65mmHg，血乳酸明显下降。复苏液体可以选择生理盐水、平衡盐等，必要时也可以使用白蛋白作为补充。

对于年龄 ≥ 65 岁或有基础心脏疾病的患者，采取液体复苏应更加谨慎。推荐使用补液试验或被动抬腿试验评估患者的容量反应性，降低大量快速补液导致的急性左心衰竭等风险。

对于容量复苏后血流动力学仍然不稳定者，进一步的液体治疗策略应当

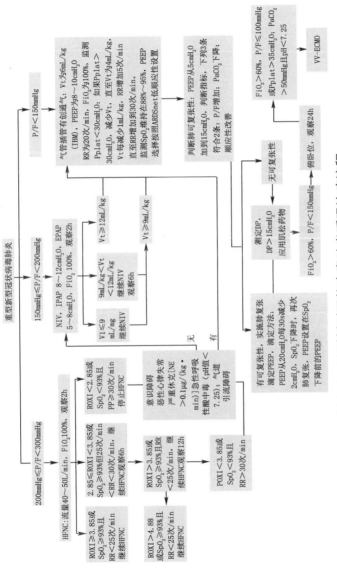

图 3.1 重型新型冠状病毒肺炎呼吸治疗流程

注：P/F—改良氧合指数 [动脉血氧分压（PaO$_2$）/吸入氧浓度（FiO$_2$）]；HFNC—经鼻高流量氧疗；NIV—无创机械通气；Vt—最小潮气量；ROXI—ROX 指数 = 血氧饱和度（SpO$_2$）/吸入氧浓度（FiO$_2$）×呼吸频率（RR）]；NE—去甲肾上腺素；IPAP—吸气相气道正压；EPAP—呼气相气道正压；DP—驱动压；PEEP—呼气末正压通气；PaCO$_2$—动脉血二氧化碳分压；Pplat—平台压；ECMO—体外膜肺氧合。

在更为精细的血流动力学监测下进行，包括：中心静脉压监测、有创动脉压监测、氧代谢分析、床旁 B 超及连续性脉搏指示的心脏输出量监测（PICCO）等。

2. 血管活性药物的运用

推荐使用去甲肾上腺素作为首选血管活性药物，其他药物可以选择多巴胺、多巴酚丁胺、间羟胺，也可以使用垂体后叶素。

（三）营养支持治疗

住院患者入院时根据营养风险筛查 2002（NRS2002）评分进行营养风险筛查。NRS2002 总评分 ≥ 3 分时，应尽早给予营养支持治疗。对于无法经口进食的重型患者，可放置鼻胃管或鼻空肠管，应用重力滴注或肠内营养输注泵泵入营养液。对于存在严重胃肠道功能障碍的患者，须采用肠外营养以维持基本营养需求。根据美国肠外肠内营养学会（American Society for Parenteral and Enteral Nutrition，ASPEN）成人营养支持指南，推荐病情稳定的患者每日摄入蛋白质 0.8 ~ 1.5g/kg，总热量 20 ~ 30kcal/kg（1kcal=4.186kJ）；推荐重型患者或脓毒症患者每日摄入蛋白质 1.2 ~ 2.5g/kg，总热量 20 ~ 30kcal/kg。在营养支持的早期阶段，推荐行低热卡方案，即每日 15 ~ 20kcal/kg；待病情减轻后，逐步补充能量与营养素，直至达到目标摄入量。在病情逐渐缓解的过程中，可摄入半流质、易于咀嚼和消化的食物。少量多餐，每日 5 ~ 6 餐，补充足量优质蛋白质。随病情好转，逐步向普通饮食过渡。

二、抗病毒治疗

新冠病毒目前尚无确认有效的针对性治疗药物。以下药物可在临床试用或处于临床研究阶段。由于相关疾病治疗研究还在进行，建议及时关注最新研究证据。在使用试用药物时，应注意超适应证的风险问题。不建议同时应用 3 种及以上抗病毒药物。

（一）干扰素

干扰素（interferon，IFN）是一类具有广谱抗病毒、抗增殖和免疫调节活性的多功能细胞因子家族，根据结合受体不同，可以分为Ⅰ型、Ⅱ型和Ⅲ型。其中，Ⅰ型IFN（主要为α/β IFN）在机体控制病毒感染方面发挥重要作用。在自然情况下，仅α干扰素（IFN-α）可诱导同种细胞产生抗病毒蛋白，形成抗病毒状态，限制病毒的进一步复制和扩散。目前，我国尚无雾化吸入用α干扰素（IFN-α）制剂，临床上是将注射用IFN-α作为雾化吸入制剂使用。

推荐用法用量：超说明书用药，成人α干扰素每次500万U或相当剂量，加入灭菌注射用水2mL，雾化吸入，每日2次（bid），疗程不超过10d。

雾化注意事项：使用注射用IFN-α制剂进行雾化吸入，应严格按照雾化吸入的管理规范要求和专家共识进行正确操作。

（1）IFN-α为基因重组蛋白，同时辅料中可能含有白蛋白，遇热可能发生变性，不建议采用超声雾化。可考虑采用射流式雾化器（空气压缩雾化器）雾化、振动筛孔雾化器雾化或氧气驱动雾化法。

（2）患有支气管哮喘的患者，在治疗期间应密切观察病情，如有支气管痉挛发生，应立即终止治疗。由于部分厂家辅料中含有防腐剂苯甲醇，若雾化易造成呼吸道黏膜损伤，同时诱发哮喘发作，故不建议使用含有防腐剂的IFN-α2b进行雾化。

（3）注意其不可与某些酶（如糜蛋白酶）、乙酰半胱氨酸及异丙托溴铵合用。

（4）注意滴眼剂、滴鼻剂、气雾剂、喷雾剂及长效注射用IFN不可雾化吸入。

（二）洛匹那韦及利托那韦

洛匹那韦是一种人类免疫缺陷病毒（human immunodeficie-ncy virus，HIV）蛋白酶抑制剂，可阻断Gag-Pol多聚蛋白的分裂，导致产生未成熟的、无感染力的病毒颗粒。利托那韦是一种针对HIV-1和HIV-2的天冬氨酰蛋白酶活性拟肽类抑制剂，通过抑制HIV蛋白酶使该酶无法处理Gag-Pol多聚蛋白的前体，生成非成熟形态的 HIV 颗粒，从而无法启动新的感染周期。利托那韦可抑制 CYP3A 介导的洛匹那韦代谢，从而产生更高的洛匹那韦浓度。

推荐用法用量：超说明书用药，成人每次 400mg/100mg（相当于口服液 5mL），每日 2 次（bid），口服，疗程不超过 10d。片剂应该整片吞咽，不能咀嚼、掰开或压碎，与食物同服无影响。口服液应与食物同服，可管饲给药。不推荐单独使用。

常见腹泻、恶心、呕吐、腹痛、腹胀、肝酶升高、胰腺炎等消化系统不良反应，应监测肝功能。由于洛匹那韦/利托那韦二者都是 CYP3A 的抑制剂，会影响主要通过 CYP3A 进行代谢的血药浓度，同时，也会受到这类酶诱导剂影响。

如果诊断为胰腺炎，应暂时停止本品的使用；若有包括高血压、血糖异常、高甘油三酯血症、高胆固醇血症、面部损毁症在内的获得性脂代谢障碍，建议监测体重、血压、血糖、血脂。对于高脂血症患者应谨慎使用，可予调脂治疗，推荐使用普伐他汀或氟伐他汀，如需使用阿托伐他汀和瑞舒伐他汀，应注意其药物相互作用，建议不超过 10mg/d。

（三）利巴韦林

利巴韦林是核苷类广谱抗病毒药物，其磷酸化产物竞争性抑制病毒合成酶，损害病毒 RNA 聚合酶和蛋白质合成，抑制病毒的复制与传播。

推荐用法用量：超说明书用药，成人每次 500mg，静脉输注，每日 2 ~ 3 次，疗程不超过 10d，不推荐单独使用，建议与干扰素（剂量同上）或洛匹那韦/利托那韦（成人 200mg/50mg/粒，每次 2 粒，每日 2 次）联合应用。

临床使用利巴韦林时应注意以下几点。①有严重贫血、肝功能异常者慎用。老年人不推荐应用。②可透过胎盘和进入乳汁，会引起胎儿先天畸形或死亡，停药后 4w 尚不能完全从体内清除。③有生殖毒性，开始治疗前、治疗期间和停药后至少 6 个月，使用利巴韦林的女性和男性均应避免怀孕。④最主要的毒性是溶血性贫血，在治疗后最初 1 ~ 2w 内出现血红蛋白、红细胞及白细胞下降。应定期进行血常规检查（用药前、治疗第 2w、治疗第 4w）。严重贫血者慎用，地中海贫血、镰刀细胞贫血患者不推荐使用。⑤大剂量使用可致心肌损害，有显著或不稳定性心脏病症状的患者不应使用，如用药后出现任何心脏病恶化症状，应立即停药并给予相应治疗。⑥大剂量使用可致肝功能损害、电解质紊乱与中枢神经系统毒性。⑦胰腺炎患者或有胰腺炎症状者不可使用利巴韦林。

（四）阿比多尔

阿比多尔是非核苷类抗病毒药物，通过抑制流感病毒脂质囊膜与宿主细胞的融合而阻断病毒复制，还具有干扰素诱导作用。

推荐用法用量：超说明书用药，成人每次 200mg，每日 3 次（tid），口服，疗程不超过 10d。

常见恶心、腹泻、头晕和血清转氨酶升高，用药期间监测肝功能。服药 3h 后部分健康受试者出现心动过缓，有窦房结病变或功能不全的患者慎用，用药期间监测心电图。

（五）磷酸氯喹

磷酸氯喹是一个上市已有 70 余年的抗疟药，其抗病毒的药理作用有以下几方面：①抑制新冠病毒与人体细胞 ACE2 受体的结合，从而抑制病毒的侵入；②氯喹是一种碱性化合物，可提高体内 pH 值，能阻断冠状病毒、逆转录病毒等 pH 依赖性病毒的复制；③氯喹具有免疫调节作用，可减少免疫病理性损伤，抑制 TNF-α 和 IL-6 的产生和释放，已用于自身免疫性疾病如类风湿性关节炎、红斑狼疮的治疗。

适用人群：治疗新型冠状病毒肺炎适用于 18 ~ 65 岁成人。

推荐用法用量：体重 50kg 以上者每次 500mg，每日 2 次，疗程 7d；体重 50kg 及以下者第 1d、第 2d 每次 500mg，每日 2 次，第 3 ~ 7d 每次 500mg，每日 1 次（qd）。

临床使用磷酸氯喹时应注意以下几点：①孕妇、心脏疾病患者禁用，重症多形红斑、血卟啉病、牛皮癣及精神病患者慎用。②常见的一般不良反应包括：头晕、头痛、恶心、呕吐、腹泻、各种皮疹，甚至剥脱性皮炎、耳鸣、烦躁等，停药后可自行消失。尚可引起药物性精神病、白细胞减少、紫癜、毛发变白、脱毛、神经肌肉痛、轻度短暂头痛等，治疗过程中应观察患者精神心理状况，如出现精神异常或者精神抑郁等，注意减量或停药。③有损伤听力的报道，用药期间应监测听力。④因氯喹可由泪腺分泌，并由角膜吸收，当用药量大、疗程长时，可出现眼部不良反应，在角膜上出现弥漫性白色颗粒，停药后可消失。本品相当部分在组织内蓄积，久服可致视网膜轻度水肿和色素聚集，出现暗点，影响视力，常为不可逆，用药期间应监测视力，若出现视力减退应减量或停用。⑤磷酸氯喹具有一定的心脏毒性，偶可引起窦房结的抑制，导致心律失常、休克，严重时可发生阿－斯综合征，而导致死亡。因此治疗前常规行心电图检查，治疗第5d、第10d监测心电图，注意QT间期，如QT间期延长或者出现心率减慢，注意减量或停药。⑥罕见溶血、再生障碍性贫血、可逆性粒细胞缺乏症、血小板减少等，葡萄糖－6－磷酸脱氢酶缺乏症（G－6－PD，又称蚕豆病）患者可产生溶血性贫血，需特别注意，用药期间应监测血常规。⑦在使用磷酸氯喹治疗新型冠状病毒肺炎患者时，禁止使用喹诺酮类、大环内酯类等抗生素，以免QT间期延长，增加尖端扭转室速的风险。同时确保患者体内电解质水平（钾、钠、氯）和血糖、肝肾功能正常。

因此，不推荐使用高剂量的磷酸氯喹治疗新型冠状病毒肺炎患者。除此之外，对于由磷酸氯喹衍生而来的羟氯喹，尚无严格的循证医学证据证实其与阿奇霉素联合使用可使新型冠状病毒肺炎患者获益，目前不推荐使用羟氯喹或联合使用阿奇霉素。

三、抗菌治疗

无明确细菌感染证据，不建议常规使用抗菌药物。如果肺部影像和症状不能排除合并感染，可予以抗生素治疗，根据世界卫生组织指南，建议给予经验性抗菌药物，对于考虑脓毒症的患者，应在初次评估1h内给予经验性抗菌治疗。应注意配置后药物的稳定性和使用过程中的输注速度，观察可能出现的过敏反应如皮疹等；口服制剂应注意与微生态制剂等间隔 2h 服用，注意避免联合使用广谱抗菌药物。

还需要注意的是，重型患者往往病程已经超过 5 ~ 7d，多存在细胞免疫抑制的表现，特别是入住 ICU 需要有创机械通气的患者，需要注意继发细菌或真菌感染。若条件许可，应积极行呼吸道病原体检测，进行针对性的抗感染治疗。如 90d 内有抗菌药物应用史、住院时间超过 72h 或既往存在结构性肺病，抗菌药物选择应考虑覆盖耐药菌。

四、激素治疗

适用于氧合指标进行性恶化、影像学进展迅速、机体炎症反应过度激活状态的患者。

推荐用法用量：酌情短期内（3 ~ 5d）使用，对于成人，建议剂量不超过相当于甲泼尼龙 1 ~ 2mg/（kg·d）。

注意事项：①甲泼尼龙有减轻肺的渗出、损伤和后期的肺纤维化，并改善肺的氧合功能的作用，但目前尚无循证医学证据支持应用糖皮质激素改善新型冠状病毒肺炎重型预后，因此不推荐常规使用糖皮质激素。②应当注意应用较大剂量糖皮质激素时，由于免疫抑制作用，会延缓对新冠病毒的清除。③使用过程中应监测血糖、电解质，可能出现中枢兴奋症状，常见如失眠等，可对症处理。

五、肠道微生态调节剂

肠道微生态调节剂用于维持肠道微生态平衡，预防继发细菌感染。此外益生菌能有效减少抗生素相关性腹泻的发病率。因此，建议对危重型及使用了广谱抗菌药物的新型冠状病毒肺炎患者使用肠道微生态调节剂（见《新型冠状病毒肺炎诊疗方案治疗药物信息汇编（第一版）》，表 3.1）。

新型冠状病毒肺炎诊疗方案中的推荐化学药品（见《新型冠状病毒肺炎诊疗方案治疗药物信息汇编（第二版）》，表 3.2）。

表 3.1　常用肠道微生态调节剂

药品名称	成分	药理作用	适应证
地衣芽孢杆菌活菌	地衣芽孢杆菌	以活菌进入肠道后，对葡萄球菌、酵母样菌等致病菌有拮抗作用，同时对双歧杆菌、乳酸杆菌、拟杆菌及消化链球菌等益生菌的生长有促进作用，从而达到调整肠道菌群失调的作用	用于细菌或真菌引起的急、慢性肠炎或腹泻，以及其他原因引起的胃肠道菌群失调的防治
双歧杆菌三联活菌	长型双歧杆菌、嗜酸乳杆菌、粪肠球菌	三种活菌组成了一个在不同条件下都能生长、作用快而持久的联合菌群，在整个肠道黏膜表面形成一道生物屏障，阻止致病菌对人体的侵袭，抑制有害菌产生内毒素	肠道菌群失调引起的腹泻和腹胀，也可用于治疗轻、中型急性腹泻和慢性腹泻
双歧杆菌活菌	双歧杆菌	双歧杆菌与其他厌氧菌共同占据肠黏膜的表面，形成一个生物屏障，阻止病菌的定植与入侵，产生乳酸与醋酸，降低肠道内 pH 值，抑制致病菌的生长	用于肠道菌群失调引起的肠功能紊乱，如急、慢性腹泻或便秘等
双歧杆菌乳杆菌三联活菌	长型双歧杆菌、保加利亚乳杆菌、嗜热链球菌	直接补充人体正常生理细菌，调整肠道菌群平衡，抑制并清除肠道中对人具有潜在危害的细菌	治疗肠道菌群失调引起的腹泻、慢性腹泻、抗菌药物治疗无效的腹泻及便秘

表 3.2　新型冠状病毒肺炎诊疗方案推荐化学药品信息一览表

用药说明	α干扰素	洛匹那韦/利托那韦	利巴韦林	磷酸氯喹	阿比多尔	甲泼尼龙	肠道微生态调节剂
适应证（超说明书）		●	●	●	●		
用法用量（超说明书）	●		●	●	●儿童用量		
特殊人群用药							
儿童	√	√		○		√	√
妊娠期	○	片剂：C级；口服液：×	×	×	○	C级●	△
老年人	√	○	不推荐	○	△	○	√
肝功能不全	△	重度（×）	○	○	△	○	△
肾功能不全	△	无须调整	●	○	严重：○		△
不良反应	●	●	●	●		●	
禁忌证		●		●			
相互作用		●			●	●	●

注：√—可以使用；○—慎用；×—禁用；△—待评估；●—重点关注；C级—在动物研究中证实对胎儿有不良反应（致畸或使胚胎致死或其他），但在孕妇中无对照组或在孕妇和动物研究中无可以利用的资料，药物仅在权衡对胎儿利大于弊时给予。

六、康复者血浆治疗

（一）适应证

病情进展较快、重型、危重型新型冠状病毒肺炎患者，可以遵循以下原则。

（1）原则上病程不超过 3w，新冠病毒核酸检测阳性或临床专家判定患者存在病毒血症。

（2）病情进展快的重型患者、危重型早期患者或经临床专家综合评估需要进行血浆治疗的患者。

（二）使用禁忌和不宜使用的情形

1.使用禁忌

有血浆输注过敏史或人体血浆蛋白类制品过敏史者；有枸橼酸钠过敏史者；有亚甲蓝过敏史者严禁使用亚甲蓝病毒灭活血浆；其他严重过敏史者或血浆使用禁忌证者。

2.不宜使用的情形

危重型终末期，多器官功能衰竭无法逆转的；非中和新冠病毒目的的治疗；临床医生综合评估认为存在其他不宜输注情形者。

（三）输注剂量

根据临床状况、患者体重等决定。通常输注剂量为 200 ~ 500mL（4 ~ 5mL/kg）。

（四）输注原则

（1）按交叉配血次侧相容性原则输注，献浆者不规则抗体筛查阴性的血浆可直接进行 ABO 相容性输注，优先使用 ABO 同型血浆。

（2）输注起始的 15min 慢速输注，严密监测是否发生输血不良反应。若无不良反应，临床医生应根据患者病情调整输注速度。

（五）知情同意

向患者及其家属详细告知新型冠状病毒肺炎康复者恢复期血浆的使用目的及风险，取得其同意并书面签署知情同意书。

（六）不良反应及其处理

血浆输注前、中、后应详细记录，临床密切观察是否出现血浆输注不良反应。主要输注不良反应类型包括输血相关循环超负荷、输血相关性肺损伤、输血相关性呼吸困难、过敏反应、输血相关性低血压反应、非溶血性发热反应、急性溶血性输血反应、迟发性溶血性输血反应、感染性输血反应等。

综上所述，临床运用康复者血浆治疗时应严格把握其适应证与禁忌证，一般不主张对普通恢复期患者采用本方法治疗，避免过度治疗；并且在使用时，应密切关注血浆输注全程中患者所出现的不良反应，及时予以处理。

七、人工肝治疗

人工肝系统集成了血浆置换、吸附、灌流、血液／血浆滤过等技术，用于清除炎症介质、内毒素及中小分子有毒有害物质，补充白蛋白、凝血因子等有益物质，调节水、电解质、酸碱平衡。能阻断"细胞因子风暴"，纠正休克，减轻肺部炎症，改善呼吸功能。同时有助于恢复机体免疫稳态，改善体内代谢紊乱状态，有利于精准容量管理，改善肝肾等多器官功能，以提高重型、危重型患者的救治成功率，降低病死率。

（一）适应证

（1）炎症因子（如 IL-6 等）浓度大于或等于正常上限 5 倍，或每日上升速度大于 1 倍及以上。

（2）肺部影像学快速进展，CT 或 X 线提示肺受累百分比每天进展 10% 或以上。

（3）基础疾病需要人工肝治疗的患者。

符合（1）+（2）的患者，或符合（3）的患者可采取人工肝治疗。

（二）相对禁忌证

在危重型患者抢救中，无绝对禁忌证。但出现以下情况须谨慎使用：

（1）严重活动性出血或弥漫性血管内凝血者。

（2）对治疗过程中所用血制品或药品如血浆、肝素和鱼精蛋白等严重过敏者。

（3）急性脑血管意外或严重颅脑损伤者。

（4）慢性心功能不全，心功能分级为Ⅲ级及以上者。

（5）尚未纠正的低血压、休克者。

（6）严重心律失常者。

（三）治疗模式的选择

在充分评估患者后，选择合适的治疗模式：

（1）血浆可获取时，建议进行血浆置换联合血浆吸附或双重血浆分子吸附、灌流及滤过。血浆置换量（L）＝体质量（kg）×（1/13）×（1 － 红细胞压积 /100），如血浆紧缺，建议置换的血浆量为 2000mL 以上。

（2）血浆不可获取或 ＜ 2000mL 时，建议进行血浆吸附或双重血浆分子吸附、灌流和血液滤过联合治疗。

如合并有肾功能不全者，则进行序贯联合血液透析和（或）持续血液滤过治疗。

（以上内容参考中华临床感染病杂志 2020 年第 1 期《人工肝血液净化系统应用于重型、危重型新型冠状病毒肺炎治疗的专家共识》）

总而言之，人工肝治疗不作为新型冠状病毒肺炎患者的常规治疗手段，主要针对重型、危重型新型冠状病毒肺炎患者，并且临床中应结合患者的实际情况，权衡利弊，合理使用。

八、免疫治疗

（一）托珠单抗治疗

IL-6 单克隆抗体，其通过抑制 IL-6 与溶解型和膜结合型 IL-6 受体的结合，阻断 IL-6 介导的信号传导，常作为治疗自身免疫疾病的重要药物。

适用人群：双肺广泛病变者及重型患者，且实验室检测 IL-6 水平升高者，可试用托珠单抗。

推荐用法用量：首次剂量 4 ～ 8mg/kg，推荐剂量为 400mg 用 0.9% 生理盐水稀释至 100mL，输注时间大于 1h；首次用药疗效不佳者，可在 12h 后追加应用 1 次（剂量同前），累计给药次数最多为 2 次，单次最大剂量不超过800mg。使用过程中患者如出现肝酶异常、中性粒细胞计数降低、血小板计数降低等，可将托珠单抗的剂量减至 4mg/kg。

托珠单抗治疗常见的不良反应包括感染、过敏反应、胃肠道病变等，其中感染是最常见的不良反应。重型新型冠状病毒肺炎患者多合并细菌或真菌感染，使用托珠单抗治疗时发生严重感染的风险升高。因此，治疗期间应严密监测细菌、真菌、结核菌感染，活动性感染者禁忌使用托珠单抗治疗。

2019年加拿大卫生部和英国药品和健康产品管理局先后发布信息，警示已有报告使用托珠单抗治疗后出现严重肝损伤的病例，包括急性肝功能衰竭和肝炎。因此建议医务人员在开始托珠单抗治疗之前，应先检查丙氨酸氨基转移酶（ALT）和天门冬氨酸氨基转移酶（AST）的水平，并在治疗的前6个月每4～8w监测1次。当ALT或AST高于正常值上限1.5倍时，应慎用托珠单抗治疗；ALT或AST水平高于正常值上限5倍时，不建议使用托珠单抗治疗。在使用托珠单抗期间，应避免同时应用其他有潜在肝毒性的药物。

（二）静注人免疫球蛋白

免疫球蛋白是浆细胞在各种生理和病理条件下受各种抗原刺激而产生的糖蛋白分子，可作为免疫调节剂。目前尚无强有力的证据直接支持新型冠状病毒肺炎患者常规使用静脉用人免疫球蛋白（IVIG），同时考虑到经济因素及治疗风险，不建议健康人使用IVIG预防新型冠状病毒肺炎。对于免疫缺陷患者及新型冠状病毒肺炎重型、危重型患儿，替代剂量的IVIG虽不能提供针对新型冠状病毒肺炎的特异性抗体，但有利于维持机体的免疫稳态，有助于感染后及时启动免疫应答，清除病毒。对于病情进展迅速、存在ARDS或细胞因子风暴倾向的新型冠状病毒肺炎重型患者，大剂量IVIG可通过阻断FcR激活来及时治疗肺部炎症，防止严重肺损伤的发生。

目前《新型冠状病毒肺炎诊疗方案（试行第八版）》中认为IVIG可应急用于病情进展较快的普通型和重型患者，推荐剂量为普通型20mL、重型40mL，静脉输注，根据患者病情改善情况，可隔日再次输注，总次数不超过5次。给药剂量以体重计算，特别是用于免疫调节时，应足量给药。用药时应动态监测患者血浆球蛋白水平，确定输注总量和疗程。首次输注IVIG时，开始15min内以0.5～1.0mL/（kg·h）的速率输注，若无不良反应发生，可逐渐增加，最大输注速率为3～6mL/（kg·h）。

IVIG常见的速发型不良反应包括发冷、发热、头痛、疲劳和肌肉疼痛等，表现轻微，可能与制剂中的赋形剂和稳定剂有关，减慢输注速率，减量或停药一般可缓解。伴有基础疾病的老年患者发生严重不良反应的概率更大，可表现为荨麻疹、严重头痛、无菌性脑膜炎、心律失常、关节炎、急性肺损伤等。由于 IVIG 可能含有人抗白细胞抗原抗体、抗中性粒细胞抗体、抗血小板抗体或抗红细胞抗体，还可能引起白细胞和血小板减少及溶血反应。2013 年美国食品药物监督管理局曾发布有关使用 IVIG 与潜在血栓形成风险的安全通告。另外，糖尿病、肾功能减退的高龄患者使用含糖稳定剂制品可能发生急性肾衰竭。

临床大剂量输注 IVIG 时，应监测患者血清肌酐、尿素氮、D – 二聚体水平。由于某些不良反应可能延迟发生，因此，输注 1w 内均应密切关注患者，特别是老年患者有无头痛、关节炎、溶血、血栓等发生。糖尿病、肾功能不全患者应避免输注含糖 IVIG 制剂。

九、连续性肾脏替代治疗

连续性肾脏替代治疗（continous renal replacement theraphy，CRRT），是指每日持续 24h 或接近 24h 的一种长时间、连续的体外血液净化疗法以替代受损的肾功能。CRRT 应用于新型冠状病毒肺炎治疗的优势在于：①纠正并维持水电解质及酸碱平衡紊乱，维持内环境稳定，提供生命支持；②清除代谢产物等毒性物质；③有效治疗容量超负荷；④有效控制高热；⑤改善炎症状态、内皮功能及免疫状态。因此，合理应用 CRRT 有利于提高重型患者治疗水平，降低患者死亡率。

（一）适应证

（1）合并多器官功能障碍综合征（MODS）、脓毒症或脓毒症休克、ARDS 等高炎症反应患者。

（2）严重容量负荷及乳酸酸中毒等严重的电解质和酸碱代谢紊乱者。

（3）合并急性肾损伤，需要血液净化治疗者。

（4）合并新型冠状病毒肺炎的维持性血液透析患者。

（5）其他合并新型冠状病毒肺炎的重症胰腺炎、慢性心力衰竭等患者。

（二）相对禁忌证

（1）难以建立合适的血管通路。

（2）难以纠正的低血压。

（三）启动时机

在评估 CRRT 适应证和禁忌证基础上，肾脏专科或 ICU 医生以及患者及其家属共同决定是否采用和开始 CRRT。下列情况建议进行 CRRT。

（1）药物治疗难以纠正的水电解质及酸碱平衡紊乱。

（2）合并乳酸酸中毒。

（3）合并急性肾损伤，一般情况下，在改善全球肾脏病预后组织（KDIGO）标准的二阶段，亦即肌酐增值基线值的 2 ～ 2.9 倍，尿量持续12h 以上少于 0.5mL/（kg·h），应采用肾脏替代治疗。

（4）合并新型冠状病毒肺炎的维持性血液透析患者未行血液透析治疗2d 以上。

（5）合并急性肺水肿、ARDS 或 SIRS，以及心力衰竭、重症胰腺炎等建议尽早实施 CRRT。

（以上内容参考国家肾病专业医疗质量管理与控制中心发布的《新型冠状病毒肺炎救治中 CRRT 应用的专家意见》）

十、特殊人群用药注意事项

（一）妊娠患者

孕产妇感染新冠病毒在各孕龄均有可能发生。且妊娠期妇女对病毒性呼吸系统感染的炎症应激反应明显增高，病情发展迅速，尤其是中晚期妊娠，易发展为重型，需住院密切观察，隔离收治，由感染科、产科、ICU 等相关科室共同管理。

对于疑似或确诊新冠病毒感染的孕妇在接受推荐方案治疗时，需要考虑妊娠的生理性因素，建议使用美国食品药品监督管理局妊娠安全分级 B、C类药物，尽量避免使用 D 类药物。在使用尚未确认有效的治疗方案时，需要咨询产科专家和伦理委员会，基于母亲的潜在获益和胎儿的安全，进行个体化的利弊分析与评估。紧急分娩和终止妊娠的决定基于多个因素，包括孕龄、母亲的状况、胎儿的稳定性等，须咨询产科、新生儿科和 ICU 的专家，并视母亲情况进行处置。患有重型或危重型新型冠状病毒肺炎的孕妇应积极终止妊娠，剖宫产为首选。

（二）新生儿

新冠病毒是否通过母婴垂直传播目前尚不明确。母亲感染新冠病毒的新生儿应在负压病房中监护，考虑有感染风险，出生后建议隔离 14d。产妇未愈前，不建议母乳喂养，以防止新冠病毒的传播。

（三）儿童及青少年

抗病毒药物的效果和在儿童中应用的安全性未知，对危重型患儿可参考成人的用药选择，轻型可选用干扰素雾化。避免盲目或不恰当使用抗菌药物。除非特殊原因，应避免常规使用糖皮质激素。儿童重型、危重型病例可酌情给予静脉滴注丙种球蛋白。

（四）老年人

老年人免疫功能减弱，且多合并慢性基础性疾病，感染后病情较重，目前据报道，死亡患者多为老年人合并有基础疾病者。根据基础疾病的不同，按时、规律、规范服用药物，做好相关疾病的二级预防治疗。同时根据患者的肝、肾功能进行用药剂量的调整，并密切关注药物之间的相互作用（见《冠状病毒 SARS-CoV-2 感染：医院药学工作指导与防控策略专家共识（第二版）》，表 3.3）。

表 3.3　值得关注的药物－药物相互作用及药学监护建议列表

关注药物	相互作用药物	药学监护建议
洛匹那韦／利托那韦	镇静催眠药：咪达唑仑、三唑仑	禁用
	麦角碱衍生物：二氢麦角胺、麦角新碱、麦角胺、甲基麦角新碱	禁用。存在严重和（或）致命反应，如由外周血管痉挛、末梢和其他组织局部缺血所致的急性麦角碱毒性

关注药物	相互作用药物	药学监护建议
洛匹那韦 /利托那韦洛匹那韦 /利托那韦	HMG-CoA 还原酶抑制剂：洛伐他汀、辛伐他汀、阿托伐他汀	禁用：洛伐他汀、辛伐他汀谨慎联用；阿托伐他汀，密切监测并使用最小可能剂量推荐：普伐他汀、氟伐他汀
	圣约翰草 / 贯叶连翘提取物	禁用。可导致病毒学应答的削弱，并可能对本品和其他蛋白酶抑制剂产生耐药
	二氢吡啶类钙通道阻滞剂	二氢吡啶类钙通道阻滞剂浓度可能升高，建议谨慎联用，并注意临床观察
	免疫抑制剂	可增加免疫抑制剂浓度，联合使用时建议监测免疫抑制剂的药物浓度
	抗癫痫药：拉莫三嗪、丙戊酸	抗癫痫药的暴露水平可能降低，可能需要提高拉莫三嗪或丙戊酸剂量，且可能需要监测药物浓度水平，尤其是在进行剂量调整时
	抗心律失常药：胺碘酮	抗心律失常药浓度可能升高，与本品合用时，应谨慎使用，并监测抗心律失常药物的血药浓度
	抗凝药：利伐沙班、华法林	应谨慎使用，并监测抗心律失常药物的血药浓度
	三唑类抗真菌药：伊曲康唑、伏立康唑	不建议联合使用高剂量伊曲康唑（>200mg/d）。应避免与伏立康唑联合使用，确需使用时应权衡利弊
	口服抗肿瘤药物：达沙替尼、尼洛替尼等	由于肝药酶抑制作用，抗肿瘤药物浓度可能升高，可能需要降低用药剂量或调整给药间隔
洛匹那韦 /利托那韦口服液	甲硝唑等抗菌药物	不建议联合使用。因制剂中含醇，可发生双硫仑样反应
口服抗菌药物	肠道微生态制剂	应间隔服用

注：HMG-CoA 还原酶—3- 羟基 -3- 甲基戊二酸单酰辅酶 A 还原酶。

第四章 中医治疗

第一节 概　　述

一、基本认识

新冠病毒具有强烈的传染性并会引起广泛流行,属于中医"疫病"的范畴。《温疫论》有言:"此气之来,无论老少强弱,触之者即病。邪自口鼻而入……邪之所着,有天受,有传染,所感虽殊,其病则一。"新型冠状病毒肺炎经过较大规模临床证候调查,主要病性特点为"湿毒",也可称为"湿毒疫",主要证候要素是"湿、毒、寒、热、瘀、虚",在危重型中也可有"闭、脱"的证候特征,其中湿邪致病的特点明显。病位主要在肺,其次在脾、胃,重者累及心、肾。

湿毒疫是以湿毒为典型特点的疫病,起病缓慢而隐匿,传变迅速,易感性强,或夹风,或夹热,或夹寒,夹风则浸淫肌肤,夹寒则阻滞经络,夹热则郁肺闭肺。吴鞠通曰:"温疫者,厉气风行,多兼秽浊,家家如是,若役使然也。"秽浊为湿毒所化,因其夹湿,故疫病多缠绵难愈,易生变证。在疾病发展过程中又易出现热化、燥化、寒化等不同变化。因此,应抓住"湿毒"这一核心病理要素,充分考虑新型冠状病毒肺炎不同阶段的"湿、毒、寒、热、瘀、虚"各证素的动态变化。

新冠病毒传染力强,具有隐匿性,多数患者起病缓慢,潜伏期长,症状相对温和,体现出湿邪重浊黏滞、病情缠绵的特征;少数患者中期可发展为痰瘀壅肺、邪毒闭肺、内闭外脱等较重证候;病毒转阴后的恢复期,常见邪气留恋、余热未清的症状和体征,以"虚"为主,部分重型患者免疫功能和组织损伤需要较长时间的修复。

二、病因

（一）外感疫戾之气

疫戾之气是一种特殊的致病物质，有别于一般所指的风、寒、暑、湿、燥、火等六淫之邪，主要责之于"非其时而有其气""天地间的不正之气"。疫戾之气作为杂气，夹杂了六气，具有强烈的致病性和传染性，易于流行。吴又可《温疫论》云："夫瘟疫之为病，非风非寒非暑非湿，乃天地间别有一种异气所感。"

（二）内由正气不足

在疫病流行之际，人的发病与否，主要取决于体质和正气的强弱。《温疫论》云："本气充满，邪不易入，本气适逢亏欠，呼吸之间，外邪因而乘之""正气稍衰者，触之即病"。若机体脏腑功能正常，卫外固密，则疫戾之气难以入侵而为病。因此，正气充足与否是新型冠状病毒肺炎发病的重要条件，也是疾病转归的重要决定因素。年老体弱及有慢性基础疾病的患者，因正气亏损，更易罹患新型冠状病毒肺炎，并易发展为重型，预后较差。

三、病机与病性

病机与病性是中医对于疾病整体特点的概括。根据新型冠状病毒肺炎的发病表现，其基本病机可概括为：疫毒外侵，肺经受邪，正气亏虚。病性核心为湿、毒，根据不同气候、地域以及体质而体现出兼夹化风、热、寒、燥等邪气的特点。

"湿"为新型冠状病毒肺炎证候要素之首，湿属阴邪，湿邪为患，起病隐匿，病势缠绵，胶固难解，常阻遏气机。基于目前的流行病学调查，新型冠状病毒肺炎患者潜伏期为 1 ~ 14d，多为 3 ~ 7d。其致病范围广，上蒙清窍，中阻枢机，下注旁流，常阻遏气机，湿蕴化毒而伤络。比如有的新型冠状病毒肺炎患者表现为头痛、头晕、意识障碍、味觉减退、嗅觉减退、食欲减退、神经痛等。湿毒为病，变化多端，疾病进展后，有少部分患者病势急转直下，传变迅速，虽复杂多变，但多数还是在气分或气营两燔阶段胶结。成为重型，可以见到闭、脱、虚诸证发生，主要表现为湿毒壅肺、邪毒闭肺等证。新型冠状病毒肺炎病死率高，特别是危重型患者并发出凝血功能障碍后死亡率高，防治难度大。在疫病恢复期，主要是肺脾两虚。

"湿毒"为核心病理要素，"湿、毒、寒、热、瘀、虚"各证素在新型冠状病毒肺炎病程不同阶段动态变化。

四、证候特点

辨证是中医学认识疾病与诊断疾病的独特途径和方法，开展一线临床证候学调查，分析总结疫情证候特征、演变规律，可为疫情的防治提供重要的理论支持。

新型冠状病毒肺炎临床症状及证候特点如下。

（一）主要症状

新型冠状病毒肺炎患者发病早期以发热、干咳、乏力、胸闷、气喘等症状为主，也可见患者就诊时无发热、咳嗽等典型症状，以乏力、精神差伴胃肠不适为主；病情进展期，多见气喘、乏力、咳痰、大便不畅、纳差等症状；疾病后期以乏力、咳嗽、气喘、虚汗、口干、纳差、大便不畅、心悸等为症状。针对武汉市 608 例新型冠状病毒肺炎患者的回顾性分析发现，患者以发热（77.9%）、肌肉酸痛（64.1%）、咳嗽（50.8%）、胸闷憋气（46.9%）、乏力（41%）、头痛（41.6%）、恶寒（38.7%）、纳差（36.7%）为主要临床表现。特别需强调的是，在整个病程中，多数患者存在焦虑不眠、烦躁不安、情绪低沉、抑郁状态及恐慌心悸的不良情绪，当予以重视。

（二）舌脉特点

中医学认为"气病察苔，血病观质"，疫病诊查最重于舌，舌象对疫病的属性判定、病机传变、转归预后具有重要意义，并可指导临床遣方用药。新型冠状病毒肺炎患者舌体多胖大，色呈暗或边尖稍红。舌苔多腻或薄或厚，其色或黄或白。甚者病患胃中秽浊之气蒸腾于舌，苔如积粉。整体而言，新型冠状病毒肺炎患者出现红舌、暗红舌、裂纹舌和黄厚腻苔、干裂苔、少苔提示病情转重，预后可能不佳。临床体征结合症状，注重脉象与舌象动态变化，如图 4.1 为不同分型患者舌象表现动态变化图。新型冠状病毒肺炎患者脉象以滑脉、数脉多见，初起可见脉濡或滑，病进为脉滑数，或脉沉细数，病及危重则脉浮大无根。

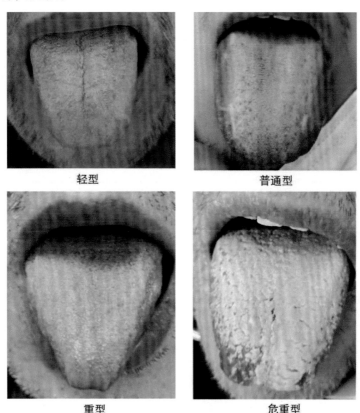

轻型	普通型
重型	危重型

图 4.1 不同分型患者舌象表现动态变化图

（三）证候概要

轻型为湿毒邪气初起，症状轻缓，分为寒湿袭肺、湿热阻肺证；邪正交争后进展为普通型，主要证见湿热蕴肺及寒湿郁肺证，并存在不同程度的夹痰夹燥夹瘀，症状主要表现为咳嗽、乏力、胸闷气短、低热、纳呆、舌苔黄腻或白腻、脉滑或濡；若邪气偏胜，毒邪闭肺进一步发展为重型，主要为疫毒闭肺及气营两燔证，可见喘促、发热、疲乏倦怠、咳嗽、痰黄黏少、纳呆、舌红苔黄腻、脉滑数，甚者大热烦渴、喘憋气促、谵语神昏，或发斑疹，舌绛少苔或无苔，脉沉细数，或浮大而数；若正气衰败，四末湿冷，则可进展为内闭外脱的危重型。恢复期以乏力、心悸、活动后喘息、不耐劳作、纳差、干咳或少痰等为主要临床症状，证见肺脾气虚或气阴两虚证；少部分患者有气机不畅、心烦易怒或沉默不语、情绪低落等情志症状。

此外，戾气致病具有地域性、季节性、社会性，在不同地域和气候、社会条件下其致病能力和表现形式有所差别。如华中、华南、华东、西南早期证候表现多以"湿、温、热、毒"为特点；寒冷地区如华北、东北、西北早期证候表现多以"寒、湿、风、毒"为特点。中医治病强调"三因制宜"，应根据患者病情及当地气候特点、患病人群的体质等进行辨证论治。

五、治疗原则

（一）辨病为主、病证结合、专病专方

《温疫论》中指出："然则何以知其为疫？盖脉证与盛行之年所患之症，纤悉相同，至于用药、取效，毫无差别。"治疗上，应当结合疫病自身的特点，迅速掌握其发病特点、主要临床表现、病变本质和传变规律，灵活应用辨病治疗、辨证施治等相关治则，制订专方专药进行有效干预，截断邪气进犯之径，阻断传变，取得治疗先机，控制病情，争取治疗时间。新型冠状病毒肺炎呈蔓延扩展之势，采用普遍服用中药的措施，专病专方，切实可行。在武汉抗疫一线、在隔离点方舱医院的实践就是例证。

（二）截断方药，阻其病势

"截断疗法"起源于《黄帝内经》，主要包含"截断"和"扭转"两个方面。"截断"是指采用果断措施和特效方药，以求迅速祛除邪气，拦截病邪深入，从而阻止疾病的发展；而"扭转"是指扭转病势，使疾病向愈发展。先证而治是"截断疗法"思想的具体体现，对于轻型、普通型患者，抓住疫病的根本病机以通治方给药，便是抓住了"证"的先机，可有效降低患者转重率。对于重型患者的辨证论治，则应一人一策，早逐客邪，可以截断重型转向危重型，降低患者死亡率。

（三）扶正固本，趋利避害

《黄帝内经》载，"黄帝曰：余闻五疫之至，皆相染易，无问大小，病状相似，难施救疗，如何可得不相染易者？岐伯曰：不相染者，正气存内，邪不可干。"疫病的严重程度不仅与疫毒的强弱相关，更与人体正气密切相关。对于人体正气的顾护应该贯穿疾病治疗的始终。在疾病初期，治疗以祛邪为主，但不能过分伤及正气；随着病情进展，多见正虚邪实，宜扶正祛邪；病情危重，多属正虚邪陷，当扶正达邪；恢复期，多属正虚邪恋，当以扶正为主，兼以清解余邪。

（四）知常达变，"三因制宜"

据流行病学调查，本病重型及危重型患者多为患有基础性疾病的老年患者。《广瘟疫论》载："时疫较之风寒，本为难治……而以夹脾虚、肾虚者更为难治。"说明疫病的传变和预后与患者的体质特点密切相关。除此之外，疫病还常常受到地域等因素的影响，从而导致疫病的主要症状虽相似，但不同人群的易感性以及临床表现却不尽相同。因此治疗时要在新型冠状病毒肺炎基本病机的基础上，结合"三因制宜"，根据地域差异、个体差异、发病节气等，知常达变，灵活用药，进一步提高临床疗效。

（五）中西结合，优势互补

新型冠状病毒肺炎病情变化急骤，治疗上应根据其临床演变规律，分型论治，并且将中西医相结合，优势互补。

轻型、普通型：中医药要及早介入、早期干预，改善症状，治其所苦，尽早祛邪外出，截断病势，防止病情进一步加重，避免轻型和普通型向重型的转化，缩短病程。

重型、危重型：多采用中西医结合救治，针对病症，一人一策，精准施治，在呼吸支持、循环支持等生命保障条件下，及早足量使用中药注射剂，可改善氧疗效果，促进炎症吸收，抑制"炎症风暴"，中西医结合挽救患者生命，提高治愈率，降低病死率。

恢复期：针对患者主要症状给予对症治疗，给予益气养阴、活血化瘀、通络散结等作用的中药调理脏腑，清除余邪，慎防复发。

六、中医药发挥的优势作用

（一）中医治疫历史悠久，经验丰富

《中国疫病史鉴》记载，西汉以来的 2000 多年里，中国先后发生过 321 次疫病流行，特别是近些年来，2003 年的严重急性呼吸综合征，2009 年的甲型 H1N1 流感，中医药从来没有缺席过，挽救了无数生命，发挥了不可替代的作用。孙思邈的《千金方》、张仲景的《伤寒杂病论》、吴又可的《温疫论》、吴鞠通的《温病条辨》等经典著作，系统地总结了中医药防治传染病的基础理论、临床实践、方剂药物和技术方法，积累了丰富的传染病治疗经验。

此次新型冠状病毒肺炎疫情暴发之初，对新冠病毒的认识还不够深入，在西医没有特效药、没有疫苗的情况下，中医药正是基于丰富的经验，不局限于病毒本身，以"审证求因"等理念为指导，通过疾病外在的临床表现及当地的气候特点，来推论疾病的病因、病机、病理，结合"整体观念""辨证论治""三因制宜"等理论，很快确定以"湿毒疫"论治新型冠状病毒肺炎，结合临床实践，深入挖掘古代经典名方，总结制订出了行之有效的诊疗方案。在新型冠状病毒肺炎疫情初起、形势严峻且复杂之时，对发热患者、留观患者、密切接触者和疑似患者的"四类人"采取了"集中隔离，分类管理，漫灌中药"的治疗措施，对患者应收尽收，应治尽治，确诊阳性率随着服用中药汤剂范围的增大逐渐下降，有效阻止了疫情的蔓延。

（二）治疗手段多样，参与疾病全程

中医药治疗手段具有多样性，既有辨病论治的通用方，如清肺排毒汤、宣肺败毒方、化湿败毒方等，又有配合使用的辨证论治加减方；既有中药治疗，又有按摩、针灸、穴位敷贴、太极拳、八段锦等综合治疗手段；既有中药汤剂、颗粒剂、口服中成药在轻型、普通型患者中发挥改善症状、避免转重的作用，又有中药注射剂在重型、危重型患者中挽救患者的生命。

这次抗击新型冠状病毒肺炎疫情，中药在预防、治疗、康复的全程中发挥了重要作用。贯彻中医"治未病"的理念，重视预防。对于健康人群，不

鼓励人人吃药预防，但对于高危人群，适量服用中药是有预防意义的。对确诊的新型冠状病毒肺炎轻型患者，中医药具有明显的优势，能够有效改善症状，降低轻型转重型比例，提高治愈率。对于重型新型冠状病毒肺炎患者，西医的呼吸支持、循环支持等必不可少，此时中医药作为辅助治疗，不可或缺，尽早足量使用中药注射剂，能够力挽狂澜，挽救生命。对于恢复期患者，中医药能促进患者完全康复，减少后遗症，并且避免病毒"复阳"。

（三）中医药有效降低转重率，截断病势

新型冠状病毒肺炎属湿毒疫范畴，以湿毒为典型特点，往往起病较缓，症状看似轻微，但病情复杂，可传变迅速，易生变证。虽然80%以上的新型冠状病毒肺炎患者表现为轻型，但10%～20%的患者可从无症状或轻型进展到预后不良的重型及危重型，出现严重的肺部受累、显著的全身炎症及凝血异常，引起多脏器功能衰竭甚至死亡。新型冠状病毒肺炎患者病情一旦由轻型转重型，则病情进展迅速，病死率明显升高，且治愈后长期症状与后遗症突出，需要定期随访和康复治疗，极大地增加了医疗救治难度和成本。因此，新型冠状病毒肺炎患者转重率是临床治疗的重要关注点与疗效评价的核心指标。有效控制患者转重率是降低新型冠状病毒肺炎病死率的关键环节，也是决定患者获益与预后的临床"赛点"。

有效降低转重率是中医药防治新型冠状病毒肺炎的核心作用之一，通过早期介入，中医药能显著降低轻型患者发展为重型的概率。据统计，在武汉方舱医院诊疗过程中，使用了中西医综合治疗的方舱医院患者转重率为2%～5%，远低于新型冠状病毒肺炎患者通常10%～20%的转重率。尤其是以中医药治疗全覆盖的江夏方舱，共收治564例患者，无一例转为重型，说明中医药在防止新型冠状病毒肺炎患者病情转重方面具有明显优势。此外，多项中医药治疗新型冠状病毒肺炎的临床研究，如金花清感颗粒、连花清瘟胶囊、藿香正气滴丸、宣肺败毒汤、清肺排毒汤、血必净注射液、热毒宁注射液等研究，均证实中西医结合治疗与单纯西药治疗相比，不仅明显改善了患者乏力、胸闷、咳嗽等临床症状，还有效促进肺部炎症的吸收和病毒转阴，尤其明显地降低了患者转重率。因此，中医药早期介入治疗尤为重要，可有效截断患者病情的进一步发展，降低转重率与病死率，提高患者预后和生存质量。运用中医药截断疗法，可化被动为主动，截断病势，达到已病防传、未盛防盛、已盛防逆，充分发挥中医药的优势作用。

（四）重视人体正气，体现双向调节

免疫损伤是此次新型冠状病毒肺炎的重要特点之一，临床上表现为正气虚弱，主要为乏力、心悸、多汗、少气懒言、苔腻等。而中医对于人体正气历来就很重视，即所谓"正气存内，邪不可干"。中医药的治疗主要是通过补益气血、充实脏腑，提高人体免疫力，从而抵御病毒。研究发现，中医药对于免疫系统可以起到双向调节的作用，免疫力低下时可提高免疫力，免疫功能亢进时，可予以抑制。同时，中医药也有一定的针对性，对于异常的免疫环节也可通过调节以达到新的平衡。

（五）中药简便廉验，副作用少

由于新冠病毒前所未有，西医寻找抗病毒特效药需要一定的时间，并依赖体外实验的提示和临床试验的确认。而目前国家版诊疗方案所推荐的抗病毒药物，大多处于试用阶段，用法用量已超出说明书的范围，不良反应较多，药物安全性问题不容忽视。相比之下，中医药的优势明显，国家版诊疗方案所推荐中药处方大都来源于中医经典古籍，方剂组成为临床常用中药，经历了数百年的临床考验，宣肺败毒汤、清肺排毒汤、化湿败毒汤，辨证施治，疗效明确，不良反应较少，与西药抗病毒药相比价格相对低廉，充分体现了中医药"简便廉验"的优势。

第二节　中医治疗方法

2020 年 8 月 19 日，国家卫生健康委员会颁布了《新型冠状病毒肺炎诊疗方案（试行第八版）》，将中医治疗分为医学观察期、临床治疗期（确诊病例）和恢复期，将中医临床治疗期（确诊病例）分为四型，即轻型（寒湿郁肺证、湿热蕴肺证）、普通型（湿毒郁肺证、寒湿阻肺证）、重型（疫毒闭肺证、气营两燔证）、危重型（内闭外脱证）。

一、医学观察期

临床表现1：乏力伴胃肠不适。

推荐中成药：藿香正气胶囊（丸、水、口服液）。

【药物组成】

广藿香油，紫苏叶油，白芷，厚朴（姜制），大腹皮，生半夏，陈皮，苍术，茯苓，甘草浸膏。

【功效】

解表除湿，理气和中。

【注意事项】

（1）藿香正气水含乙醇（酒精）40%～50%，儿童、不喜酒味及对酒精过敏者建议选用不含乙醇的其他剂型。服用后不宜驾车和操作机器。

（2）藿香正气水含乙醇（酒精）40%～50%，服药期间不得与头孢菌素类（如头孢氨苄、头孢呋辛、头孢他啶等）、甲硝唑、替硝唑、酮康唑、呋喃唑酮等药联合使用，以免导致双硫仑样反应。

临床表现2：乏力伴发热。

推荐中成药：金花清感颗粒、连花清瘟胶囊（颗粒）、疏风解毒胶囊（颗粒）。

a. 金花清感颗粒

【药物组成】

金银花，石膏，蜜麻黄，炒苦杏仁，黄芩，连翘，浙贝母，知母，牛蒡子，青蒿，薄荷，甘草。

【功效】

疏风宣肺，清热解毒。

【注意事项】

（1）运动员及脾胃虚寒者慎用。

（2）既往有肝脏病史或服药前肝功能异常者慎用。

（3）服药期间不宜同时服用滋补性中药。

（4）服用期间忌烟、酒及辛辣、生冷、油腻食物。

（5）本品尚无研究数据支持用于孕妇、哺乳期妇女、儿童及老龄人群。

b. 连花清瘟胶囊（颗粒）

【药物组成】

连翘，金银花，炙麻黄，炒苦杏仁，石膏，板蓝根，绵马贯众，鱼腥草，广藿香，大黄，红景天，薄荷脑，甘草。

【功效】

清瘟解毒，宣肺泄热。

【注意事项】

（1）忌烟、酒及辛辣、生冷、油腻食物。

（2）不宜在服药期间同时服用滋补性中药。

（3）风寒感冒者不适用。

（4）本品含麻黄，运动员及高血压、心脏病患者慎用。有肝病、糖尿病、肾病等慢性病严重者应在医生指导下服用。

（5）儿童、孕妇、哺乳期妇女、年老体弱及脾虚便溏者应在医生指导下服用。

c. 疏风解毒胶囊（颗粒）

【药物组成】

虎杖，连翘，板蓝根，柴胡，败酱草，马鞭草，芦根，甘草。

【功效】

疏风清热，解毒利咽。

【注意事项】

（1）忌烟、酒及辛辣、生冷、油腻食物。

（2）不宜在服药期间同时服用滋补性中药。

（3）风寒感冒者不适用。

（4）脾胃虚寒者慎用。

【证法概要】

临床观察期，即新型冠状病毒肺炎疑似阶段，主要是针对密切接触者以及疑似症状患者。此期针对以消化道症状和发热为首发症状的中医治疗，疑似患者尚未确诊，中医强调"未病先防，既病防变"，故针对疑似病例的治疗以未病先防、驱邪外出、截断病势为纲。乏力伴有肠胃不适者治以化湿健脾和胃，伴有发热则以透邪解毒为主。

【临床应用】

针对疑似病例通过中医药治疗，治以清解湿毒，透邪外出，邪去则病自愈，可明显减轻患者症状、降低确诊率。

藿香正气口服液在干预新型冠状病毒肺炎前驱症状作用方面效果明显，可起到调节免疫系统、提高免疫力、抗病原微生物、改善水电解质代谢紊乱、抗炎、调节肠道菌群等作用。在疫病早期应用藿香正气类制剂，可协助机体产生特异性免疫并稳定机体内环境，防止病程进一步发展。但部分患者使用藿香正气水引起的过敏反应可能与制剂中的乙醇有关，目前不含乙醇的藿香正气制剂的不良反应未见报道。

金花清感颗粒联合常规治疗，可有效改善新型冠状病毒肺炎患者发热、咳嗽、乏力、咳痰症状，缓解焦虑情绪。金花清感颗粒药物的整体调节作用还体现在提高患者头身痛、咽痛、咽痒、鼻塞流涕、恶心、呕吐等症状的消失率。此外，还有研究指出，金花清感颗粒可能会加重腹泻等胃肠道不良反应，临床应用时可予以关注。

连花清瘟胶囊（颗粒）在改善疑似病例临床症状、缓解疾病严重程度等方面具有良好临床疗效。在联合应用连花清瘟胶囊（颗粒）后，患者发热持续时间有缩短趋势，同时肌肉痛、咳痰、胸闷、呼吸困难等症状显示出向好的趋势，提示连花清瘟胶囊（颗粒）对于治疗医学观察期患者具有重要的临床应用价值。

疏风解毒胶囊联合阿比多尔治疗普通型新型冠状病毒肺炎的回顾性队列

研究中，结果表明联合用药比单纯运用阿比多尔具有优势，能明显缓解肺部炎症病变，提高机体免疫力，减少肺组织中的病毒载量，抑制炎性反应。这表明疏风解毒胶囊能有效预防控制病情进一步发展，保证患者获益。

二、临床治疗期（确诊病例）

（一）轻型和普通型

1. 清肺排毒汤

适用范围：结合多地医生临床观察，适用于轻型、普通型、重型患者，在危重型患者救治中可结合患者实际情况合理使用。

基础方剂：麻黄 9g，炙甘草 6g，杏仁 9g，生石膏 15 ~ 30g（先煎），桂枝 9g，泽泻 9g，猪苓 9g，白术 9g，茯苓 15g，柴胡 16g，黄芩 6g，姜半夏 9g，生姜 9g，紫菀 9g，冬花 9g，射干 9g，细辛 6g，山药 12g，枳实 6g，陈皮 6g，藿香 9g。

服法：传统中药饮片，水煎服。每天 1 剂，早、晚各 1 次（饭后 40min），温服，3 剂 1 个疗程。

如有条件，每次服完药可加服大米汤半碗，舌干津液亏虚者可多服至 1 碗。（注：如患者不发热则生石膏的用量要小，发热或壮热可加大生石膏用量）若症状好转而未痊愈则服用第 2 个疗程，若患者有特殊情况或其他基础病，第 2 个疗程可以根据实际情况修改处方，症状消失则停药。

2. 轻型

（1）寒湿郁肺证

临床表现：发热，乏力，周身酸痛，咳嗽，咳痰，胸紧憋气，纳呆，恶心，呕吐，大便黏腻不爽。舌质淡胖齿痕或淡红，苔白厚腐腻或白腻，脉濡或滑。

推荐处方：寒湿疫方。

基础方剂：生麻黄 6g，生石膏 15g，杏仁 9g，羌活 15g，葶苈子 15g，贯众 9g，地龙 15g，徐长卿 15g，藿香 15g，佩兰 9g，苍术 15g，云苓 45g，生白术 30g，焦三仙各 9g，厚朴 15g，焦槟榔 9g，煨草果 9g，生姜 15g。

服法：每日 1 剂，水煎 600mL，分 3 次服用，早、中、晚各 1 次，饭前服用。

（2）湿热蕴肺证

临床表现：低热或不发热，微恶寒，乏力，头身困重，肌肉酸痛，干咳痰少，咽痛，口干不欲多饮，或伴有胸闷脘痞，无汗或汗出不畅，或见呕恶纳呆，便溏或大便黏滞不爽。舌淡红，苔白厚腻或薄黄，脉滑数或濡。

推荐处方：槟榔10g，草果10g，厚朴10g，知母10g，黄芩10g，柴胡10g，赤芍10g，连翘15g，青蒿10g（后下），苍术10g，大青叶10g，生甘草5g。

服法：每日1剂，水煎400mL，分2次服用，早、晚各1次。

【证法概要】

新型冠状病毒肺炎起病初期以湿邪初起，直犯肺卫，出现一系列以发热、咳嗽、咳痰、乏力为主的症状。临床治疗时当辨证论治，寒湿郁肺者当治以宣肺透邪，温化寒湿；湿热蕴肺者治以芳香化湿，清热解毒。

3. 普通型

（1）湿毒郁肺证

临床表现：发热，咳嗽痰少，或有黄痰，胸闷气促，腹胀，便秘不畅。舌质暗红，舌体胖，苔黄腻或黄燥，脉滑数或弦滑。

推荐处方：宣肺败毒方。

基础方剂：生麻黄6g，苦杏仁15g，生石膏30g，生薏苡仁30g，茅苍术10g，广藿香15g，青蒿草12g，虎杖20g，马鞭草30g，干芦根30g，葶苈子15g，化橘红15g，生甘草10g。

服法：每日1剂，水煎服400mL，分2次服用，早、晚各1次。

（2）寒湿阻肺证

临床表现：低热，身热不扬，或未发热，干咳，少痰，倦怠乏力，胸闷，脘痞，或呕恶，便溏。舌质淡或淡红，苔白或白腻，脉濡。

推荐处方：苍术15g，陈皮10g，厚朴10g，藿香10g，草果6g，生麻黄6g，羌活10g，生姜10g，槟榔10g。

服法：每日1剂，水煎服400mL，分2次服用，早、晚各1次。

【证法概要】

新型冠状病毒肺炎发展至普通型时，湿邪入里，直困中焦，脾胃受损，纳运失常，发为湿浊伤中之证，主要表现为纳呆、脘痞、呕恶等。此时肺气郁闭，湿浊内蕴，湿毒郁肺，当治以宣通肺气，清热解毒，芳香化浊；寒湿阻肺治以宣肺透邪，芳香燥湿。

【临床应用】

轻型、普通型患者常以发热、咳痰、乏力、咽痛，甚至憋喘、肺部炎症渗出明显等症状为主。从轻型发展成重型、危重型是新型冠状病毒肺炎的发展规律，也是病毒感染的规律和特点。高龄老人或有基础疾病者则更容易进展为重型、危重型，临床需要密切关注和监测轻型和普通型患者的病情变化和各项指标。中医药及早介入治疗，有利于延缓病情进展，有助于提高治愈率，降低病死率。

清肺排毒汤作为治疗新型冠状病毒肺炎轻型、普通型代表方剂之一，可显著改善患者的发热、咳嗽、气喘、乏力等临床症状，阻止病情加重，临床总有效率达90%以上。在临床使用清肺排毒汤应注意如下。①部分患者表现为汗出增多，由方中宣散肺邪之要药麻黄所致，麻黄以微汗法祛邪、顾津液。多数患者服用后汗出表现为周身微汗出而热解，因此考虑汗出为正常疗效反应，但对麻黄敏感的患者应谨慎选用。②少部分患者可能出现腹泻，临床观察显示服药后每日1～3次大便为正常现象，多数患者诉便后病症亦减轻，表明便畅则病邪得出、肺气得宣。③舌红少苔、胃阴受损的患者服用本方后，可出现胃脘隐痛、恶心、呕吐等不适症状。④对高热和不热患者，石膏用药量应有差别，有条件的患者还可服用大米汤。⑤尚无明显依据表明清肺排毒汤对血清转氨酶有影响，但与盐酸阿比多尔片联合使用时，应注意观察相关不良反应的发生。综上所述，清肺排毒汤作为针对基本病机的专方，具有一定普适性，但通用法不能兼顾个体之差，使用时还应具体辨证施用，针对性选药。

宣肺败毒方适用于新型冠状病毒肺炎普通型湿毒郁肺证的治疗。其来源于经典名方麻杏石甘汤、麻杏薏甘汤、千金苇茎汤和葶苈大枣泻肺汤。由于湿热之邪进一步由表入里，郁而化热，湿毒热盛而伤及肺阴，可出现咳嗽痰少，或有黄痰；湿毒郁肺，困阻气机，肺气不畅，可出现憋闷气促。舌质暗红、舌体胖、苔黄腻或黄燥、脉滑数或弦滑等亦为湿毒热盛之征象，治疗时应重在清热解毒、化痰除湿。在江夏方舱医院、武汉市中医医院、湖北省中西医结合医院开展的三项临床研究证实，宣肺败毒方可改善咳嗽、喘促、乏力、发热、纳呆、气短、咽部不适、腹泻等临床症状。且在临床应用中没有严重不良反应，毒理学研究也证明安全性良好。临床实践证明该方除改善患者临床症状之外，还在促进肺部炎症吸收，缩短住院时间，尤其是在防止病情转重等方面具有明显优势。综合评价，使用本方获益远大于风险。基于临床疗效及药理毒理的观察，在宣肺败毒方原方剂型上进行创新，研制出宣肺败毒颗粒，目前已获得美国食品药品监督管理局二期临床批件。

除去国家诊疗方案（第八版）中推荐的用药外，各省市中医药治疗方案在防治新型冠状病毒肺炎轻型、普通型的过程中作用突出。广东省临床应用"肺炎1号方"治疗新型冠状病毒肺炎（轻型）确诊患者50例，显著改善患者发热、咳嗽、乏力的主要症状和恶寒、鼻塞、流涕、胸闷、呕吐、恶心、腹胀、大便稀溏等其他症状，减少平均退热时间，缩短平均核酸转阴时间，促进肺部炎症吸收。蒿芩清胆汤作为清利湿热之良方，可应用于邪郁少阳证的新型冠状病毒肺炎患者的早期治疗，减轻发热等症状，改善患者精神状态，增进食欲，提高血氧饱和度，促进肺部炎症吸收。甘露消毒汤，是"湿温时疫之主方"甘露消毒汤的加减方，临床治疗131例新型冠状病毒肺炎病例分析结果显示，甘露消毒汤能明显减轻患者干咳、咳痰、发热、胸闷、乏力、喘气等临床症状，减小胸部 CT 显示的病变范围。运用仝小林院士创建的寒湿疫方治疗和预防新型冠状病毒肺炎的回顾性队列研究中，结果表明寒湿疫方可有效减少新型冠状病毒肺炎普通型的转重率。

临床回顾性研究分析了湖北省中西医结合医院治疗52例新型冠状病毒肺炎患者的效果，结果显示，中西医结合治疗新型冠状病毒肺炎能显著减轻患者的临床症状，减少体温复常时间，缩短平均住院天数，提高临床治愈率，且优于单纯西药治疗。此外，一项对100例新型冠状病毒肺炎病例的回顾性研究发现，辨证应用中药汤剂治疗可明显减轻新型冠状病毒肺炎患者的发热、咳嗽、纳差、腹泻等主要临床症状，改善血清白细胞、ESR、CRP等炎症指标及CD4$^+$T细胞、CD8$^+$T细胞等免疫指标。且在正确使用中药的情况下，不会造成患者药物性肝损伤，后续随访期间还有望减少出院后患者肺纤维化的发生。

（二）重型和危重型

1.重型

（1）疫毒闭肺证

临床表现：发热面红，咳嗽，痰黄黏少，或痰中带血，喘憋气促，疲乏倦怠，口干苦黏，恶心不食，大便不畅，小便短赤。舌红，苔黄腻，脉滑数。

推荐处方：化湿败毒方。

基础方剂：生麻黄6g，杏仁9g，生石膏15g，甘草3g，藿香10g（后下），厚朴10g，苍术15g，草果10g，法半夏9g，茯苓15g，生大黄5g（后下），生黄芪10g，葶苈子10g，赤芍10g。

服法：每日1～2剂，水煎服，每次100～200mL，每日2～4次，口服或鼻饲。

（2）气营两燔证

临床表现：大热烦渴，憋喘气促，谵语神昏，视物错瞀，或发斑疹，或吐血、衄血，或四肢抽搐。舌绛少苔或无苔，脉沉细数，或浮大而数。

推荐处方：生石膏30～60g（先煎），知母30g，生地30～60g，水牛角30g（先煎），赤芍30g，玄参30g，连翘15g，丹皮15g，黄连6g，竹叶12g，葶苈子15g，生甘草6g。

服法：每日1剂，水煎服，先煎石膏、水牛角，后下诸药，每次100～200mL，每日2～4次，口服或鼻饲。

推荐中成药：喜炎平注射液、血必净注射液、热毒宁注射液、痰热清注射液、醒脑静注射液。功效相近的药物根据个体情况可选择一种，也可根据临床症状联合使用两种。中药注射剂可与中药汤剂联合使用。

【证法概要】

重型患者邪气偏盛，毒邪闭肺。湿温之邪未循中焦，而是由表入里，或久恋于肺，湿邪胶固，郁而化热，炼液成痰，痰热壅肺，湿热之毒炽盛，肺气郁闭。法当治以宣肺透邪、芳香化浊、清热解毒、平喘化痰、通腑泄热等。疫毒闭肺证可以化湿败毒方随证加减，气营两燔证以犀角地黄汤临证化裁。

2. 危重型（内闭外脱证）

临床表现：呼吸困难，动辄气喘或需要机械通气，伴神昏，烦躁，汗出肢冷。舌质紫暗，苔厚腻或燥，脉浮大无根。

推荐处方：人参 15g，黑顺片 10g（先煎），山茱萸 15g，送服苏合香丸或安宫牛黄丸。需要行机械通气伴腹胀便秘或大便不畅者，可用生大黄 5 ~ 10g。出现人机不同步情况，在镇静剂和肌松剂使用的情况下，可用生大黄 5 ~ 10g 和芒硝 5 ~ 10g。

推荐中成药：血必净注射液、热毒宁注射液、痰热清注射液、醒脑静注射液、参附注射液、生脉注射液、参麦注射液。功效相近的药物根据个体情况可选择一种，也可根据临床症状联合使用两种。中药注射剂可与中药汤剂联合使用。

【证法概要】

病至极期，病至营血分，正气衰败，出现内闭外脱之候，西医对症支持治疗作用有限，结合中医治以清心开窍、益气固脱、熄风凉血养阴、增水行舟等，可在提高机体免疫功能、保护脏器功能、纠正电解质紊乱、减轻机体微循环障碍与组织纤维化程度等方面发挥作用。

【临床应用】

重型、危重型新型冠状病毒肺炎患者多数由轻型和普通型转变而来，病程约 1w，因此起病 1 ~ 2w 是病情转化的关键时期；也有部分患者起病就表现为重型。相关研究发现老年男性患者、合并慢性基础病的患者可能为患重型新型冠状病毒肺炎的危险人群。"细胞因子风暴"是导致病情急剧加重的主要病因，临床表现中重型、危重型患者病程中可表现为中低热，甚至无明显发热，仅从临床症状判断可能会遗漏部分病例。因此其相关理化指标更为关键，并可作为重型、危重型临床预警指标，如外周血淋巴细胞进行性下降；外周血炎症因子如白介素 6（IL-6）、C 反应蛋白进行性上升；乳酸进行性升高；肺内病变在短期内迅速进展。也有相关研究提示，中性粒细胞与淋巴细胞比值（NLR）是新型冠状病毒肺炎非常值得关注的一组数值，如果年龄 $\geqslant$ 50 岁且 NLR $\geqslant$ 3.13，患者可能转为重型。

此外，中医舌诊对患者转归的预判具有一定的意义。相关研究发现：舌红少苔多见于疾病早期病程较短者（1 ~ 2d），症状多轻微；伴随病程进展（病程 $\geqslant$ 3d），部分患者舌苔逐渐增多，表现为厚腻苔，症状以咳嗽、发热的特征性临床表现为主。重型患者表现为舌质暗红或绛紫，舌苔厚腻，若转为舌淡红苔薄白，则预示病情好转。在重型新型冠状病毒肺炎患者的治疗中，当以解毒化湿、清热平喘为核心治法，兼以降浊通腑，益气通络。临床中不仅从"有"处着眼，还要从"无"处推想。

在重型、危重型患者的治疗中，化湿败毒方主要用于治疗疫毒闭肺证。该方体现了麻黄杏仁甘草石膏汤、葶苈大枣泻肺汤、宣白承气汤、藿朴夏苓汤、雷氏宣透膜原法等名方的方义。全方共奏开肺气之痹、化在里之湿、助人体正气之功。临证可进行随证加减。①清热解毒凉血：邪毒入里，热入营血，高热不退，便秘，舌红赤，脉弦滑。理化检查可见淋巴细胞计数或百分比进行性下降，IL-6 和 CRP 进行性上升，肺 CT 有加重趋势。此时要加大生石膏剂量，同时选择增加栀子、黄芩、生地、升麻、金银花、大青叶、蒲公英、连翘、玄参等药物。便秘明显者加大生大黄剂量，疏通壅滞，给邪出路。②活血凉血化瘀：热灼营血，阴血不足，血行滞涩，喘憋、胸闷气短明显，皮肤斑疹，舌质暗，凝血指标如 D-二聚体等升高，甚至有发生弥漫性血管内凝血危险。及时加强活血凉血化瘀治疗，如红花、丹参、赤芍、丹皮、川芎、水蛭等，不仅不会引邪入血，反能阻断病邪发展。③攻补兼施，扶正祛邪：高龄久病体弱者，或邪盛伤正，出现乏力、口渴、纳呆食少，甚至四肢厥冷，理化检查如低蛋白血症、贫血等，辨明气血阴阳、气虚者增加黄芪剂量，酌情增加太子参、黄精、苍白术、炙甘草等；如阴液大伤，应增加麦冬、北沙参、天花粉、五味子等；对于阳气亏虚者，附子、肉桂、干姜等也可使用。

对于重型、危重型新型冠状病毒肺炎患者，西医的呼吸支持、循环支持等是重要的治疗手段，而中医与西医各有优势，通过优势互补可产生协同作用。对于重型、危重型患者，中药在减少肺部的渗出、抑制炎症因子释放、稳定血氧饱和度、减少呼吸支持力度和抗生素使用程度等方面都发挥了作用。重型、危重型患者出现呼吸困难以及血氧饱和度明显下降，需要借助呼吸支持甚至是有创机械通气以及循环支持，此时在西医治疗的基础上联合中药干预，如生脉注射液、参附注射液、血必净注射液等，可以稳定血氧饱和度、改善患者呼吸困难、抑制炎症因子释放等。病情发展到重、危重时，常致脏器损伤，对症支持治疗作用有限，而中医药治法如清心开窍、益气固脱、熄风凉血养阴、增水行舟等，可在提高机体免疫功能、保护脏器功能、纠正电解质紊乱、减轻机体微循环障碍与组织纤维化程度等方面发挥作用。在一项对 103 例新型冠状病毒肺炎重型患者的回顾性分析中，证实了中药可有效减轻炎症反应、改善预后，中西医结合治疗新型冠状病毒肺炎重型患者的疗效确切。

【中药注射剂推荐用法】

中药注射剂的使用遵照药品说明书从小剂量开始、逐步辨证调整的原则。注意中药注射剂需要单独使用，忌与其他药品混合配伍使用。若与其他药物联合使用，应以 50mL 0.9％氯化钠注射液冲管，避免与其他药液在管道内混合。出现不良反应时须及时停药，查找原因，并对症处理。

1. 喜炎平注射液

适应范围：重型、危重型新型冠状病毒肺炎患者。

中医指征：辨证为痰、热、毒内蕴；症见发热或无发热，咳嗽，憋闷气短，痰黄黏难咳出，大便干燥，舌红，苔黄腻或燥。

西医指征：单纯新冠病毒感染或合并细菌感染者，检查全血白细胞、中性粒细胞计数升高或正常，淋巴细胞计数或百分比降低；CRP、ESR、血清淀粉样蛋白A（SAA）、IL-6等炎症因子升高；降钙素原（PCT）升高或正常；肺CT表现斑片为单发或多发、斑片状磨玻璃影或合并其他感染表现。

用法用量：0.9%氯化钠注射液250mL加喜炎平注射液100mg静脉滴注，每日2次。

2. 痰热清注射液

适应范围：重型、危重型新型冠状病毒肺炎患者。

中医指征：辨证为痰、热、毒内蕴；症见发热或无发热，咳嗽，喘促气短，痰黄黏难咳出，大便或干燥，舌红，苔黄腻或燥。

西医指征：单纯的新冠病毒感染或合并细菌感染者，检查全血白细胞、中性粒细胞计数升高或正常，淋巴细胞计数或百分比降低；CRP、ESR、SAA、IL-6等升高；PCT升高或正常；肺部CT表现斑片为单发或多发、斑片状磨玻璃影或合并其他感染。

用法用量：0.9%氯化钠注射液250mL加痰热清注射液40mL静脉滴注，每日2次。

注意事项：过敏体质者慎用。伴有肝肾功能不全者禁用。

3. 血必净注射液

适应范围：重型、危重型新型冠状病毒肺炎患者，出现全身炎症综合征、脓毒血症休克和（或）多器官功能衰竭者。

中医指征：辨证热、毒、瘀内蕴；症见发热或烦躁，咳嗽，憋闷气短，痰黄黏，心悸，大便干燥，舌红或暗，苔黄或腻。

西医指征：单纯感染新冠病毒或合并细菌感染者，病情进一步加重，血常规白细胞及中性粒细胞升高或正常，淋巴细胞计数或百分比降低；PCT 升高或正常；CRP、ESR、SAA、IL-6 等升高；D – 二聚体升高；肌酸激酶（CK）、肌酸激酶同工酶（CK-MB）、乳酸脱氢酶（LDH）、肌红蛋白等心肌酶指标升高，或兼见白蛋白（ALB）降低；肺 CT 斑片状磨玻璃影面积较前增大，或有实变。

用法用量：0.9％氯化钠注射液 250mL 加血必净注射液 100mL 静脉滴注，每日 2 次。

临床研究：回顾性病例对照研究显示，血必净注射液联合常规治疗对于体温、咳嗽、咳痰、CT 改善的患者人数、IL-6、CRP 等结局指标有明显优势。不良反应均在说明书范围内，出现不良反应后及时对症治疗可缓解。

4. 醒脑静注射液

适应范围：重型、危重型新型冠状病毒肺炎患者，出现全身炎症综合征、脓毒血症休克和（或）多器官功能衰竭者。

中医指征：辨证热毒内蕴，气营两燔，痰蒙清窍；症见高热烦躁，神昏谵语，喘憋，气短，痰黄黏难咳，舌绛，脉数。

西医指征：病情加重，需有创呼吸机辅助呼吸及其他支持治疗。淋巴细胞计数或百分比降低；炎症指标明显升高，如全血白细胞、中性粒细胞计数、PCT、CRP、ESR、SAA、IL-6 等；淋巴细胞计数或百分比降低；肺 CT 表现加重，磨玻璃影面积扩大或双肺弥漫性病变，或出现肺实变，甚至呈"白肺"表现。

用法用量：氯化钠注射液 250mL 加入醒脑静注射液 20mL 静脉滴注，每日 2 次。

5. 参麦注射液 / 生脉注射液

适应范围：重型、危重型新型冠状病毒肺炎患者，出现全身炎症综合征、脓毒血症休克和（或）多器官功能衰竭者。

中医指征：辨证肺肾气阴亏虚；症见呼吸困难，气促，或需要机械通气辅助，泡沫痰或痰稀，身冷，自汗，夜尿频数，唇青面紫，面色晦暗，舌淡或暗，苔白或白腻。

西医指征：病情危重，需有创呼吸机辅助呼吸及其他支持治疗。淋巴细胞计数或百分比降低；CRP、ESR、SAA、IL-6等炎症指标升高更明显；D-二聚体升高；白蛋白降低；心肌酶五项较前升高；肺CT表现进一步加重，磨玻璃影面积增大或弥漫性病变，伴有实变，甚至呈"白肺"表现。

用法用量：0.9%氯化钠注射液250mL加参麦注射液100mL，每日2次。

注意事项：辨证阴盛阳衰者不宜使用。禁止静脉推注的给药方法；本品不能与甘油果糖注射液、青霉素类高敏类药物联合使用。

6. 参附注射液

适应范围：重型、危重型新型冠状病毒肺炎患者，出现全身炎症综合征、脓毒血症休克和（或）多器官功能衰竭者。

中医指征：辨证为邪气郁闭，阳气欲脱；临床症状可见呼吸困难，动则气喘或需要机械通气辅助，汗出肢冷，神志淡漠或昏迷，或烦躁，唇青面紫，舌苔腻或燥。

西医指征：病情危重，需有创呼吸机辅助呼吸及其他支持治疗。CRP、ESR、SAA、IL-6以及其他炎症指标升高更明显；D-二聚体升高；白蛋白降低；心肌酶五项、B型脑钠肽（BNP）较前升高；肺CT表现进一步加重，磨玻璃影面积增大或弥漫性病变，伴有实变，甚至呈"白肺"表现。

用法用量：0.9%氯化钠注射液250mL加参麦注射液100mL静脉滴注，每日2次。

7. 其他用法

病毒感染或合并轻度细菌感染：0.9%氯化钠注射液250mL加喜炎平注射液100mg, bid；或0.9%氯化钠注射液250mL加热毒宁注射液20mL；或0.9%氯化钠注射液250mL加痰热清注射液40mL, bid。

高热伴意识障碍：0.9%氯化钠注射液250mL加醒脑静注射液20mL, bid。

全身炎症反应综合征和（或）多器官功能衰竭：0.9% 氯化钠注射液 250mL 加血必净注射液 100mL，bid。

免疫抑制：葡萄糖注射液 250mL 加参麦注射液 100mL 或生脉注射液 20 ~ 60mL，bid。

【针灸干预】

1. 医学观察期（疑似病例）的针灸干预

主穴：①风门、肺俞、脾俞；②合谷、曲池、尺泽、鱼际；③气海、足三里、三阴交。每次每组穴位可选择 1 ~ 2 穴使用。

配穴：兼发热、咽干、干咳，配大椎、天突、孔最；兼呕恶、便溏、舌胖苔腻、脉濡，配中脘、天枢、丰隆；兼疲乏无力、食欲不振，配中脘、脐周四穴（脐中上下左右各旁开 1 寸）、脾俞；兼流清涕、肩背酸楚、舌淡苔白、脉缓，配天柱、风门、大椎。

2. 恢复期的针灸干预

主穴：①合谷、太冲、天突、尺泽、孔最、足三里、三阴交；②大杼、风门、肺俞、心俞、膈俞；③中府、膻中、气海、关元、中脘。轻型、普通型患者每次在①、②组主穴中各选 2 ~ 3 穴；重型患者在③组主穴中选 2 ~ 3 穴。

配穴：发热不退加大椎、曲池，或十宣、耳尖放血；胸闷气短加内关、列缺，或巨阙、期门、照海；咳嗽咳痰加列缺、丰隆、定喘；腹泻便溏加天枢、上巨虚；兼咳吐黄痰、黏痰、便秘，加天突、支沟、天枢、丰隆；兼低热或身热不扬，或未热、呕恶、便溏；舌质淡或淡红，苔白或白腻，加肺俞、天枢、腹结、内关。

除了国家发布的中医药防治方案，26 个省（自治区、直辖市）的卫生健康委员会和中医药管理局相继发布各地区中医药防治方案。各地区方案中，从证候分型及治法治则中分析，描述为毒邪的最多，其次为湿邪、湿热之邪，疾病后期多表现为余邪未尽、气阴两虚。很少报告单纯的寒邪致病，多与湿邪并见。虽然各地方案表述有差异，但基本符合"湿、毒、寒、热、瘀、虚"的病机特点。各地区方案在新型冠状病毒肺炎的证候分型和传变规律上的认识是一致的，均在国家方案基础上，结合了本地区气候、人群特点，因地因时因人而制宜，进一步完善了各地区证候分型，提出了具体化的防治措施。同时很多医院也研制了自拟方药，比如北京佑安医院研制"佑安新冠1号方"清肺透邪，"佑安新冠2号方"祛湿化痰益气。诸多临床医家从不同中医思想角度辨证论治新型冠状病毒肺炎，取得良好疗效，比如透邪解毒法、温疫病"截断疗法"，以脾胃为中心提出的清热祛湿泄浊法、"培土生金"法等治疗方法。体现了中医学"三因制宜""病症结合""同病异治"等思想。在预防与治疗中所用中药多为常用药，甚少名贵中药、罕见中药，保证了中药价廉、方便的特点。从多方面发挥了中医药防治新型冠状病毒肺炎的优势。

第五章　并发症、后遗症与长期症状

目前，由新冠病毒引起的全球新型冠状病毒肺炎大流行仍在继续。现已明确新冠病毒在侵入人体后，会对人体的多个器官与系统造成不同程度的影响，并可能引起多种并发症、后遗症和长期症状。新型冠状病毒肺炎并发症可出现在其病程发展的不同阶段，某些并发症可以成为病因引起的相关后遗症；或在病情好转后，其并发症仍持续发展从而直接成为后遗症。目前已发现不同病情程度的新型冠状病毒肺炎患者经治愈后，可能会出现肺损伤、肝肾损伤、心肌损伤、中枢神经系统损伤，以及心理障碍等并发症、后遗症或长期症状。据我们临床观察，后遗症和长期症状的轻重程度并不总与开始发病时的病情轻重相关，部分轻型患者也可能出现；重型患者心理创伤与躯体损伤并重，心理损伤多样，需综合干预。新型冠状病毒肺炎疫情暴发至今，人类对新型冠状病毒肺炎还处于一个逐渐认识和了解的过程中。因此对于疾病愈后并发症、后遗症和长期症状的评估，应予以更多重视，早期干预，才能取得较好的综合治疗效果；要加强长期关注随访，并注重愈后结局变化。

第一节　损伤发生机制

现阶段关于新型冠状病毒肺炎对多个脏器及系统造成损伤的机制主要可总结为以下几点。

1. 新冠病毒造成的直接损伤

现已证实 ACE2 是新冠病毒感染人体细胞的功能性受体，新冠病毒通过与 ACE2 蛋白结合进入体内。ACE2 分布广泛，可在肺脏、心脏、肾脏、肝脏、睾丸等多个器官中表达。例如，新冠病毒可与肾小管细胞上的 ACE2 结合进入细胞内，从而引起肾小管细胞毒性和肾功能异常；新冠病毒还可与心肌细胞上的 ACE2 结合进入并感染细胞，引起心肌损伤等心脏疾患。多项研究均明确了新冠病毒可与体内不同细胞的 ACE2 直接结合，从而直接损伤相应靶器官。

2. 免疫失衡

新型冠状病毒肺炎患者的多脏器损伤除了由新冠病毒造成的直接损伤外，还与病毒感染引发的免疫过激与"细胞因子风暴"有关。人体在感染病毒后启动自身的免疫应答，会激活细胞因子募集免疫细胞，并且在短时间内大量释放 TNF-α、IL-1、IL-6、IL-12、IFN-α、IFN-β、IFN-γ、单核细胞趋化蛋白 -1（MCP-1）等细胞因子，可能引发急性呼吸窘迫综合征和多器官功能障碍综合征，从而导致患者病情加重，甚至死亡。

3. 缺氧

大部分新型冠状病毒肺炎患者伴有ARDS，造成严重缺氧，引发低氧血症，从而导致体内处于低氧状态，此时对氧特别敏感的心、肝、肾、大脑等脏器往往会发生严重的功能性损伤。例如缺氧导致的低氧性肝炎，以及缺氧诱导的细胞内钙超载引发的心肌细胞凋亡等。

4. 药物损伤

在治疗新型冠状病毒肺炎时使用的一些抗病毒、抗感染的药物会导致肝肾损伤等副作用。氯喹是临床研究中治疗新型冠状病毒肺炎的常用药物之一，有研究表明高剂量的氯喹可引起 QT 间期延长从而引发心律失常。此外，洛匹那韦、利托那韦等药物也被报道可造成新型冠状病毒肺炎患者肝损伤。

第二节　相关器官及系统损伤

随着疫情的不断发展，有关新型冠状病毒肺炎患者的并发症与后遗症的观察和临床研究逐渐增多。已有多项研究表明，新型冠状病毒肺炎轻型患者愈后大多出现心理障碍，如紧张、焦虑、恐惧等不良情绪，需对此类患者进行适当的心理干预。对于新型冠状病毒肺炎重型患者，免疫、凝血功能障碍，心、肝、肾以及神经系统损伤等并发症、后遗症较常见。此外，部分新型冠状病毒肺炎重型患者的后遗症可能会持续一年或更长时间才可完全康复，甚至有少数重型患者的后遗症需进行长期随访与康复治疗。

一、免疫紊乱及凝血功能障碍

（一）细胞因子释放引起的综合征

新型冠状病毒肺炎可引起严重的炎症损伤，过度的炎症反应能够产生"细胞因子风暴"，触发机体免疫系统的过度应激，从而使发病部位受到猛烈攻击，是导致新型冠状病毒肺炎患者病情恶化甚至死亡的重要原因之一。机体中许多细胞群体可产生细胞因子，在免疫细胞之间起到传递信息的作用，机体在感染病毒后可引起体液中多种细胞因子如 TNF-α、IL-1、IL-6、IL-12、IFN-α、IFN-β、IFN-γ、MCP-1 和 IL-8 等短时间内大量产生，即发生"细胞因子风暴"，又称"细胞因子瀑布级联反应"，在疾病加重的过程中起到重要的作用。尤其是 IL-6，已有报道显示其与重型新型冠状病毒肺炎患者死亡率的增加存在正相关的关系。

对新型冠状病毒肺炎患者的临床数据分析显示，ICU 患者的 IL-2、IL-7、IL-10、IP-10、MCP-1、巨噬细胞炎症蛋白 -1α（MIP-1α）和 TNF-α 等炎症指标比非 ICU 患者的水平更高，说明新型冠状病毒肺炎患者病情严重程度可能与"细胞因子风暴"有关。另有一项对新型冠状病毒肺炎患者的多中心回顾性研究发现，在对患者死亡预测的诸多因素中包含铁蛋白和 IL-6 升高，这表明新型冠状病毒肺炎患者的死亡可能是由过度的炎症反应引起的。除此之外，需入住 ICU 的新型冠状病毒肺炎患者的 TNF-α、IL-10、IL-6 水平也存在明显的升高。

总之，在机体受到病毒入侵后，免疫系统受到损伤，可引起体内的免疫失衡，是导致新型冠状病毒肺炎患者病情加重的重要原因之一。但目前对于新冠病毒作用于相关分子和细胞的机制尚不明确，今后的研究仍然要以改善新型冠状病毒肺炎患者的免疫炎症反应、避免"细胞因子风暴"的发生、调节机体免疫等方面为重点，并且在临床上要及早干预，积极治疗。

（二）凝血功能障碍

新型冠状病毒肺炎患者除出现发热、乏力、咳嗽、呼吸困难等症状外，还可能存在不同程度的出凝血功能障碍，具有合并血栓和（或）出血风险。在新型冠状病毒肺炎诊疗过程中发现几乎所有的重型和危重型患者都存在出凝血功能障碍。有研究发现在新型冠状病毒肺炎患者的肺部可见血管内透明血栓形成，同时伴有肺组织灶的出血性梗死，并且这种病理改变不局限于肺部，在新型冠状病毒肺炎患者的肝、肾等其他脏器内也可见微血栓的形成。这种透明血栓常发生于微循环小血管内，主要由纤维素构成，只能通过显微镜观察到，多见于弥散性血栓性微血管病，是凝血功能衰竭的一个表现，也是导致多器官功能衰竭，最终造成新型冠状病毒肺炎患者死亡的重要原因之一。除此之外，在一项关于新型冠状病毒肺炎患者的尸检报告中发现，12 例患者中 7 例（58%）出现了静脉血栓，有 4 例的直接死亡原因是下肢深静脉血栓造成的肺栓塞，并且在 2/3 男性患者的前列腺静脉丛中也同样发现了血栓。

目前关于新型冠状病毒肺炎患者的血栓发生率尚不明确，但在临床中，D–二聚体水平的增高可提示患者血栓形成风险的增加。国内专家 2020 年 3 月在《美国医学会杂志》（*JAMA*）发表文章并指出在新型冠状病毒肺炎患者的疾病进展过程中，D–二聚体水平升高，并且重型患者升高的水平明显高于轻型患者，在死亡的患者中此比例可高达 100%，提示新型冠状病毒肺炎患者尤其是偏重型患者血栓形成风险较高。另外发现，新型冠状病毒肺炎患者凝血酶原时间（prothrombin time，PT）缩短的比例达到了 30%，有 16% 的患者活化部分凝血活酶时间（activated partial prothrombin time，APTT）缩短，而 PT 和 APTT 延长的患者比例分别为 5%、6%，这种结果可能与大多数新型冠状病毒肺炎患者具有高凝型凝血障碍有关。

新型冠状病毒肺炎患者的典型症状是炎症过度。过度的炎症会促进内皮细胞活化和内皮功能障碍发生，导致血小板过度增加，血凝过多，纤维蛋白溶解不足。补体过度活化和肾素 – 血管紧张素 – 醛固酮系统（renin-angiotensin-aldosterone system，RAAS）紊乱也可能是导致新型冠状病毒肺炎患者出凝血功能障碍的原因之一。

综上所述，在新型冠状病毒肺炎危重型患者中，并发出凝血功能障碍的比例很高，防治难度大，因此亟须重视，及时进行动态监测，做到早防早治，避免由轻转重，引发相关的后遗症。

二、心血管损伤

随着疾病的发展，相关研究不断深入，研究发现新冠病毒还会导致急性冠状动脉综合征、心律失常、心肌炎、心力衰竭、肺源性心脏病和心碎综合征（Takotsubo 综合征）等心血管并发症，甚至可以造成心源性休克和死亡。

在武汉市首批确诊新型冠状病毒肺炎的 41 例患者中，有 5 例出现了与新冠病毒感染相关的心肌损伤，主要表现为高敏心肌肌钙蛋白 I 水平明显升高（>28pg/mL）。另一家医院对 187 例确诊的新型冠状病毒肺炎患者进行观察发现，其中有 27.8% 的患者有不同程度的心肌损伤，肌钙蛋白（TnT）水平升高以及并发恶性心律失常的频率更高，且血浆肌钙蛋白水平升高的患者的死亡率明显高于肌钙蛋白水平正常的患者（59.6% vs. 8.9%）。另外一项有关新型冠状病毒肺炎患者临床特征和预后的研究表明，在确诊的 13 例患者中，有 16.7% 的患者发生心律不齐，有 7.2% 的患者出现了急性心脏损伤。并且发现与病情较轻的患者相比，病情严重的患者更容易出现心脏疾病。

德国的一项研究对 100 名新型冠状病毒肺炎康复的患者进行随访，检查了心脏血液标志物和心血管磁共振成像，结果显示有 78% 的患者心肌受到损伤，并且 60% 的患者仍然存在心肌炎症。武汉一家医院对 26 名从新型冠状病毒肺炎中康复并最初出现心脏症状的患者进行了回顾性研究，其中 15 名患者（58%）的心脏磁共振成像结果异常，14 名患者（54%）发现了心肌水肿。

目前对新型冠状病毒肺炎患者心血管后遗症的观察陆续增多，作为与 SARS-CoV 结构类似的病毒，新冠病毒可在一定程度上导致心血管系统的慢性持续损伤，具体损伤还需通过对康复出院的新型冠状病毒肺炎患者的随访观察进行了解。

三、肺功能障碍

有学者在对新型冠状病毒肺炎康复期患者出院时肺功能特征的研究中发现，部分患者存在不同程度肺功能障碍，主要表现为肺弥散功能障碍，其次为限制性通气功能障碍，且损害情况与住院期间疾病严重程度相关。而导致这一情况发生的重要原因之一就是肺纤维化。所谓肺纤维化是指多种原因导致的以肺泡损伤、肺泡上皮过度修复、成纤维细胞增殖、大量细胞外基质沉积、肺组织结构破坏为特征的间质性肺脏改变。临床中常表现为不同程度的活动后呼吸困难、干咳，胸部 CT 影像可见不同程度肺网格影。

临床中将重型肺炎导致的肺纤维化称为炎症后纤维化（postinflammatory pulmonary fibrosis，PPF）。有研究通过对 60 例新型冠状病毒肺炎患者入院时和出院前的 CT 影像进行分析，发现普通型新型冠状病毒肺炎患者的 PPF 发生率高达 70%，重型新型冠状病毒肺炎患者出院时 PPF 为 100%；80% 的患者出院时仍有活动后气短。其急性期影像学表现多为多叶多段的磨玻璃影和斑片实变影，部分病变类似于机化性肺炎样改变；重型患者可见弥漫的磨玻璃影。痊愈期可见网格影和牵拉性支气管扩张，即肺纤维化改变，部分患者表现为普通型间质性肺炎样改变；还有部分患者可见沿支气管血管束分布的斑片实变影，胸膜不受累，即非特异性间质性肺炎样改变。尸体肺小标本病理和尸检病理均提示弥漫性肺泡损伤，这一病理特征同样见于 SARS 与 MERS 患者中，且初步看来新型冠状病毒肺炎患者肺部纤维化及实变没有 SARS 所致的病变严重，但其渗出性反应更明显。若病变累及叶段多，则对肺功能影响较大，为患者肺脏的自身修复以及后期的康复治疗带来了挑战。综上而言，新型冠状病毒肺炎患者的 PPF 可否自愈，还是会持续进展，导致肺功能持续下降，这些问题仍需出院后的进一步随访观察来明确。

四、神经系统影响

新冠病毒可能会对神经系统造成持续甚至永久性的损伤，如阿尔茨海默病等。在英国，经 ICU 治疗的新型冠状病毒肺炎患者中有 1/7 可能会留下长期或永久的脑损伤，并且此类患者中的 70% 会存在神志不清的症状，20% 的患者会出现慢性认知障碍。一项对 214 例新型冠状病毒肺炎患者的神经系统研究显示，有 78 例患者（占 36.4%）有神经系统表现。具体表现为以下三类：一是中枢神经系统症状如头痛、头晕、意识障碍、急性脑血管疾病、癫痫等；二是周围神经系统症状如味觉减退、嗅觉减退、食欲减退、神经痛等；三是骨骼肌损伤。且重型患者更易出现神经系统并发症，约有 15% 的重型新型冠状病毒肺炎患者意识水平发生改变，而轻型患者中有 2.4% 的患者意识水平发生改变。这可能是病毒入侵中枢神经系统（在大脑和脑脊液中已发现新冠病毒）或系统性疾病所致。

此外，在新型冠状病毒肺炎患者中常见的特定神经系统症状包括嗅觉障碍（35.7% ~ 85.6%）和味觉障碍（33.3% ~ 88.8%），特别是在轻型病例中。嗅觉障碍是新冠病毒感染的重要症状之一，应考虑对此类患者进行"自我隔离和检测"。美国耳鼻咽喉头颈外科学会还建议将嗅觉障碍和味觉障碍纳入新冠病毒的筛查清单。以上均提示新冠病毒的感染可能会直接损伤嗅区黏膜、嗅觉受体细胞，同时导致嗅觉通路的退行性改变。

五、肝肾功能损害

（一）新型冠状病毒肺炎与肝损伤

在此前的 SARS 疫情中，有多达 60% 的 SARS 患者存在肝功能不全，并且在 MERS–CoV 感染的患者中也存在肝功能受损现象。而目前，越来越多的报道同样表明新型冠状病毒肺炎患者的肝脏相关酶异常，存在不同程度的肝损伤。并且发现肝脏相关酶的增加主要发生在男性和病情较重的患者中。低白蛋白是其严重感染和预后不良的标志之一。

国内专家通过近期对新型冠状病毒肺炎的研究，指出肝损伤的主要表现为 ALT/AST 水平异常，胆红素水平略有升高，并且新型冠状病毒肺炎重型患者的发展性肝损伤比例明显高于轻型患者。在新型冠状病毒肺炎的死亡病例中，肝损伤的发生率可能高达 58.06% 和 78%。此外，病情严重的新型冠状病毒肺炎患者的转氨酶和胆红素升高的发生率是其他患者的 2 倍以上。因此有学者认为新冠病毒可直接与肝脏中的 ACE2 结合，从而直接对肝脏造成损伤。但不可否认的是，部分用于治疗新型冠状病毒肺炎患者的药物，如洛匹那韦、利托那韦等，也可造成药物性肝损伤。综上所述，新型冠状病毒肺炎患者肝损伤的发生机制还值得进一步商榷。

迄今为止，鲜有关于新型冠状病毒肺炎患者并发急性肝衰竭的病例报道，新型冠状病毒肺炎重型患者多见肝功能障碍。在新型冠状病毒肺炎的轻型患者中，肝损害通常是短暂的，随着病情的好转其肝损伤可逐渐恢复正常。但是，当发生严重的肝损伤时，通常这类患者需要使用具有护肝功能的药物。尽管尚无法量化临床上明显的肝功能异常，但我们也应该将肝功能作为日后随访的重点观察指标，如发现异常要及时治疗，避免更加严重的肝损伤。

（二）新型冠状病毒肺炎与肾损伤

急性肾损伤（acute kidney injury，AKI）是新型冠状病毒肺炎主要的并发症之一，在新型冠状病毒肺炎重型患者中尤其是在严重感染患者中更为常见。并且研究发现新型冠状病毒肺炎患者的病死率与 AKI 的并发率具有相关性。由于新冠病毒可入侵肾脏，有高达 25% 的感染新冠病毒的重型患者，尤其是有潜在并发症的患者发生了急性肾损伤。与新型冠状病毒肺炎相关的急性肾损伤的发生可能是由于容量减少、多器官功能衰竭、病毒感染导致肾小管损伤、血管损伤、肾小球肾炎或横纹肌溶解。新型冠状病毒肺炎患者的尸检报告显示，经新冠病毒感染后患者的肾脏细胞存在异常，并且发现患者存在明显的近端急性肾小管损伤，以及由此发生的内皮损伤、肾小球和血管病理变化。此外，新冠病毒与 ACE2 受体结合，在肾足细胞和近端肾小管上皮细胞中大量表达。目前可以认为 ACE2 作为结合位点，在肾脏损伤机制中发挥了重要作用。

研究发现，在新型冠状病毒肺炎患者中有 7%～63% 的患者被检测出蛋白尿。另一项研究中有 26.7% 的新型冠状病毒肺炎患者出现了血尿。美国肾脏病学会杂志指出在重型及危重型新型冠状病毒肺炎患者中，蛋白尿（分别为 81.2% 和 85.7%）和血尿（分别为 39.1% 和 69.6%）的发生率较高。在

333 例新型冠状病毒肺炎患者中，合并 AKI 患者与非 AKI 组相比，其蛋白尿（88.6% vs. 63.1%）和血尿（60% vs. 41.7%）发生率更高。并且一项回顾性研究显示，与未合并 AKI 的新型冠状病毒肺炎患者相比，并发 AKI 的新型冠状病毒肺炎患者预后更差。

此外，对于新型冠状病毒肺炎的重型患者而言，除新冠病毒外，药物的肾毒性所导致的潜在肾脏损害也是不容忽视的。因此，对相关生物标志物的连续监测可能是评估重型患者住院前 7d 是否可能合并 AKI 的有效手段。若生物标志物的监测结果提示患者发生 AKI 的风险较高，则需要及早干预。整体而言，通过密切监测患者肌酐和尿量等指标，优化血容量和血流动力学状态，避免使用肾毒性药物（例如，氨基糖苷类、ACE 抑制剂、非甾体抗炎药），可在一定程度上减轻新型冠状病毒肺炎患者可能出现的肾损伤问题。

六、生殖系统损伤

新冠病毒以 ACE2 作为其受体，可感染体内表达 ACE2 的各种细胞。其中睾丸表达大量的 ACE2，主要集中在睾丸精原细胞、支持细胞和间质细胞，这几种细胞均与男性生殖功能密切相关。既往研究显示，SARS 病毒感染可引起睾丸炎、生精小管破坏和男性生育力损伤。总结 37 例系统尸检和 54 例微创尸检的病理结果，发现患者的睾丸显示出不同程度的生精细胞减少和损伤。对 13 名武汉新型冠状病毒肺炎患者的临床研究发现，排除 1 例死亡病例外，在剩余 12 例无症状或者轻型患者提供的精液以及死亡者的睾丸组织中，均未检测到新冠病毒。尽管尚无确切临床研究证实新冠病毒感染能够损伤睾丸及影响男性生育能力，但新冠病毒与 SARS 病毒高度相似，其感染入侵细胞的受体相同（即 ACE2），理论上新冠病毒可能借助 ACE2 侵犯生殖系统，影响男性生育功能。因此感染新冠病毒的育龄男性患者的生殖健康问题应该受到关注，康复后应进行生育力检查。

七、心理障碍

新型冠状病毒肺炎疫情是一场突如其来的疫情，由于它的暴发性、不可预测性，甚至危及生命，在心理学上被认为是创伤性、应激性事件。这类事件的发生往往会破坏人的安全感、信任感、控制感、自尊、亲密关系等基本需求，导致认知、情绪和行为的系列变化，严重者会发展成为焦虑障碍、抑郁障碍等，甚至出现创伤后应激障碍症状。中国科学院院士、北京大学第六医院院长陆林的团队通过对 5 万人进行网络调查发现，新型冠状病毒肺炎疫情对国民精神心理健康的负面影响正在显现。中国普通人群中抑郁、焦虑、失眠以及急性应激反应的发生率为 30% 左右；在新型冠状病毒肺炎患者中，这些精神心理症状的发生率高达 70%。此外，医务工作者轻度以上焦虑症状、抑郁症状、失眠症状和各类精神心理问题的发生率高达 50%，其中抗疫一线的医务工作者焦虑、抑郁和各类精神心理问题的发生风险显著增加。

2020 年 5 月《柳叶刀·精神病学》杂志发表了对冠状病毒感染疾病导致的精神疾病后果进行的首次系统回顾和 Meta 分析，研究纳入 3550 例新型冠状病毒肺炎、SARS 和 MERS 住院患者，年龄在 12 ~ 68 岁，随访时间在 60d ~ 12 年。系统评价显示，急性疾病期间，SARS 和 MERS 患者中有 28% 出现精神错乱、33% 情绪低落、36% 焦虑、34% 记忆力减退和 42% 失眠的状况。对病后恢复的人群（6w ~ 39 个月）研究发现，患者中 11% 出现情绪低落、12% 失眠、12% 焦虑、13% 易怒、19% 记忆障碍、19% 疲劳、30% 创伤性记忆，以及 100% 睡眠障碍。荟萃分析表明，在发病后阶段，创伤后应激障碍的时点患病率为 32.2%，抑郁发生率为 14.9%，焦虑障碍患病率为 14.8%。从长远角度来看，临床医生应重视新型冠状病毒肺炎疫情后，抑郁症、焦虑症、疲劳、创伤后应激障碍等常见精神问题发病的可能性。2020 年 1 月，国家卫生健康委员会发布了一份《新型冠状病毒肺炎疫情下紧急心理危机干预指导原则》。该指导原则参考了 2003 年抗击 SARS 暴发的经验，建议应为感染新冠病毒的患者、治疗患者的医务人员、密切接触者、在家自我隔离的疑似病例以及患者的亲友提供心理健康服务。

新冠病毒不仅攻击我们的身体，也会造成心理上的痛苦。疫情后时代，我们应该重视精神健康问题，密切关注感染者及患者、密切接触者、丧亲家属以及医护人员等重点人群的精神心理健康问题，提供个性化诊疗并长期随访，切实降低新型冠状病毒肺炎疫情对精神心理健康的负面影响。

八、特殊人群

（一）孕妇

新型冠状病毒肺炎孕妇患者的临床特征与新型冠状病毒肺炎非妊娠成年患者相似，多表现为绝对淋巴细胞计数减少，C 反应蛋白、红细胞沉降率和 D - 二聚体增加，白细胞正常。常见症状包括发热和咳嗽，肌痛、不适、喉咙痛、腹泻和气短等症状较少。对 108 例新型冠状病毒肺炎孕妇的分析发现，新型冠状病毒肺炎孕妇通常在入院时出现发热（68%）、持续干咳（34%）、不适（13%）和呼吸困难（12%），仅 7 例（6%）腹泻。在 68 例（59%）有记录的病例中，报告了 40 例淋巴细胞减少。此外，发现 64 例中有 45 例 CRP 升高（70%）。研究显示，约 3% 新型冠状病毒肺炎孕妇须接受重型诊疗，早产率为 20%，新生儿死亡率为 0.3%。

妊娠后期肺总容量下降，无法有效清除肺部分泌物，而新型冠状病毒肺炎从肺实质的局灶性变迅速发展为双侧弥漫性肺实质实变，在上述肺部改变的背景下，更易导致妊娠期低氧性呼吸衰竭。伊朗卫生和医学教育部的官方网站报道了 2 名新型冠状病毒肺炎孕妇在分娩后出现急性呼吸窘迫综合征并死亡。且多项研究显示妊娠合并新型冠状病毒肺炎的患者可出现早产、流产、胎儿宫内生长受限，亦可出现其他产科并发症，如先兆子痫、胎膜早破、宫缩不规则、死产等，但这些并发症是否与新型冠状病毒肺炎有直接的因果关系，需要进一步调查。由于妊娠期特有的免疫反应和新型冠状病毒肺炎感染后"细胞因子风暴"的潜在风险，新型冠状病毒肺炎孕妇可能会面临严重的发病甚至死亡。此外，据报道，新生儿不良影响包括胎儿窘迫、早产、呼吸窘迫、血小板减少和肝功能异常。然而，尚不清楚这些影响是否与母体新冠病毒感染有关。

（二）儿童

儿童新型冠状病毒肺炎发病多数与成人患者具有流行病学联系。与成人患者相比，儿童临床表现不典型，相对温和，多数感染儿童临床表现轻微，

101

预后良好，大部分患儿在发病后 1 ～ 2w 内痊愈。感染新冠病毒的儿童可能无症状或有发热、干咳和疲劳，并伴有少数上呼吸道感染症状，包括鼻塞、流涕，可有胃肠道症状，如腹部不适、恶心、呕吐、腹痛和腹泻等。

最新研究表明，儿童和青少年持续出现一种罕见新兴炎性疾病，即小儿炎症性多系统综合征（paediatric inflammatory multisystem syndrome，PIMS），类似一种感染后表现，可能与新型冠状病毒肺炎相关。据报道，该综合征与川崎病、中毒性休克综合征、细菌性脑膜炎和巨噬细胞活化综合征具有共同特征。常见特征包括腹痛、其他胃肠道症状、皮疹和心肌炎症。其中，胃肠道症状较为突出，一项队列研究显示，84% 的患儿会出现该症状，70.5% 的患儿伴皮疹。此外，异常心脏表现也很常见，在纽约开展的一项队列研究显示，16 例新型冠状病毒肺炎合并类似 PIMS 的患儿中有 10 例（60%）出现非特异性 ST/T 波异常，约有 1/3 患儿入院后心电图表现出中重度心室功能障碍。另有一项研究发现，1/3 此类患儿左心室射血分数 <30%。少数病例出现死亡。

根据法国公共卫生局检测数据，156 例经通报的 PIMS 病例中有 95 例确诊新型冠状病毒肺炎，估计其发生风险为 2/10000。同时 PIMS 病例的流行曲线遵循新型冠状病毒肺炎的流行曲线，多在感染后 4 ～ 5w 出现，支持了新冠病毒感染与 PIMS 之间存在因果关系。另一家法国研究机构分析了在巴黎新型冠状病毒肺炎大流行期间，21 例川崎样多系统炎症综合征患者的临床特征与新冠病毒感染的相关性，结果表明，约 90% 患者的新冠病毒分子或血清学检测呈阳性。从具有病毒性症状早期至川崎样疾病发作，中位时间为 45d。57% 的患者表现为川崎病休克综合征，76% 表现为心肌炎。所有患者病程早期均有胃肠道症状，且炎症标志物升高。

意大利贝加莫省的一项回顾性研究显示，在新型冠状病毒肺炎流行的 1 个月内，川崎样疾病病例数量增加，发病率比过去 5 年增加了 30 倍。并且该项研究中患者所表现的临床和生化特征与以往川崎病患者的队列研究有差异，患者年龄较大，有呼吸道和胃肠道受累，以及脑膜刺激征和心血管受累的征兆，表明该综合征与新型冠状病毒肺炎流行之间具有强关联性。

根据当前的证据,该综合征与新型冠状病毒肺炎之间具有一定的关联,但尚不能明确其是否是以新冠病毒感染为诱因而导致的川崎病,或是其他综合征的叠加,仍须进一步研究。

第三节 长 期 症 状

在美国国家卫生和护理研究所最新发布的指南中定义了"长期COVID",它包括如下。

(1)急性新型冠状病毒肺炎:长达4w的新型冠状病毒肺炎症状和体征。

(2)持续新型冠状病毒肺炎症状:4 ~ 12w新型冠状病毒肺炎的体征和症状。

(3)新型冠状病毒肺炎后综合征:在感染期间或之后出现的与新型冠状病毒肺炎一致的体征和症状,持续超过12w,并且无法通过其他诊断加以解释。

常见的长期症状包括疲劳乏力、呼吸困难、心理健康障碍(例如焦虑、抑郁)、神经认知障碍、睡眠障碍、持续咳嗽、疼痛、低热、胸痛/胸前压榨感、心悸、肌痛、关节痛、头痛、视力改变、听力丧失、耳痛、耳鸣、咽痛、味觉/嗅觉丧失、行动困难、肢体麻木、头晕、震颤、记忆丢失、心境改变、皮疹、胃肠道症状、谵妄(老年人)等。

1.疲劳、疼痛

与SARS患者一样,新型冠状病毒肺炎患者也会出现严重且持久的疲劳症状。爱尔兰的一项研究表明急性期恢复的新型冠状病毒肺炎患者中有超过一半的患者在初次发病10w后出现了持续疲劳的症状(67/128,52.3%),并且该研究认为疾病严重程度与疲劳之间没有关联。意大利一家医院对143名的新型冠状病毒肺炎患者进行随访,有87%患者出现了持续症状,最明显的症状是疲劳(53.1%),除此之外呼吸困难(43.4%)、关节痛(27.3%)和胸痛(21.7%)也是常见的持续症状。

2.呼吸困难、咳嗽

长期新型冠状病毒肺炎中损伤最明显的在肺部，因为新型冠状病毒肺炎最开始是呼吸道感染。英国的一项研究指出，在 100 例住院患者中（32 例在 ICU 中接受治疗，68 例在医院病房接受治疗），出院后几周出现了疲劳（ICU 组为 72%，病房组为 60.3%）、呼吸困难（ICU 组为 65.6%，病房组为 42.6%）和心理压力（ICU 组为 46.9%，病房组为 23.5%）等持续症状。中国的一项回顾性研究对 103 名新型冠状病毒肺炎患者进行了随访，研究表明出院 1 个月后有 54.4% 的患者肺功能仍然受损。一项研究对住院患者进行了追踪，发现出院 1 个月后仍有 70% 以上的患者报告呼吸急促，而 13.5% 的患者在家中仍在使用氧气。

3.心理健康障碍

米兰的一家医院在对 402 名新型冠状病毒肺炎患者出院 1 个月后的随访中发现，有大部分患者存在心理健康障碍，其中 42% 的患者出现焦虑症状，40% 的患者发生失眠，31% 的患者有抑郁症状，28% 的患者有创伤后应激障碍，此外，还有 20% 的患者为强迫症。

另有一项对新型冠状病毒肺炎患者进行中期随访的前瞻性研究发现，在新型冠状病毒感染 3 个月后部分患者存在持续性抑郁症状。中国深圳一项研究发现，在恢复期中 126 名新型冠状病毒肺炎患者心理健康障碍的总体患病率为 54.8%，主要症状分别为抑郁（38.1%），过度紧张（31%）和焦虑（22.2%）等。

通过各国学者的随访及回顾性研究发现，在新型冠状病毒肺炎康复患者中，大部分患者存在 1 个持续症状，部分患者可能会出现 2 ~ 3 个持续症状，目前症状持续时间暂不明确，对于这一现象应予以重视，尽早干预治疗，减少患者的病痛。

第四节　中医药对新型冠状病毒肺炎并发症、后遗症和长期症状的认识与作用

　　未病先防、既病防变、瘥后防复是中医学"治未病"理论中的重要内容，对新型冠状病毒肺炎患者的并发症、后遗症及长期症状的预防及康复具有重要的指导意义。中医药可辨证施治，运用中药、针灸、推拿、养生功法、饮食起居调摄等多种手段，综合康复，鼓舞患者正气，清理机体内余邪，从而减少并发症、后遗症及长期症状的发生，提高患者生活质量，改善疾病的预后。

　　所谓后遗症，是指疫病愈后或近愈之际，"由余邪未尽，或由失于调理，或不知禁忌"而出现的病症。中医认为新型冠状病毒肺炎总属"湿毒疫"，病位以肺、脾两脏为主，但由于湿邪其性黏滞，故其致病常表现为病情缠绵难愈，病程较长，所以易生后遗症。而毒邪传变迅速，变化多端，易损心、肝、肾等多脏腑，是新型冠状病毒肺炎病情加重的重要原因。因此，湿与毒共为新型冠状病毒肺炎并发症、后遗症及长期症状发生的关键病理因素。

　　中医药在新型冠状病毒肺炎并发症、后遗症及长期症状中所发挥的作用，首先体现在预防方面。中医药可减少新型冠状病毒肺炎患者并发症、后遗症及长期症状的发生。对于恢复期的新型冠状病毒肺炎患者，病毒核酸检测虽然已经转为阴性，但乏力、咳嗽、精神状态差等症状仍然存在，肺部还存在未完全吸收的炎症，属于正气不充、余邪未尽的状态。此时使用中药治疗可以扶助人体正气，调整机体阴阳平衡，促进肺部炎症的吸收，减少粘连，加快损伤脏器组织的病理修复，提高机体的免疫功能，减少并发症、后遗症及长期症状的发生，使新型冠状病毒肺炎患者尽早痊愈。

　　其次体现在治疗方面，对于遗留的肺功能障碍以及肺纤维化等疾病，中药具有多靶点治疗的优势，可针对"细胞因子风暴"合并的诸多"痰、瘀、热、毒、虚"等肺部后遗症，采取益气活血、养阴清热、燥湿化痰、软坚散结等方法，达到较好的疗效。既往研究已明确，具有益气活血功效的方药如补中益气汤、

益气活血散等对肺纤维化疾病具有较好的疗效，可改善患者临床症状，提高生活质量，并促进肺部影像学表现、肺功能、氧分压等方面的恢复。而对于新型冠状病毒肺炎患者的心理障碍，中医药的优势更为明显。临床研究已证实连花清瘟胶囊、金花清感颗粒、藿香正气胶囊等中药，对于新型冠状病毒肺炎疑似及新确诊的病例，可起到缓解患者的恐惧、焦虑等心理障碍的作用。中医药治疗心理疾患，还注重因人施治、辨证调神，结合语言沟通、心理疏导，同时配合中药、针灸等治疗方法，共同起到形神兼治、身心并调，可有效改善新型冠状病毒肺炎患者的心理障碍。

总体而言，中医药对于防治新型冠状病毒肺炎的并发症、后遗症及长期症状具有独特优势，且切实有效。对可能出现的并发症、后遗症及长期症状，首先，应基于中医"治未病"的理论，抓住新型冠状病毒肺炎的根本病机，治疗中及早采取相应措施，并针对病情的发展阶段和受损的脏腑来辨证调治，以减少并并发症、后遗症及长期症状的发生。其次，根据新型冠状病毒肺炎患者的具体情况，适当改善其周围环境，合理调节其饮食、情志，并且结合汤药、艾灸、八段锦、太极拳等综合治疗手段，积极治疗新型冠状病毒肺炎的并发症、后遗症及长期症状，促进患者的康复。

为加强武汉新型冠状病毒肺炎患者出院后的系统化康复治疗，发挥中西医结合的优势，湖北省中西医结合医院、武汉市中医医院建立了新型冠状病毒肺炎患者康复门诊，并建立了全国新型冠状病毒肺炎康复协作网络。该协作网络得到了全国数十家医疗机构的积极响应，康复门诊内涉及了肺功能、心理、饮食指导、体育疗法锻炼等多方面、全流程、多手段、广范围的网络体系。

第六章　中西医结合康复治疗

第一节　概　　述

新型冠状病毒肺炎疫情暴发已1年余，我国相继出现多地散发及局部小规模聚集疫情，在党中央国务院的正确领导下，各地政府和卫生主管部门汲取经验、科学防控，有序组织救治工作，都在较短时间内控制住了疫情。除了关注疫情形势之外，感染后的后遗症和长期COVID症状也应该被给予重视。目前，国内外报道的新型冠状病毒肺炎后遗症确实普遍存在且部分患者后遗症较为严重。国内新型冠状病毒肺炎患者后遗症问题虽不如欧美国家报道的那么严重，但是也应给予高度关注。自2020年3月开始，张伯礼院士在武汉带领团队持续关注并从事新型冠状病毒肺炎康复诊疗工作，根据这一年在武汉协和医院、武汉市中中医院、天津中医药大学组织的康复诊疗观察，以及在石家庄巡诊看到的情况，新型冠状病毒肺炎患者经过积极救治，达到了出院标准后既可出院，但仍有患者出院后存在部分后遗症，影响其生活、生存质量。因此，应及早康复、综合康复、规范康复，这样可以达到防复阳促痊愈的目的，帮助患者早日回归岗位、回归社会。

为进一步加强出院患者主要功能障碍的康复治疗工作，在中央指导组的全程指导下，在中华中医药学会和中国康复医学会的支持下，由中央指导组专家组成员张伯礼院士、王辰院士等相关专家牵头组织，武汉抗疫一线的部分中医药专家以及华中科技大学附属协和医院和武汉市中医医院的相关专家共同起草了《新型冠状病毒肺炎恢复期中西医结合康复指南（第一版）》。该指南在认真学习国家中医药管理局制订的《新型冠状病毒肺炎恢复期中医康复指导建议（试行）》《湖北省新型冠状病毒肺炎中西医结合康复诊疗方案（试行）》，中国康复医学会发布的《新型冠状病毒肺炎疫情期间康复诊疗工作综合指导意见（第二版）》《2019新型冠状病毒肺炎呼吸康复指导意见（第一版）》基础上，结合武汉地区新型冠状病毒肺炎患者恢复期临床表现及病证特点，基于中西医结合、支撑医学观察、便于实施、利于坚持等原则，参考了武汉部分医院患者康复实践而制订。并征求了国内中西医呼吸、中西医急诊、康复、心身等相关领域专家的意见后进行多次修订。由于目前对新型冠状病毒肺炎康复规律的认识尚待进一步提高，加之编制时间紧张，指南中也有一些不足的地方，在康复实践中不断完善。《新型冠状病毒肺炎恢复期中西医结合康复指南（第一版）》已于2020年4月由中华中医药学会和中国康复医学会共同发表。

患者在康复驿站进行早期康复干预（图6.1）。

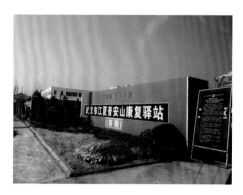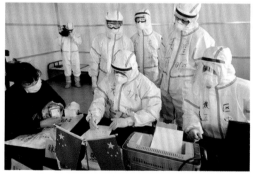

图 6.1　患者在康复驿站进行早期康复干预

注：按照武汉市防控指挥部的统一部署，江夏普安山方舱医院在安排所有患者出院后，被改造成普安山康复驿站，该医院的功能也由专门接收新型冠状病毒肺炎轻型患者转变为接收治愈的康复隔离患者。

第二节　管理目标和原则

一、康复的目标

对于新型冠状病毒肺炎出院患者，康复的目标主要是改善呼吸困难症状和功能障碍，减少并发症，缓解焦虑抑郁情绪，降低致残率，最大程度恢复日常生活活动能力，提高生活质量。

二、康复的对象和场所

对象：符合《新型冠状病毒肺炎诊疗方案（试行第八版）》确诊病例的诊断标准，经治愈出院的新型冠状病毒肺炎患者，存在呼吸功能、躯体功能、心理及社会功能障碍，且无康复治疗相关禁忌证。

场所：指定的出院后患者康复医疗机构、隔离场所、社区、家庭。

三、康复诊疗工作原则

（1）康复诊疗工作须严格按照国家卫生健康委员会发布的《医疗机构内新型冠状病毒感染预防与控制技术指南（第一版）》《新型冠状病毒感染的肺炎防控中常见医用防护用品使用范围指引（试行）》《新型冠状病毒肺炎防控方案》等文件要求做好各种防护。

（2）重视患者康复评估，制订具有针对性的、个体化的中西医结合康复方案，确保患者最大获益。

（3）重视康复科普宣教、心理咨询，可采取视频、微信、宣传手册等各种方式进行远程康复指导。

第三节　康复诊疗流程和评估

一、康复诊疗流程

（一）新型冠状病毒肺炎患者住院康复流程

（1）康复医生接诊（会诊）并评估病情；治疗师接诊，评估患者功能状态。

（2）康复小组讨论，制订康复处方并执行。

（3）治疗后反馈。

（4）康复小组再讨论（1w后），调整临床康复治疗。

（5）出院前评估（2～3w后）。

（6）居家康复远程指导。

（二）新型冠状病毒肺炎患者门诊康复流程

（1）门诊康复医生接诊并评估病情；治疗师接诊，评估患者功能状态。

（2）康复小组讨论，制订康复处方并执行。

（3）患者复诊。

（4）康复小组再讨论（1～2w后），调整临床康复治疗。

（5）患者随访。

（三）新型冠状病毒肺炎患者居家康复流程

（1）出院前功能评估。

（2）制订居家康复处方，进行出院前健康宣教，并通过微信、视频监督指导执行。

（3）定期复诊。

（4）再评估（1～2w后），调整康复方案。

二、康复评估

（一）呼吸功能评估

1. 呼吸困难量表

常用的有 Borg 评分量表、mMRC 量表等。

2. 肺功能评定的主要测定指标

第 1 秒用力呼气容积（FEV_1）、一秒率（FEV_1/FVC）、用力肺活量（FVC）、最大通气量（MVV）、深吸气量（IC）、肺总量（TLC）。

3. 呼吸评定的主要测定指标

最大吸气肌力指数（MIP）、吸气流速峰值（PIF）、吸气体积（VC）。

（二）徒手心肺功能评估

1.6 分钟步行试验

间接反映受试者摄氧能力和机体耐力。

2.2 分钟踏步测试

间接反映受试者运动耐力。

（三）徒手肌力评估

1. 30 秒椅子站立试验

评估下肢的功能情况和大腿力量。

2. 30 秒手臂屈曲试验

评估上肢肌群力量。

（四）徒手柔韧性评估

1. 改良转体试验

测试躯干旋转的柔韧性。

2. 抓背试验

评估肩关节的柔韧性。

3. 座椅前伸试验

评估双下肢和下背部的柔韧性。

（五）徒手平衡评估

1. 单腿直立平衡试验

评估姿势的稳定性。

2. 功能性前伸试验

评估老年人群的平衡能力。

（六）心理功能评估

1. 贝克抑郁自评量表（PHQ-9）

评估患者抑郁心境的严重程度。

2. 广泛焦虑量表（GAD-7）

评估患者焦虑心境的严重程度。

3. 创伤后应激障碍检查表（PCL）

评估患者是否有创伤后应激障碍的情况。

（七）日常生活活动能力评估

根据改良 Barthel 指数进行评估。

（八）生存质量评估

世界卫生组织生存质量测定量表简表（WHOQOL-Bref）或健康调查简表（SF-36）。

第四节　康 复 治 疗

一、康复干预措施

（一）西医干预措施

1.健康教育

包括但不限于疾病的认识、康复的意义和重要性、生活方式的调整等。

2.呼吸训练

如果患者在出院后存在气促、喘憋、排痰困难等症状，应在临床医疗处理的基础上针对性安排以下训练。

（1）呼吸模式训练：包括体位管理、调整呼吸节奏、胸廓活动度训练等。

（2）吸气肌训练：如存在吸气肌功能障碍建议进行吸气肌训练，利用阈值呼吸肌训练器，50%MIP 起始，每周增加 5%，到 70% 维持，采用高强度间歇训练（HIIT）方式。

部分 ICU 获得性虚弱的患者，可使用呼吸训练器进行吸气肌训练，初始负荷为最大吸气压的 30%，每组 5 次吸气，吸气间隔不少于 6s，每次训练做 6 组，组间休息 1min，频率为每日 1 次。

（3）排痰训练：在清洁气道时可采用主动循环呼吸技术的方法帮助排痰，以减少咳嗽耗能；还可使用振动正压通气（OPEP）等器械辅助。

对于有痰液潴留且排痰困难的患者，鼓励患者先用体位引流的方式进行排痰，建议针对受累肺叶行体位引流，让患者保持健侧肺在下的侧卧位，保持气道清洁，延缓呼吸功能减退，改善呼吸功能。

3.运动处方

（1）有氧运动：有氧运动根据 FITT（frequency, inten-sity, time,

type）原则制订如下运动处方。

频率（F）：3 ~ 5 次 /w。

强度（I）：根据患者心肺运动功能循序渐进地调整运动强度，可从非常低强度 [运动中心率 < 57%HRmax 或心率上升 < 30% 心率储备（HRR）或自感用力度（RPE）< 9/20）]→低强度（57%HRmax < 运动中心率 < 63%HRmax 或 30%HRR < 心率上升 < 39%HRR 或 RPE：9/20 ~ 11/20）→中等强度（64%HRmax < 运动中心率 < 76%HRmax 或 40%HRR < 心率上升 < 59%HRR 或 RPE：12/20 ~ 14/20）。

时间（T）：10 ~ 30min/ 次，前 3min 为热身阶段，最后 5min 为整理阶段，为运动中强度的 30% ~ 40%（若采用间歇运动形式，计算累计的运动时间）。

类型（T）：持续或间歇的原地踏步、室内 / 室外步行、室内 / 室外踏车、太极等。

（2）力量训练：力量训练推荐使用渐进抗阻训练法，每个目标肌群的训练频率是 2 ~ 3 次 /w，负荷为 8 ~ 12RM（即每组重复 8 ~ 12 个动作），1 ~ 3 组 / 次。

（3）平衡训练：合并平衡功能障碍的患者，应予以介入平衡训练，如康复治疗师指导下的徒手平衡训练、平衡训练仪等。

（4）中国传统功法：太极拳动作缓慢、平稳，讲究呼吸与动作配合。动作在起身、屈臂、手臂向内收、蓄劲时，采用吸气配合；动作在下蹲、伸臂蹬脚、手臂向外开、发劲时，采用呼气配合。简言之，动作外展为呼，内收为吸；动作沉降为呼，提升为吸；发劲时为呼，蓄劲时为吸。不管哪种呼吸，基本要领均为细、匀、深、长。太极拳锻炼中的节律性呼吸不仅能增强肺通气和换气功能，提高机体摄氧能力，同时能增强肢体运动能力，改善下肢肌肉力量和平衡能力等。24 式太极拳可早晚各练习 1 次。

八段锦是一套独立而完整的健身法。其中，"两手托天理三焦"通过上肢的运动可以带动肋骨上提，胸廓扩张，脊柱伸展，腹部肌肉牵拉，配合呼吸，有助于改善呼吸功能和消化功能。练习八段锦还可改善肢体的运动功能、平衡功能以及缓解焦虑紧张的情绪。八段锦每段可做6次。

八段锦图解：

1. 两手托天理三焦法

自然站立，两足平开，与肩同宽，含胸收腹，腰脊放松。正头平视，口齿轻闭，宁神调息，气沉丹田。双手自体侧缓缓举至头顶，转掌心向上，用力向上托举，足跟亦随双手的托举而起落。托举6次后，双手转掌心朝下，沿体前缓缓按至小腹，还原（图6.2）。

2. 左右开弓似射雕法

自然站立，左脚向左侧横开一步，身体下蹲成"骑马步"，双手虚握于两髋之外侧，随后自胸前向上划弧提于与乳平高处。右手向右拉至与右乳平高，与乳距约两拳，意如拉紧弓弦，开弓如满月；左手捏剑诀，向左侧伸出，顺势转头向左，视线通过左手食指凝视远方，意如弓剑在手，等机而射。稍作停顿后，随即将身体上起，顺势将两手向下划弧收回胸前，并同时收回左腿，还原成自然站立。此为左式，右式反之。左右调换练习6次（图6.3）。

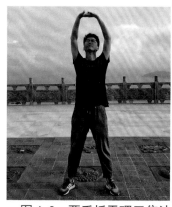 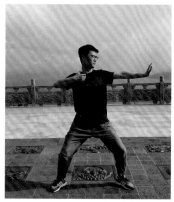

图6.2　两手托天理三焦法　　图6.3　左右开弓似射雕法

3. 调理脾胃须单举法

自然站立，左手缓缓自体侧上举至头，翻转掌心向上，并向左外方用力举托，同时右手下按附应。举按数次后，左手沿体前缓缓下落，还原至体侧。右手举按动作同左手，唯方向相反（图6.4）。

4. 五劳七伤向后瞧法

自然站立，双脚与肩同宽，双手自然下垂，宁神调息，气沉丹田。头部微微向左转动，两眼目视左后方，稍停顿后，缓缓转正，再缓缓转向右侧，目视右后方稍停顿，转正。如此6次（图6.5）。

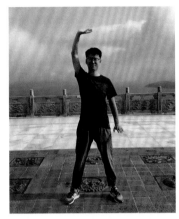 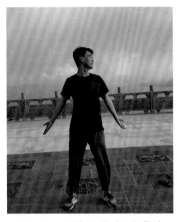

图 6.4 调理脾胃须单举法　　图 6.5 五劳七伤向后瞧法

5. 摇头摆尾去心火法

两足横开，双膝下蹲，成"骑马步"。上体正下，稍向前探，两目平视，双手反按在膝盖上，双肘外撑。以腰为轴，头脊要正，将躯干划弧摇转至左前方，左臂弯曲，右臂绷直，肘臂外撑，头与左膝呈一垂线，臀部向右下方撑劲，目视右足尖；稍停顿后，随即向相反方向，划弧摇至右前方。反复6次（图6.6）。

6. 两手攀足固肾腰法

松静站立，两足平开，与肩同宽。两臂平举自体侧缓缓抬起至头顶上方转掌心朝上，向上作托举劲。稍停顿，两腿绷直，以腰为轴，身体前俯，双手顺势攀足，稍作停顿，将身体缓缓直起，双手右势起于头顶之上，两臂伸直，掌心向前，再自身体两侧缓缓下落于体侧（图6.7）。

7. 攒拳怒目增气力法

两足横开，两膝下蹲，呈"骑马步"。双手握拳，拳眼向下。左拳向前方击出，顺势头稍向左转，两眼通过左拳凝视远方，右拳同时后拉。与左拳出击形成一种"争力"。随后，收回左拳，击出右拳，要领同前。反复6次（图

6.8）。

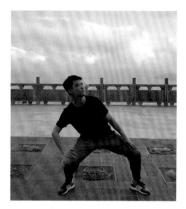

图 6.6 摇头摆尾去心火法

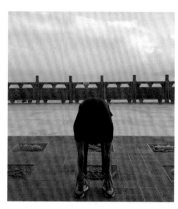

图 6.7 两手攀足固肾腰法

8. 背后七颠百病消法

两足并拢，两腿直立，身体放松，两手臂自然下垂，手指并拢，掌指向前。随后双手平掌下按，顺势将两脚跟向上提起，稍作停顿，将两脚跟下落着地。反复 6 次（图 6.9）。

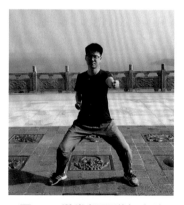

图 6.8 攒拳怒目增气力法

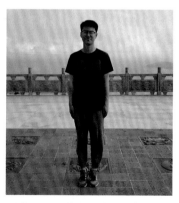

图 6.9 背后七颠百病消法

呼吸六字诀包括"嘘（xu）、呵（he）、呼（hu）、呬（xi）、吹（chui）、嘻（xi）"，依次每个字 6s，反复 6 遍，腹式呼吸方式，吐故纳新，调整肝、心、脾、肺、肾、三焦等脏腑及全身的气机，锻炼呼吸肌，改善呼吸功能，和缓情绪，配合肢体动作还可以改善运动功能。建议每天 1～2 组，根据个人具体情况调整运动方式及总量（图6.10）。

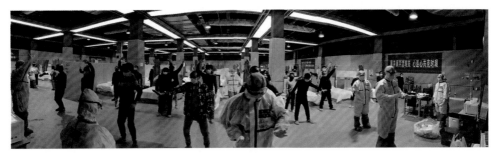

图 6.10　江夏方舱医院内医护带领患者进行八段锦练习

传统中医功法可以参照上述有氧运动的处方进行，切不可过劳。热身和整理运动可以采用静养、站桩或上下肢轻缓活动。

注意事项：

（1）疼痛：当患者存在肌肉骨骼系统的疼痛症状时，应酌情调整运动处方。

（2）乏力：对于轻型患者，出院后可以在监测血氧的情况下循序渐进增加活动强度到中等强度；对于重型患者，建议强度调整的周期应更长。

（3）气促：运动过程前后及整个过程中须强化血氧及症状监测，出现气短、喘憋、胸闷等症状时需要了解患者的指氧水平，小于93%时应终止活动。

4.日常生活活动（ADL）干预

（1）基础日常生活活动能力（BADL）干预（出院后 2 ~ 4w 内）。

对于轻型患者，在出院后 2w 内，康复焦点主要集中在对转移、如厕、洗澡等日常活动能力进行评估。评定的重点在于了解进行这些日常活动时是否存在疼痛、呼吸困难、肌力弱等因素而导致的日常活动能力障碍，并针对性地予以康复治疗。对于重型患者治疗期间因卧床制动等因素产生的挛缩、软组织损伤导致的疼痛以及关节活动受限的问题，可以通过药物、物理因子、支具及牵伸等方法进行综合治疗。对于肢体力弱导致的基础日常活动障碍，可以通过力量训练及作业治疗训练的方式进行干预。对于呼吸困难而导致的日常生活活动障碍，需要综合考虑患者呼吸功能、有氧活动能力、肢体力量等因素，也可以对患者采取节能技术训练或者节能辅助代偿的方式进行干预。

（2）工具性日常生活活动能力（IADL）干预（出院后4w以上）。

对于轻型及重型患者，出院1个月以后需要关注社会参与度等较高级别的日常活动能力，建议运用工具性日常生活活动能力进行评定，并采取针对性治疗。工具性日常生活活动能力主要包括购物、外出活动、食物烹调、洗衣服、服用药物、通信设备使用、财务处理能力等内容。须综合考虑患者在完成这些活动时的心理及躯体功能能力，通过模拟实际场景的方式进行训练，寻找出任务参与的障碍点，建议在作业治疗师指导下进行有针对性的干预。

二、中医药康复

（一）中药治疗康复

1.治疗原则

个体化治疗与综合调护相结合。针对恢复期的主要症状给予对症治疗，患者肺部炎性渗出未吸收完全，或肺间质病变，可加用马鞭草、夏枯草、三棱、莪术等；免疫功能紊乱的可用四君子汤加减；脏腑功能受损的根据症状进行脏腑功能辨治。

2.个体化治疗

（1）轻型、普通型患者恢复期

A.气阴两虚证

临床表现：热退，神疲乏力，气短汗出，自汗或盗汗，干咳痰少而黏，唇干纳差，舌质淡或红，苔少或苔薄少津，脉细或细数或细弱。

治法：补肺益气养阴。

推荐方药：生脉散合补肺汤加减。人参5g，麦门冬9g，五味子6g（打碎），黄芪20g，熟地12g，紫菀9g，桑白皮9g等。或具有同类功效的中成药。

B.肺胃阴亏证

临床表现：食欲不振，痰少质黏，潮热盗汗，口干咽燥，手足心热，舌红少苔，脉细数。

治法：滋养肺胃，清涤余邪。

推荐方药：沙参麦冬汤加减。沙参 15g，玉竹 10g，冬桑叶 10g，麦冬 15g，生扁豆 10g，天花粉 10g，生甘草 6g 等。或具有同类功效的中成药。

C.脾胃虚弱证

临床表现：纳少，脘腹胀满，食后尤甚，神倦乏力，少气懒言，大便溏薄，舌淡胖苔白，脉缓弱。

治法：补中益气，健脾和胃。

推荐方药：补中益气汤或人参归脾汤。黄芪 15g，人参（党参）15g，白术 10g，炙甘草 10g，当归 10g，陈皮 6g，升麻 6g，柴胡 12g，生姜 9 片，大枣 6 枚等。针对性缓解恢复期患者腹胀、乏力等主要症状。或具有同类功效的中成药。

（2）重型、危重型患者恢复期

A.痰热阻肺证

临床表现：咳嗽痰多，或色黄，喉间痰鸣，呼吸急促，发热烦躁，或口渴，舌质红，苔黄或黄腻，脉数或滑数。

治法：清肺化痰，化瘀通络。

推荐方药：千金苇茎汤合小陷胸汤加减，黄芩 15g，法半夏 15g，瓜蒌壳 15g，苇茎 30g，薏苡仁 20g，桃仁 15g，冬瓜仁 15g，鱼腥草 30g，浙贝母 15g，甘草 6g。或具有同类功效的中成药。

B.肺痹动喘证

临床表现：咳嗽，喘息，胸满，烦闷不安等，舌红苔黄，脉数。

治法：清热化瘀，宣肺平喘。

推荐方药：人参平肺散加减。人参（党参）9g，陈皮 15g，桑白皮 15g，知母 15g，炙甘草 10g，地骨皮 15g，五味子 6g（打碎），茯苓 12g，青皮 12g，天门冬 12g。或具有同类功效的中成药。

C.肺热津伤证

临床表现：口渴多饮，口舌干燥，尿频量多，烦热多汗，舌边尖红，苔薄黄，脉洪数。

治法：清热润燥，养阴生津。

推荐方药：清燥救肺汤加减。冬桑叶 10g，桑白皮 15g，杏仁 10g，麦冬 12g，阿胶珠 10g，枇杷叶 10g，沙参 15g，黑芝麻 15g，生石膏 30g（先下），石斛 10g 等。或具有同类功效的中成药。

D.脾肾阳虚证

临床表现：咳嗽气喘，咳痰，色白清稀、量多，畏寒肢冷，面色㿠白，神疲乏力，头晕，大便溏薄，舌淡苔白，脉沉弱或细缓。

治法：益气健脾，温补肾阳。

推荐方药：四君子汤合肾气丸加减。党参 9g，白术 9g，茯苓 9g，熟地黄 15g，山萸肉 15g，肉桂 10g，甘草 6g 等。或具有同类功效的中成药。

（二）中医理疗康复

1.穴位贴敷

选取党参、炒白术、白芥子等研细末，加入少许生姜汁或蜂蜜调糊，敷于天突、大椎、风门、肺俞（双）、中府等穴位，每日 1 次，每次约 2h，7d 为 1 个疗程，具体贴敷时间依据患者皮肤反应而定，以患者耐受能力为度。

2.灸法

选穴：神阙、气海、关元、大椎、肺俞（或风门）、膏肓。采用麦粒灸，3～5d 治疗 1 次，5 次为 1 个疗程；或予艾条灸，每日 1 次，每次 5～10min，以皮肤潮红为度，可和针刺配合应用。

3.针刺

取穴：肺俞、列缺、太渊、三阴交，针用泻法。肾俞、脾俞、足三里用补法。咽喉肿痛加少商、尺泽；热重者加大椎、曲池、尺泽；痰热郁肺证，加尺泽、曲池、天突；肺阴亏虚证，加膏肓、太溪。实证针用泻法，虚证针用补法或平补平泻法。

4.耳穴压豆

取穴：风溪、交感、神门、腹、胸、角窝中、肾上腺、咽喉、胃、十二指肠、小肠、大肠、肾、脾、心、气管、肺、三焦、内分泌等，取王不留行籽贴在 0.7cm²

的胶布中间，对准穴位贴敷。嘱患者每日按压 6 次，每次约 10min。7d 为 1 个疗程。

5. 推拿

取穴：少商、列缺、太渊、鱼际、大椎、风门、天突、肺俞、脾俞、丰隆、足三里、命门、膻中等穴，点压、按揉穴位，以酸胀感为宜。

6. 拔罐

取穴：大椎、风门、定喘、肺俞、脾俞、肺部阿是穴（按压时有酸、麻、胀、痛、沉等感觉和皮肤变化的穴位），留罐不超过 10min。

三、心理康复治疗

新型冠状病毒肺炎患者面对疫情的不确定感和不可控制感会导致心理行为应激反应、心理问题甚至精神障碍，所以患者心理康复的目标是稳定情绪，消除负面行为，增强康复信心，提高生活质量。

（一）自我心理调节

（1）客观认识和评估新型冠状病毒肺炎疫情，采取科学的防护措施，增加安全感，舒缓自己的恐惧情绪。

（2）识别接纳自己的情绪，忧虑、紧张、恐惧是绝大多数人面对疫情的正常反应，接受自己的负面情绪，重新建立新的生活规律，逐步排解负面情绪。

（3）接受家人、朋友和社会的支持和关心，逐渐恢复正常社会关系。

（4）主动获取心理健康知识和心理保健技巧，必要时主动寻求专业帮助。

（二）专业心理干预

（1）专业心理医生根据新型冠状病毒肺炎不同时期和不同类型患者的特点制订有针对性的心理干预方案。

（2）心理干预前须进行心理评估，必要时由精神科医生进行诊断和专业量表评估，根据评估结果制订相应的干预方案。

（3）对有失眠、焦虑和抑郁等需要心理支持的患者进行专业的心理干预治疗，必要时予以相关药物干预。

（4）对有冲动、焦躁和自杀倾向等精神问题的患者及时提供精神科会诊，制订专业的心理 – 精神联合治疗方案。

（三）中医情志疗法

如五行音乐疗法、移情易性法等，调畅情志，避免不良情绪。

（四）居家康复指导

（1）保持室内空气清新，温度、湿度适宜，定时开窗通风。

（2）根据气温变化及时增减衣物，防止感冒。

（3）定期消毒，保证家中卫生；注意手卫生，预防感染及传染。

（4）保持居家隔离，避免去人员密集的公共场所，减少相互接触。

（5）根据专业康复医生制订的居家康复计划，循序渐进地进行康复治疗，保证合理膳食及充足的睡眠时间。

（6）调整心理状态，恢复身体体能，逐步回归社会。

（7）关注重型患者可能遗留的后遗症，定期复查，制订有针对性的综合康复方案。

（8）中医康复预防方案：按摩、熏灸保健穴位，如大椎、关元、气海、中脘、足三里等；室内采用艾条熏灸或芳香利湿中药熏蒸，也可以制成香囊佩戴；也可进行中国传统功法锻炼。

（五）合理膳食

新型冠状病毒肺炎康复期患者结合自身身体基础，拟定合理膳食：

（1）适当限制食量，控制肉类摄取，每天宜摄入优质蛋白质150 ～ 200g。

（2）饮食宜温、宜软、宜少食多餐，宜食富营养而易消化的食物，烹调方法以蒸煮为佳。每天宜摄入谷薯类食物250 ～ 400g，新鲜蔬果500 ～ 700g。

（3）补充足量水分，1500 ～ 2000mL/d，宜多次少量饮用，以白开水或淡茶水为好。

（4）适当食用具有补气养阴、清肺化痰功效的食物，如山药、百合、莲子、红枣、银耳、梨、藕、荸荠、鸭肉、萝卜、陈皮、芦笋、蒲公英、鱼腥草、薏苡仁等。

四、注意事项

（1）通过体格检查、问卷量表、辅助检查等方法，全面、详细地评估患者的呼吸功能、躯体功能、日常生活能力、心理状态及社会参与等方面的障碍及严重程度，为制订康复方案提供依据。

（2）掌握康复治疗的适应证和禁忌证，遵循个性化原则，尤其针对高龄及存在多种基础疾病的患者，保障治疗安全性。

（3）康复治疗应注意对患者生命体征的监测，保障治疗的安全和有效，适当调整治疗周期，建议有条件的医院让患者佩戴指脉氧监测仪，进行相关评估和治疗。

（4）出院患者康复治疗应减少因不确定气溶胶生成，造成病毒扩散的风险，避免交叉感染。

（5）患者若为体质虚弱者，刺激不宜过强，康复运动以微汗为度，若有任何不适感立即终止治疗，上报康复医生，完善检查，及时处理。

第七章　预　　防

中医学强调"上工治未病"，对于疫疠之邪，主张未病先防，扶正避疫。《素问·刺法论》中就有"避其毒气"理论，以隔离为主，避免与病源接触。重视预防，但切忌恐慌，了解自身的健康状况，禁烟限酒，保证睡眠，因人而异进行持之以恒的体育锻炼，保持健康的生活方式，调节机体和心理状态才是预防的重点。

第一节　生活方式

一、注意个人防护，做到"两少两勤两通"

即少外出、少接触发热患者；勤洗手、勤喝水；室内通风、保证大便通畅。

1.减少外出活动

中医学预防强调"避其毒气"，要远离传染源，不与患者及疑似患者接触，避免走亲访友及聚餐。

避免乘坐地铁、公共汽车等公共交通工具，避免前往人群密集的场所，尤其是空气流动性差的地方，例如影院、网吧、商场、车站、机场、码头、展览馆等。避免去疫情高发区。

2.勤洗手、勤喝水

外出回家、饭前便后、护理患者、抚触动物后要及时用肥皂（洗手液）和流水彻底洗手，整个过程持续30s，搓揉时间不少于15s，可采用七步洗手法（图7.1）。如无洗手设施，可用纸巾擦拭明显污物后，使用免洗洗手液或消毒湿巾等清洁用品代替，回家后尽快洗手。

七步洗手法

掌心搓掌心　　手指交错，　　手指交错，掌心　　两手互握，
　　　　　　　掌心搓掌心　　搓手背，两手互换　　互擦指背

指尖摩擦掌　　拇指在掌中　　一手旋转揉搓另一
心，两手互换　　转动，两手互换　　手的腕部、前臂，
　　　　　　　　　　　　　　　　　直至肘部，交替进行

请注意：

  1. 每步至少来回洗5次。
  2. 尽可能使用专业的洗手液。
  3. 洗手时应稍加用力。
  4. 使用流动的洁水。
  5. 使用一次性纸巾或已消毒的毛巾擦手。

图 7.1　七步洗手法

3. 常戴口罩

外出时须戴口罩，可使用一次性医用外科口罩或一次性医用防护口罩，应注意及时更换。

4. 保持良好的卫生习惯

保持环境整洁，室内勤通风，每日至少开窗通风 2 次。冬季开窗时注意保暖，避免着凉。家庭成员不共用毛巾，保持家具、餐具清洁，勤晒衣被。

不随地吐痰，口鼻分泌物用纸巾包好，弃置于有盖垃圾箱内。咳嗽和打

喷嚏时，尽量避开人群，使用纸巾或屈肘遮掩口鼻。咳嗽或打喷嚏后要立即清洗双手或使用免洗消毒液对手消毒。

二、保持健康的生活方式，增强自身抵抗力

1.合理膳食，调畅情志

不要接触和食用野生动物，避免与牲畜接触。处理生食和熟食等的切菜板、刀具和其他用具要分开存放，处理生食和熟食之间要洗手。食物煮熟煮透，尤其是肉类、蛋类要彻底煮熟后再食用。

中医认为："凡愤怒、悲思、恐惧，皆伤元气。"恐惧情绪会使气机逆乱，致使抵御外邪的能力下降；肝郁易克脾土，心情不畅也能弱化脾胃功能，造成抵抗力下降。因疫情扩散，紧张、焦虑、失眠、烦躁等症状也纷纷出现。因此在精神调摄方面要静心寡欲，以养元气。唯有保持良好的心志，消除恐惧焦虑情绪，方能达到"正气存内，邪不可干"。

2.规律作息，适度锻炼

《黄帝内经》讲："饮食有节，起居有常，不妄作劳，故能形与神俱，而尽终其天年，度百岁乃去。"它认为起居作息有规律以及保持良好的生活习惯，能提高人体免疫力，从而避免发生疾病。生活作息要有规律，既要保证足够的睡眠，又要避免卧床过久。每天坚持适度锻炼，以外动四极，内养脏气，保持充沛的精力。运动强度以微微出汗为佳。根据自身情况选择适合的锻炼方式，如气功、五禽戏、太极拳、八段锦、瑜伽、缓慢深蹲、健身操等，充分拉伸身体的每个部位，从而起到疏通经络、调节气血、养心怡情的作用，有助于增强免疫力。同时，注意保暖，根据气温变化及时增减衣物。避免受凉、淋雨、劳累、酗酒、吸入刺激性及有毒有害气体。

三、健康监测，及时就医

1.准备常用物资

家庭备置体温计、一次性口罩、家庭用的消毒用品等物资。

2.主动做好个人与家庭成员的健康监测

自觉发热时要主动测量体温。

3.若出现可疑症状，应主动戴上口罩及时就近就医

若出现新冠病毒感染的可疑症状（包括发热、咳嗽、咽痛、胸闷、呼吸困难、轻度纳差、乏力、精神稍差、恶心呕吐、腹泻、头痛、心慌、结膜炎、轻度四肢或腰背部肌肉酸痛等），应根据病情，及时到医疗机构就诊。并尽量避免乘坐地铁、公共汽车等公共交通工具，避免前往人群密集的场所。就诊时应主动告诉医生自己的相关疾病流行地区的旅行居住史，以及发病后接触过什么人，配合医生开展相关调查。

第二节　中医综合预防

1.穴位贴敷

用灸热贴或代温灸膏等敷贴足三里、内关、气海、关元、肺俞、风门、脾俞、大椎等穴。

2.针灸疗法

常用穴位：中脘、气海、关元、大椎、肺俞、脾俞、足三里、三阴交等（图7.2），这也是常用保健强体穴位。艾灸，每穴灸 10 ~ 15min，以灸至局部皮肤潮红为度，切勿起泡，可和针刺配合应用。针刺平补平泻，每穴留针 20 ~ 30min。

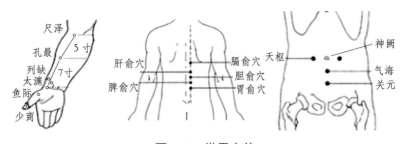

图 7.2　常用穴位

3.耳针疗法

常用穴：支气管、风溪、交感、神门、枕、角窝中、胃、小肠、大肠、肾、

艇中、脾、气管、肺、三焦、内分泌等（图 7.3），取王不留行籽贴在 0.7cm² 的胶布中间，对准穴位贴敷。每次按压约 10min，每日按压 5 次左右。

4. 推拿、刮痧疗法

（1）穴位按摩

常用穴：列缺、太渊、大椎、风门、天突、肺俞、脾俞、丰隆、足三里、命门、膻中、中府、肾俞、大肠俞、中脘等穴，点压、按揉穴位，以出现酸胀感为宜。也可以借助刮痧板、木梳等器具点按或刮、揉到皮肤微红，一般每个穴位 1 ~ 2min 即可。咳嗽、咽痒、干咳者，可加少商、尺泽等。可以借助按摩油、香油、橄榄油等，对皮肤起到润滑作用，切勿力道过大或时间过长，避免造成皮肤破损。

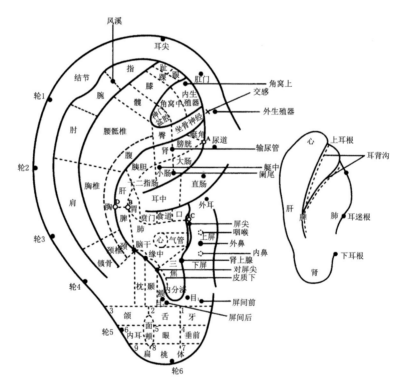

图 7.3　常用耳穴

（2）经络推拿

针对手太阴肺经、手阳明大肠经、足阳明胃经、足太阴脾经、足太阳膀胱经、任脉、督脉等，运用推、拿、按、摩、揉、捏等手法进行按摩或刮痧治疗，以疏通经络，调和气血。每次按摩 20min 为宜。

（3）拔罐疗法

常用穴：背俞穴为主，如大椎、肺俞、脾俞、肾俞、膏肓等，以及肺部阿是穴（按压时有酸、麻、胀、痛、沉等感觉和皮肤变化的穴位），留罐 10 ~ 15min 取下。

5. 传统功法

八段锦：练习时间 10 ~ 15min，建议每天 1 ~ 2 次，按照个人体质状况，以能承受为宜。

太极拳：建议每日 1 次，每次 30 ~ 50min 为宜。

五禽戏：建议每日 1 次，每次 10 ~ 15min 为宜。

其他方法根据个人体质状况，以能承受为宜。

6. 药膳疗法

中医素有"药食同源""寓医于食"的说法，《黄帝内经》中记载"空腹食之为食物，患者食之为药物"。许多食物可以被赋予药用价值，既具有营养价值，又可防病治病、强身健体、延年益寿。冬春交替之际，气候干燥，冷暖不定，饮食宜清淡，忌生冷、油腻、辛辣刺激之品，忌暴饮暴食，少食羊肉、海鲜等发性及高热量油腻食物，多吃清淡的绿叶蔬菜、新鲜水果，适量食鱼肉、鸭肉等，通过饮食清理内热，同时适当多饮水。多吃一些性偏温和的食物，如梨、山药、荸荠、薏苡仁、百合、银耳、红薯、豆腐、蜂蜜等，滋阴润燥，养阴补肺，健脾益精，但切记不可过食。也可以食用一些能够增强免疫功能的食物，如香菇、枸杞、灵芝粉、黑木耳等。

7. 情志疏导

注意调节情志，可配合耳穴、艾灸、推拿、药膳、药茶、药浴、音乐等方法放松身心，缓解焦虑，帮助睡眠。

第三节　中药预防

中药预防注重整体调节提高免疫力，但不鼓励健康人群吃药来预防。对于有密切接触、经常到高风险地区的高危人群，可以服用中药预防，用药剂量也不能按照常规治疗用量，应适当减量，同时强调个体差异，重视辨证论治，最终目的为增强机体免疫力，从而抵御病毒。

一、汤剂或代茶饮

处方 1：生黄芪 10g，沙参 10g，桔梗 10g，生甘草 10g，连翘 10g，苍术 10g。

功效：清肺补气。

用法：煎汤代茶，每日 1 剂，共 7 剂。

适用范围：中老年人、肺气不足者。

处方 2：苏叶 6g，藿香叶 6g，陈皮 9g，草果 6g，生姜片 3 ~ 6 片。

功效：芳香化浊。

用法：煎汤代茶，每日 1 剂，共 7 剂。

适用范围：脾胃功能差、湿气较重者。

处方 3：藿香 10g，红景天 15g，金银花 10g，贯众 6g，虎杖 6g，芦根 15g。

功效：芳香化浊，益气解毒。

用法：煎水内服，1 日 2 ~ 3 次。

处方 4：藿香 10g，金银花 10g，白芷 6g，草果 6g，芦根 15g，白茅根 15g。

功效：化浊和中，利湿解毒。

用法：煎水内服，1 日 2 ~ 3 次。

处方 5：北沙参 10g，玉竹 20g，石斛 20g，贯众 20g，苍术 10g，石菖蒲 10g，泽兰 10g。

功效：养阴泄浊，解毒祛湿。

用法：水煎服，1 日 1 剂，分早中晚服用。10 岁以下儿童减半。

适用范围：适用于常规人群防疫。

注意事项：孕妇禁用，体质偏湿（舌苔厚腻）的患者慎用，在使用过程中如有任何不适立即停用。

处方 6：柴胡 10g，葛根 12g，穿心莲 6g，防风 12g，前胡 9g，苏梗 10g，党参 9g，青皮 6g，大枣 3g，生姜 1 片，西洋参 3g，黄芩 10g，肿节风 9g，藿香 3g。

功效：散寒和解，化湿导滞。

用法：水煎服，1 日 1 剂，分早中晚服用。10 岁以下儿童减半。

适用范围：适用于常规人群防疫，虚实体质皆可。

处方 7：苍术 10g，陈皮 5g，藿香 5g，紫苏 5g，银花 5g，贯众 5g，生黄芪 10g。

功效：芳香化浊，清热解毒，兼以固表。

适用范围：普通人群预防用药。

处方 8：生黄芪 15g，防风 10g，白术 10g，藿香 5g，紫苏 5g，银花 5g。

功效：益气固表，芳香化浊，兼以清热解毒。

适用范围：体弱人群。

二、外用方

1. 中药泡脚

处方 1：艾叶 30g 或花椒 20 ~ 30g（足部皮肤有破损者慎用），水煎后加适量温水，泡足 15 ~ 30min，以额头微微出汗为度。单纯温水泡足，长期坚持，既有利于睡眠，又能改善足部微循环，提高免疫力。

处方 2：杜仲 30 ~ 45g，川断 30 ~ 45g，当归 15 ~ 20g，炙黄芪 30 ~ 45g，藿香 15 ~ 30g，生姜 15 ~ 20g。用法：加水 2000mL，水煎 45min，取汁，入桶中足浴。每天 2 次，每次 30min，以全身微微汗出为度。

2. 室内熏药

熏艾条：可在房间内点燃艾条或艾绒熏，每次 1 根艾条（无烟艾条），每日 1 次。

熏蒸中药：单味药苍术 30g。或选用中药复方：板蓝根 10g，石菖蒲 10g，贯众 10g，金银花 15g。将药液加入洗净的家用空气加湿器中通电熏蒸。

3.中药香囊

处方 1：苍术、艾叶、佩兰、菖蒲、荆芥、紫苏、辛夷、藿香、白芷等芳香类药物，取 2 ～ 3 种即可。取适量捣碎或研末，装于致密布袋中制成中药香囊，可随身佩戴，或挂于室内、置于枕边，5d 更换 1 次。

处方 2：藿香 20g，制苍术 20g，菖蒲 15g，草果 10g，白芷 12g，艾叶 10g，苏叶 15g，贯众 20g。

功效：燥湿化浊，芳香辟秽。

用法：水煎，室内熏蒸或研末制成香囊。

第四节　疫苗研制

一、什么是疫苗？

传统疫苗是指用各类病原微生物制作的用于预防接种的生物制品。通俗地说就是将灭活病原体或其组分预先让人体细胞识别，当被病原体感染时，机体就会在病原体大量增殖之前将其杀死。

疫苗有不同的分类方法。按照疫苗是否存活可以分为活疫苗和"死疫苗"（灭活疫苗），常见活疫苗有卡介苗、脊髓灰质炎疫苗、麻疹疫苗等，常见的"死疫苗"有百日咳菌苗、伤寒菌苗、流脑菌苗等。疫苗按用途可分为预防性疫苗和治疗性疫苗。预防性疫苗主要用于疾病的预防，接受者为健康的个体或新生儿；治疗性疫苗主要用于患病的个体，接受者为患者。疫苗按照生产工艺可以分为传统的减毒/灭活疫苗，以及基因工程疫苗。重组基因工程疫苗（亚单位疫苗）、腺病毒载体疫苗、核酸疫苗（mRNA 疫苗和 DNA 疫苗），以及减毒流感病毒载体疫苗等都属于广义的基因工程疫苗。

二、我国新冠疫苗研发进展

疫苗是解决新型冠状病毒肺炎疫情的根本举措，但疫苗研发非一日之功。新冠病毒是一个新病毒，对它的认识、探索需要一个过程，疫苗的研发也一样。疫情发生之初，国务院联防联控科研攻关组就将疫苗的研发作为主攻方向之一，设立了疫苗研发专班，布局了病毒的灭活疫苗、核酸疫苗、重组蛋白疫苗、腺病毒载体疫苗、减毒流感病毒载体疫苗五条技术路线。截至 2020年 3 月 17 日，5 大技术方向疫苗总体进展顺利，第一批确定的 9 项任务都已完成临床前研究（即动物有效性、安全性研究）大部分工作，大部分研发团队 4 月份基本完成临床前研究，并逐步启动临床试验。

据报道，截至 2020 年 4 月 8 日，全球共有 115 个候选的新冠疫苗处于不同开发阶段。其中，中国军事科学院军事医学研究院陈薇院士领衔的科研团队，成功研制出腺病毒载体重组新冠病毒疫苗，并于 3 月 16 日首个获批进入临床研究，已于 2020 年 3 月底完成了 Ⅰ 期临床试验受试者的接种工作，并于 4 月 9 日开始招募 Ⅱ 期临床试验志愿者，这是全球首个启动 Ⅱ 期临床研究的新冠疫苗品种。截至 2020 年 5 月，腺病毒载体重组新冠病毒疫苗 Ⅱ 期临床试验的 508 个志愿者已经注射完毕，处于观察期。据悉，Ⅱ 期临床试验按照国际规范和国内相关法规，引入"双盲试验"，508 名志愿者分成 3 个研究组，即低剂量疫苗组、中剂量疫苗组和安慰剂对照组。在双盲试验结束后，需要进行试验药和对照药的安全性疗效比较，这个过程即"揭盲"。

2020 年 4 月 12 日，中国生物武汉生物制品研究所申报的新冠病毒灭活疫苗获临床试验许可，成为全球首家获得临床试验批件的新冠病毒灭活疫苗。此次临床试验旨在评价新冠病毒灭活疫苗在 18 ~ 59 岁健康受试者中，按照低、中、高剂量和（0d，14d）、（0d，21d）和（0d，28d）不同程序接种后的安全性和免疫原性，重点关注疫苗接种后的细胞免疫变化情况，探索了疫苗接种的免疫程序、免疫剂量、安全性、免疫原性及体内抗体水平的变化趋势。截至目前，Ⅰ / Ⅱ 期临床研究受试者共 1120 人，已全部完成 2 针次接种。揭盲结果显示，疫苗接种后安全性好，无一例严重不良反应。不同程序、不同剂量接种后疫苗组接种者均产生高滴度抗体。18～59岁组中剂量按照（0d，14d）和（0d，21d）程序接种两剂后中和抗体阳转率达97.6%，按照（0d，28d）程序接种两剂中和抗体阳转率达100%。在中国北京、武汉、阿联酋阿布扎比三地启动新冠灭活疫苗临床Ⅲ期试验，标志着全球首个新冠病毒灭活疫苗国际临床Ⅲ期试验正式启动，同时也是中国原创的疫苗首次在国际上开展Ⅲ期临床研究。

2020年4月13日，北京科兴中维生物技术有限公司研制的新冠病毒灭活疫苗获批临床，于4月16日在江苏启动成人组（18～59岁）Ⅰ/Ⅱ期临床研究。这项随机、双盲、安慰剂对照的Ⅰ/Ⅱ期临床研究的目的是评价不同剂量的新冠病毒灭活疫苗按照（0d，14d）程序或（0d，28d）程序接种后，健康受试者的安全性、耐受性和免疫原性，确定疫苗的免疫程序和免疫剂量。截至2020年6月14日，Ⅰ/Ⅱ期临床研究受试者共743人已全部完成接种，揭盲结果显示，疫苗具有良好的安全性与免疫原性。（0d，14d）程序Ⅰ/Ⅱ期安全性数据显示，疫苗不良反应以1级为主，主要表现为接种部位轻度疼痛，个别受试者出现乏力及低热等，无严重不良反应报告。（0d，14d）程序Ⅱ期临床研究免疫原性结果显示，全程免疫14d后中和抗体阳转率均超过90%。

2020年4月27日，中国生物北京生物制品研究所研发的新冠病毒灭活疫苗获得国家药监局临床试验批件，于4月28日在河南正式启动临床试验。这也是中国生物技术集团公司获批临床的第二个新冠病毒灭活疫苗。

2020年5月7日，北京协和医学院秦川及中国疾病预防控制中心病毒病预防控制所武桂珍共同以通讯作者在《自然》（*Nature*）在线发表题为"The pathogenicity of SARS-CoV-2 in hACE2 transgenic mice"的研究论文，该研究使用感染SARS-CoV-2的hACE2转基因小鼠研究病毒的致病性。在感染SARS-CoV-2的hACE2转基因小鼠中观察到了体重减轻和病毒在肺中复制。典型的组织病理学是间质性肺炎,肺泡间质中大量淋巴细胞和单核细胞浸润,肺泡腔内巨噬细胞聚集。在支气管上皮细胞、肺泡巨噬细胞和肺泡上皮细胞中观察到病毒抗原。在感染SARS-CoV-2的野生型小鼠（非hACE2转基因小鼠）

中未发现该现象。该研究阐明了 hACE2 小鼠中 SARS-CoV-2 的致病性，并满足了 Koch 的假设，该小鼠模型可促进针对 SARS-CoV-2 的疗法和疫苗的开发。这也是首个全球新冠病毒疫苗动物实验结果。

至 2020 年上半年，我国已有 1 个腺病毒载体疫苗和 4 个灭活疫苗正式获得国家药监局批准开展临床试验，占全世界开展临床试验疫苗总数的四成，预计近期其他技术路线研制的疫苗也有望相继获批开展临床试验。我国疫苗研发已形成特点鲜明、优势互补、梯次接续的梯队。

2020 年 10 月 8 日，中国同全球疫苗免疫联盟签署协议，正式加入"新冠肺炎疫苗实施计划"。这是中国秉持人类卫生健康共同体理念、履行自身承诺推动疫苗成为全球公共产品的一个重要举措。

按照世界卫生组织截至 2020 年 12 月 2 日的统计，我国有 15 款疫苗进入临床试验，其中 5 款疫苗进入Ⅲ期临床试验。进入临床试验的疫苗已经涵盖了我们布局的所有技术路线。在全球，进入Ⅲ期临床试验的疫苗我们是最多的，我国新型冠状病毒疫苗的研发处于全球第一方阵，比如国药中生的 2 款灭活疫苗，北京科兴的 1 款灭活疫苗，都是全球最早开展Ⅲ期临床试验的疫苗。由于我国的新型冠状病毒肺炎疫情控制很好，在国内不具备开展Ⅲ期临床试验的条件，所以我国疫苗研发单位在完成Ⅰ期、Ⅱ期临床试验以后，都是采取国际合作的方式，与境外国家或者地区联合开展Ⅲ期临床试验。

2020 年 12 月 30 日，国家药品监督管理局附条件批准国药集团中国生物北京生物制品研究所有限责任公司的新型冠状病毒灭活疫苗（Vero 细胞）注册申请。该疫苗是首家获批的国产新型冠状病毒灭活疫苗，适用于预防由新型冠状病毒感染引起的疾病（COVID-19）。

第八章　方舱医院中西医诊治规范

第一节　方舱医院概述

方舱医院由一系列具有不同医疗或技术保障功能的方舱组合而成，具有实施早期治疗的救治能力。方舱医院内不仅具备流动水手卫生设施、药品及无菌物品存储、器械消毒灭菌、持续的电源供应等条件，还可开展手术，进行检验、彩超、X线等检查。由于它具有机动性好、展开部署快速、环境适应性强等诸多优点，因而能够参加突发的应急医学救援任务。

我国方舱医院先后参加了汶川地震、青海玉树地震等紧急医疗救援任务，接收灾区重型伤员，经实际应用检验，有效发挥了机动快速的替代医院作用。方舱医院在参演和执行各种保障任务的过程中经受了全面考验。

2020年3月10日，湖北省疫情防控指挥部官方发布消息，武汉市现有的14家方舱医院全部休舱。这一消息的发布，意味着曾经带给武汉疫情防控转折点的"生命方舟"基本完成了阶段性的历史使命。方舱医院的大量建设，在短期内迅速扩充了医疗资源，实现了对新型冠状病毒肺炎患者"应收尽收"的目的，在防、治两个方面发挥了重要的、不可替代的作用，也为今后应对突发公共卫生事件、应对重大灾情疫情、迅速组织扩充医疗资源，创造了一种新的模式，在我国医学救援史上具有标志性的意义。

第二节　管　理　原　则

方舱医院运行的目的是集中隔离治疗各社区新型冠状病毒肺炎确诊病例

中的轻型、普通型患者，控制传染源，避免在社区产生交叉感染，统一进行疾病宣教、心理辅导，给予患者及时科学的治疗观察，防止病情进展加重，降低病重率和病死率。

病例管理原则：定向收治、集中隔离、单元式分区管理、标准化治疗、双向转诊。

运行管理原则：根据《中国共产党章程》和上级党组织有关规定，结合工作实际，经上级党组织批准成立方舱医院临时党委。各医疗队成立临时党支部，并按班次成立 2 ~ 3 个党小组。方舱医院入住的党员患者以诊疗单元为单位，每个诊疗单元成立 2 ~ 3 个临时党小组，实施患者自治管理模式，充分发挥方舱医院内各级党组织和党员的战斗堡垒作用和先锋模范作用，推动方舱医院建设和运行管理制度化、规范化、流程化。方舱医院党委书记应由地方政府党政主要负责人担任，院长由依托医院负责人担任，副院长由各医疗队有管理经验的领队担任，后勤副院长必须由地方政府党政负责人担任。

第三节　患者收治及预检分诊标准

一、方舱医院患者收治标准

按照《新型冠状病毒肺炎诊疗方案（试行第六版）》有关定义结合实际情况，新型冠状病毒肺炎确诊病例须同时满足以下入舱条件：

（1）轻型（临床症状轻微，影像学未见肺炎表现）、普通型（具有发热、呼吸道等症状，影像学可见肺炎表现）。

（2）有自主生活能力，可以自主行走。

（3）无严重慢性疾病，包括高血压、糖尿病、冠心病、恶性肿瘤、结构性肺病、肺心病以及免疫抑制等。

（4）无精神疾病史。

（5）静息状态下，指血氧饱和度 > 93%，呼吸频率 < 30 次 /min。

（6）需要特殊说明的其他情况。

二、方舱医院入住流程

（1）每天10AM之前，由各区负责人（护士长）根据空余床位情况，上报可转入患者数量至院办主任，院办主任与分管院长对接确定当日拟接收患者数量，上报指挥部。

（2）指挥部根据方舱医院提供的空余床位数及拟接收患者数量，确定转至方舱医院的患者数量并将患者名单及基本信息（包括：患者身份信息、联系电话、病情信息、用药信息等），发送给方舱医院。

（3）方舱医院组织专家组根据入院标准对患者进行审核，确定当日拟收治患者名单及分配病区与床位号，并为每位患者开具转入证明，上报指挥部。

（4）指挥部打印每位患者的资料（资料上写患者编号）连同转入证明一并交患者随身携带。

（5）指挥部负责统筹安排患者转运，协调救护车调度、随车人员、随车资料等，发车时发送车号及患者编号给方舱医院。

三、方舱医院的预检分诊

方舱医院安排医务人员对收治患者进行初步预检分诊。对符合收治标准的患者，医务人员负责指引其及时入住方舱。预检评估后，对于不符合收治标准的患者，如发现病情较重病例，应遵循先收再转的原则。为保障医疗安全，应优先安置到舱内重型观察救治区域，给予及时治疗和严密监护，并及时联系安排转定点医院。

第四节　治疗措施

一、密切监测生命体征及氧饱和度

（1）测量体温并记录，每天4次，时间分别为8AM、12AM、4PM、8PM。

（2）记录呼吸频率，每天2次，时间分别为8AM、8PM。

（3）测量心率、指血氧饱和度，每天2次，时间分别为8AM、8PM。

血氧饱和度是呼吸循环系统的重要生理参数，正常人低于95%即可判定供氧不足。每天至少测量指血氧饱和度2次，时间分别为8AM、8PM。当患者自我感觉不适时，可使用手指夹式血氧仪进行经皮血氧饱和度检测，如低于95%，应及时对其病情进行评估。对于病情较重的患者，需要持续对其血氧饱和度（SpO_2）监测，直至病情缓解或转院。

（4）实验室检测及影像学检查由责任医生根据患者病情决定。

（5）特殊检查由责任医生根据患者病情决定。

二、一般治疗

卧床休息，合理饮食，对症、支持治疗。如患者出现发热，建议物理降温，如体温 > 38.5℃，酌情使用药物（如布洛芬）降温。加强心理疏导。要求所有患者住院期间一直戴口罩，每人每天配发1 ~ 2只口罩。

三、氧疗

经责任医生评估后，对于血氧饱和度低于95%的患者应给予鼻导管吸氧。

四、药物治疗

1.抗病毒治疗

参照《新型冠状病毒肺炎诊疗方案（试行第六版）》中抗病毒治疗原则执行。可选择的药物如下：

（1）洛匹那韦/利托那韦（每粒200mg/50mg，每次2粒，每日2次，疗程不超过10d）。

（2）磷酸氯喹（针对新型冠状病毒肺炎治疗，适用于18 ~ 65岁成人。体重50kg以上者每次500mg，每日2次，疗程7d；体重50kg及以下者第1d、第2d每次500mg，每日2次，第3 ~ 7d每次500mg，每日1次，疗程7d）。

（3）阿比多尔（成人每次200mg，每日3次，疗程不超过10d）。

2.抗生素治疗

当患者有明显咳痰或怀疑合并细菌感染时使用，可采用以下3种药物中的1种，疗程5 ~ 7d。

（1）头孢地尼，每次 0.1g，口服，每日 3 次。

（2）莫西沙星（18 岁以上），每次 0.4g，口服，每日 1 次。

（3）左氧氟沙星（18 岁以上），每次 0.5g，口服，每日 1 次。

3.输液支持治疗

（1）输液指征：满足以下任何一条。①安静时呼吸频率大于 20 次 / min；②活动后心率大于 100 次 /min；③指血氧饱和度小于 95％；④患有基础疾病；⑤体重指数（BMI）大于 30；⑥外周血淋巴细胞计数低于 1.0×10^9/L。

（2）输液方案：①异甘草酸镁 150 ~ 200mg 或复方甘草酸苷 160 ~ 200mg 加入 5％葡萄糖 250mL 内，静脉滴注，每日 1 次，7 ~ 14d 为 1 个疗程；②维生素 C 注射液 2.0g 加入 5％葡萄糖 250mL 内，静脉滴注，每日 1 次，7 ~ 14d 为 1 个疗程。

（3）输液禁忌：①对甘草酸制剂过敏者；②严重低钾血症患者；③糖尿病患者慎用；④控制不佳的高血压患者。

（4）配液基本要求：根据院感基本要求，结合实际情况，在清洁区设置独立区域开展配液工作，具体要求如下。①有流动水洗手设施；②具有紫外线灯管或空气消毒机等空气消毒设施；③有配液台；④具有基本分区；⑤有治疗车。

4.中药治疗

（1）乏力伴胃肠不适：藿香正气胶囊（丸、水、口服液）。

（2）乏力伴发热：金花清感颗粒、连花清瘟胶囊（颗粒）、疏风解毒胶囊（颗粒）。

（3）恶寒发热或无发热，干咳，咽干，倦怠乏力，胸闷，脘痞，或呕恶，便溏。舌质淡或淡红，苔白腻，脉濡。

推荐处方：

清肺排毒汤：麻黄 9g，炙甘草 6g，杏仁 9g，生石膏 15 ~ 30g（先煎），桂枝 9g，泽泻 9g，猪苓 9g，白术 9g，茯苓 15g，柴胡 16g，黄芩 6g，姜半夏 9g，生姜 9g，紫菀 9g，冬花 9g，射干 9g，细辛 6g，山药 12g，枳实 6g，陈皮 6g，藿香 9g。

服用方法：传统中药饮片，水煎服。每天 1 剂，早晚各 1 次（饭后 40min），温服，3 剂为 1 个疗程。

如有条件，每次服完药可加服大米汤半碗，舌干津液亏虚者可多服至 1 碗。（注：如患者不发热则生石膏的用量要小，发热或壮热可加大生石膏用量）若症状好转而未痊愈则服用第 2 个疗程，若患者有特殊情况或其他基础疾病，第 2 个疗程可以根据实际情况修改处方，症状消失则停药。

（4）发热，乏力，周身酸痛，咳嗽，咳痰，胸紧憋气，纳呆，恶心，呕吐，大便黏腻不爽。舌质淡胖齿痕或淡红，苔白厚腐腻或白腻，脉濡或滑。

推荐处方：生麻黄 6g，生石膏 15g，杏仁 9g，羌活 15g，葶苈子 15g，贯众 9g，地龙 15g，徐长卿 15g，藿香 15g，佩兰 9g，苍术 15g，云苓 45g，生白术 30g，焦三仙各 9g，厚朴 15g，焦槟榔 9g，煨草果 9g，生姜 15g。

服用方法：每日 1 剂，水煎 600mL，分 3 次服用，早中晚各 1 次，饭前服用。

（5）低热或不发热，微恶寒，乏力，头身困重，肌肉酸痛，干咳痰少，咽痛，口干不欲多饮，或伴胸闷脘痞，无汗或汗出不畅，或见呕恶纳呆，便溏或大便黏滞不爽。舌淡红，苔白厚腻或薄黄，脉滑数或濡。

推荐处方：槟榔 10g，草果 10g，厚朴 10g，知母 10g，黄芩 10g，柴胡 10g，赤芍 10g，连翘 15g，青蒿 10g（后下），苍术 10g，大青叶 10g，生甘草 5g。

服用方法：每日 1 剂，水煎 400mL，分 2 次服用，早晚各 1 次。

（6）发热，咳嗽痰少，或有黄痰，胸闷气促，腹胀，便秘不畅。舌质暗红，舌体胖，苔黄腻或黄燥，脉滑数或弦滑。

推荐处方：生麻黄 6g，苦杏仁 15g，生石膏 30g，生薏苡仁 30g，茅苍术 10g，广藿香 15g，青蒿草 12g，虎杖 20g，马鞭草 30g，干芦根 30g，葶苈子 15g，化橘红 15g，生甘草 10g。

服用方法：每日 1 剂，水煎 400mL，分 2 次服用，早晚各 1 次。

（7）低热，身热不扬；或未发热，干咳，少痰，倦怠乏力，胸闷，脘痞，或呕恶,便溏;舌质淡或淡红,苔白或白腻;脉濡。

推荐处方:苍术 15g,陈皮 10g,厚朴 10g,藿香 10g,草果 6g,生麻黄 6g,羌活 10g,生姜 10g,槟榔 10g。

服用方法:每日 1 剂,水煎 400mL,分 2 次服用,早晚各 1 次。

五、重型患者的管理

重型患者是指入院时已是重型以及轻型患者住院期间病情加重者。要求各病区为重型患者设置相对独立的观察救治区,配置氧气瓶、抢救车、抢救药品、简易呼吸器、监护抢救设备,有条件的可配备无创呼吸机、转运平车等,专人负责,加强和优先配置医护人员。

1. 重型患者的观察救治区应具备的救治手段

配备有心电监护、吸氧、除颤仪、抢救车(含必要的抢救药物)。

建议尽可能备置急救药物:生物合成人胰岛素注射液(针对高血糖)、硝酸甘油(针对心肌梗死)、50% 葡萄糖溶液(针对低血糖)、肾上腺素(针对过敏性休克)、去甲肾上腺素(针对休克)、多巴胺(针对休克)、地西泮注射液(针对癫痫急性发作)、地塞米松(针对过敏)、胺碘酮针剂(针对心律失常)、去乙酰毛花苷注射液(针对心力衰竭)、洛贝林针剂(针对呼吸衰竭)、尼可刹米注射液(针对呼吸衰竭)、沙美特罗替卡松气雾剂(针对哮喘急性发作)。

2. 启动会诊、转入重型观察救治区的指征

如出现以下情况,则启动会诊、转入重型观察救治区,具体指征如下。

(1)自觉症状持续不缓解,或有加重趋势。

(2)若体温 38℃ 以内给予口服温开水、物理降温无缓解,而后体温高于 38.5℃。

(3)RR ≥ 30 次 /min,予以吸氧不缓解。

(4)指血氧饱和度 ≤ 93%。

(5)心率(HR)≥ 100 次 /min,血压(BP)≥ 140/90mmHg:有高血压者,予以日常口服降压药治疗;无高血压史者,予以吸氧;退热后血压仍高者。

3. 抢救流程

（1）用轮椅或平车将患者转至重型观察救治区域。

（2）评估患者病情，开放静脉通道，实施救治。

（3）对患者实施生命支持和监护。

（4）按照转运流程上报指挥部请求将患者转至定点医院。

（5）记录情况上报。

第五节　转院及出院标准和流程

一、方舱医院重型患者转院标准

符合以下其中 1 项即达到转院标准：

（1）呼吸窘迫，RR ≥ 30 次 /min。

（2）静息状态下，指血氧饱和度 ≤ 93%。

（3）动脉血氧分压（PaO$_2$）/ 吸氧浓度（FiO$_2$）≤ 300mmHg。

（4）肺部影像学显示 24 ～ 48h 内病灶明显进展 > 50% 者。

（5）合并严重慢性疾病，包括高血压、糖尿病、冠心病、恶性肿瘤、结构性肺病、肺心病以及免疫抑制等。

（6）其他特殊紧急原因需转出者。

二、重型患者转院流程

患者在方舱内治疗期间，病情发生变化时，经方舱区域内会诊小组会诊后符合转出标准的患者，参照以下转运流程执行。

（1）责任医生经查体评估后请方舱区域内上级医生会诊。

（2）经会诊后符合重型标准的患者立即上报指挥部，请求转至定点医院救治。

（3）填写转院登记表，等待指挥部转运指示。

（4）接到指示后协助完成患者的交接工作，并配备医护人员护送转运，做好登记报表，上报信息。

三、出院标准

须同时满足以下条件：

（1）体温正常达 3d 以上。

（2）呼吸道症状明显好转。

（3）肺部影像学显示炎症明显吸收。

（4）连续 2 次呼吸道病原体核酸检测阴性（采样时间间隔至少 24h）。

满足以上条件的患者，尚需经病区和医院两级专家会诊，一致认为达到出院条件后，方可出院。

四、出院流程

（1）责任医生完成出院标准相关检查后，请方舱区域内上级医生会诊。

（2）经会诊后符合出院标准的患者，上报指挥部医疗组。

（3）填写转运登记表，等待指挥部转运指示。

（4）接到指示后协助指挥部完成患者的交接及转运工作，并做好登记报表，上报信息。

（5）居家隔离注意事项：单人单间戴口罩隔离，尽量不要外出。居家隔离期间，每天都要测体温，隔离时间为 14d。如无居家隔离条件的，指挥部应安排集中隔离。当患者再次出现发热、咳嗽等症状，或原有症状加重，立即报告社区相关负责人，并到附近指定医院就医。

五、出院患者的消毒处理流程

（1）当天出院患者携带个人用品，在病区出舱口，予以 75% 的乙醇喷雾消毒着装上衣、裤子，使其用脚踩踏含有氯消毒剂（2000mg/L）的脚垫，用手消毒液消毒双手。

（2）适合淋浴洗澡的出院患者（需评估），换下来的衣物及生活用品用 75% 的乙醇喷雾消毒，建议作为医用垃圾处理，交给保洁人员集中焚烧销毁。不愿意销毁者，消毒后打包（二层垃圾袋），自行带回居处。

（3）为每个出院患者准备 1 只清洁口罩，戴口罩从舱外污染区进入舱外清洁区，在清洁区出口处，再次予以 75% 的乙醇喷雾消毒着装上衣、裤子，使其用脚踩踏含有氯消毒剂（2000mg/L）的脚垫，用手消毒液消毒双手。

（4）将患者用过的床单、被褥等物品消毒后销毁。对患者用过的床垫、床头柜、椅子、开水瓶等，进行表面消毒，备新患者使用。为新入院患者提供新的被褥和床单等。

第六节　江夏方舱医院中医模式介绍

一、组织架构与管理模式

武汉江夏方舱医院是为了应对 2020 年 1 月起武汉市新型冠状病毒肺炎严重疫情而紧急组建的"紧急救援医院"，为"临时医院""战时医院"。征用武汉市江夏区大花山户外运动中心 A 馆和 B 馆地面 1 ~ 2 层改建而成。医务人员以国家中医药管理局派遣的第三批国家中医医疗队等为主（5 个省市中医医疗队，共计 300 多名医护人员，来自江苏、天津、河南、湖南、陕西），中央指导组专家、中国工程院院士、天津中医药大学校长张伯礼任名誉院长、总顾问，中央指导组专家、北京中医医院院长刘清泉任院长，江夏区委书记王清华任党委书记，江夏区人民政府副区长张湖林任党委副书记兼副院长，天津、江苏、河南、陕西、湖南等省市领队、队长任党委委员兼副院长，所有的医护人员均来自各省市中医医疗机构。医院救治具有中西医结合的特色，床位 719 张，可根据实时需求调整。

江夏方舱医院是集中隔离、治疗江夏区各社区、武汉协和医院江南医院（江夏区第一人民医院）、江夏区中医医院及武汉市其他区域转来的确诊新型冠状病毒肺炎轻型病例的临时医院，目的是最大限度地控制传染源，切断传播途径，避免在社区造成交叉感染，从而最终控制新型冠状病毒肺炎疫情的流行。同时给予及时、规范的密切观察和治疗，防止病情进一步加重，降低病重率和病死率。注重在疫情防控工作中积极发挥中医药作用，并进行科学的健康教育、心理疏导、人文关怀；还具备一定的社区管理特点。

同时，江夏方舱医院规划了中医治疗区，便于开展中西医结合治疗。如在护士站旁边，配备开展中医适宜技术诊疗的设备，如艾灸用具、穴位贴敷治疗盘、耳穴压豆物品、热疗仪等；还在舱内安装宽屏电视，播放中医功法锻炼的视频、微电影等。

江夏区人民政府设立综合协调组（内外联络）、医疗保障组（医护人员、药品、设施、检验、防护物资）、后勤服务组（物业管理、水电气保障、办公用品、后勤）、安保组（院内外治安）、设施设备组（设施设备保障）、服务保障组（负责住宿、供餐、出行、住处个人防护）。各组设立负责人对接方舱医院各项事宜。

医院设置院感委员会，由医院院长，分管医疗、护理、院感、后勤的副院长，病区行政主任，病区护士长组成，定期召开例会。由分管院感的副院长牵头设立院感工作小组，人员包括病区护士长、院感医生、院感护士，负责日常院感防控工作。

医疗救治按照医疗队进行模块化管理。组建成5个病区，为"天一、豫二、陕三、湘五、苏六"病区，并实行科主任、护士长管理体制。建立中医师每日巡诊制度，要求各病区的中医师每日必须巡诊1次，进行中医药辨证论治，观察中医药的不良反应，并日报。从制度层面保障了中西医结合的临床救治。

此外，江夏方舱医院制订各项规章制度十余则，包括出入院管理制度、会诊制度、感染管理制度、突发应急事件预案等；定期开展医护人员先进个人评比；针对患者开展"三好舱友"评选；成立患者临时党支部等，充分发挥党员患者的带头作用。

二、治疗方法

（一）中医综合治疗手段丰富多样、全程覆盖

首先，江夏方舱医院在整体层面进行统一部署，由院部统一给每位患者发放中药汤剂——"新冠2号"（宣肺败毒汤）、"新冠3号"（清肺排毒汤）。其次，进行分门别类，分层指导，在充分梳理轻型新型冠状病毒肺炎患者临床特征的基础上，院部专家组拟定了4张分别针对"发热""咳嗽""无特殊症状""焦虑失眠"的中药协定处方，形成院部第二层面的治"疫"利器，

由各省队所辖病区中医专家查房,对证使用,不但发挥了中医辨证论治的优势,而且是对前期统方群治有力的补充。

除此之外,江夏方舱医院还运用中医药个性化诊疗手段来缓解患者的痛苦,具体体现在区别症情的分层处置方面。

第一,一线值班医生遇到患者有特殊痛苦反应和特殊突发病症时,由各病区中医专家发挥各自主观能动性和特长,根据患者的不同病症,灵活选用针灸、外治、温灸、耳压、经络拍打等手段,以快速解决患者的病痛。

第二,对于多次核酸阳性难以转阴,或胸部CT提示病变吸收不良的患者,针对性采用具有清化解毒、化湿祛瘀等作用的中药进行治疗。

(二)大医精诚,视患如亲,身心共治

中医素有七情致病之说,而新型冠状病毒肺炎患者大多处于焦虑、担忧、恐惧之中,这对于患者的恢复是极为不利的。而江夏方舱医院的中医医护人员用细心慈善、温暖如春式的诊疗方式,很大程度上消除了新型冠状病毒肺炎患者的恐慌与焦虑,促进了疾病的恢复,也同时发扬了中医人"大医精诚、仁心仁术"的精神。

(三)分层施教养生功法,发挥中医促康复特长

江夏方舱医院各病区根据新型冠状病毒肺炎患者的病情、年龄、体质状况,分层使用具有中医特色的锻炼项目。例如,对于年轻、体质较好、病情较轻的患者,由值班医护适时教授太极拳、八段锦;对于病情较为复杂、年龄偏大、体质较弱的患者,适时教授"太极六气功法"和"呼吸吐纳功法"等运动量较小的锻炼项目,以愉悦心情,减轻焦虑,促进病情恢复;对于符合出院条件的患者,给予具扶助正气、清理余邪作用的中药,以达到瘥后防复的效果。

三、疗效总结

江夏方舱医院共计床位719张,自2020年2月14日至2020年3月10日共接诊564名患者,其中男性273例,女性291例,年龄7～77岁,平均年龄46.44岁。治疗上均给予中医药为主的中西医结合治疗。以宣肺败毒汤

和清肺排毒汤为主，少数人配合颗粒剂随证加减，多数患者辅以太极、八段锦和穴位贴敷等。经治疗后，患者体温控制良好。99%患者体温低于37℃。患者CT影像学表现在治疗后显著改善。患者咳嗽、发热、乏力、喘促、咽干、胸闷、气短、口苦、纳呆等临床症状较治疗前也明显改善，整个过程中没有一例患者转为重型。而武汉另一家方舱医院所收治的330例轻型和普通型患者，没有在中医师指导下规范使用中医综合治疗，有32例患者转成重型，转重比例近10%，相比之下可以说明江夏方舱医院在防止新型冠状病毒肺炎患者病情转重方面有着明显的优势。

江夏方舱医院中医模式，在武汉抗击新型冠状病毒肺炎疫情中起到了巨大作用，实属"中国创举"，其治防结合（治疗与预防结合），中西结合（中医与西医结合），医患结合（医护与患者配合，由被动接受转变为主动配合），内外结合（内服与外治结合），针法、灸法改善症状的效果快捷，配合情志安抚，促进病愈康复，节省医疗资源，独具特色。江夏方舱医院在运行的26d的时间里，共收治564例患者，治愈出院394例，无一例转为重型，并达到"六个零"的好业绩：零死亡、零转重、零复阳、零回头、零感染（包括医护人员、后勤安保人员）、零投诉，为中国传染病公共防控体系建设起到了示范作用。

方舱医院情况见图8.1～图8.10。

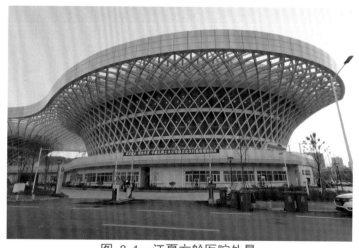

图 8.1　江夏方舱医院外景

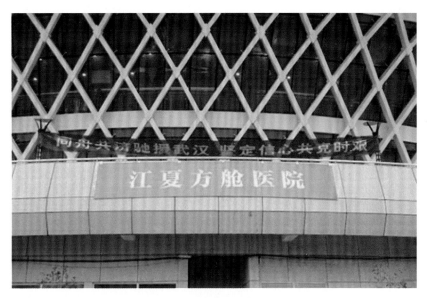

图 8.2 江夏方舱医院正门

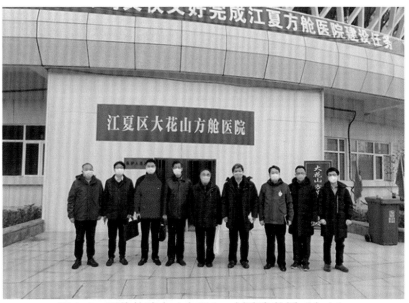

图 8.3 张伯礼院士（左五）、刘清泉教授（左六）
与诸位专家合照

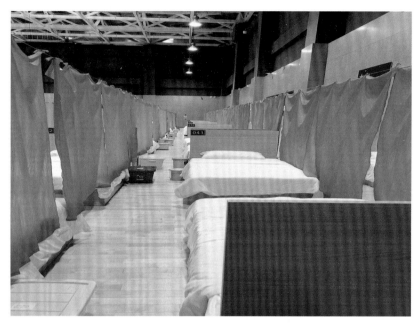

图 8.4　江夏方舱医院内部构造

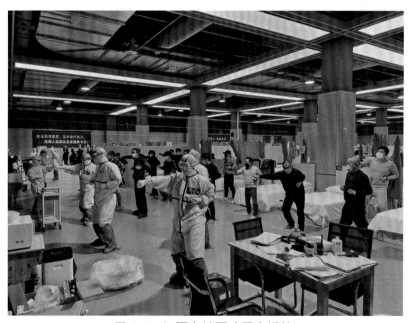

图 8.5　江夏方舱医院医患锻炼

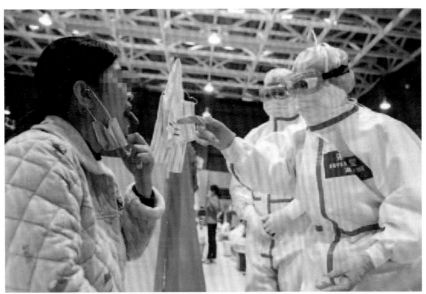

图8.6　医护人员为患者诊察舌象（图片来源：人民网）

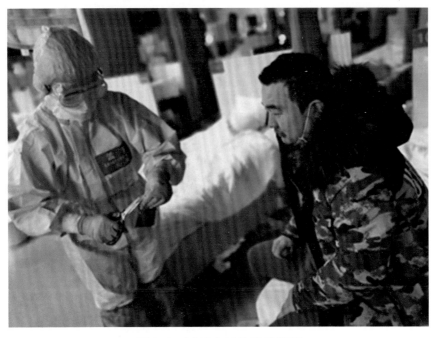

图8.7　医护人员为患者发药

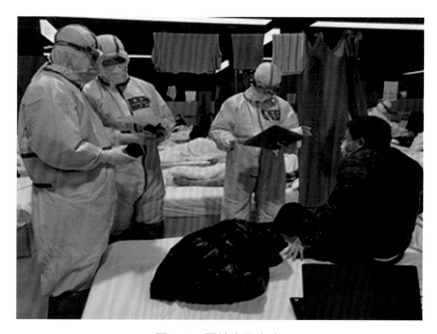

图 8.8　医护人员查房

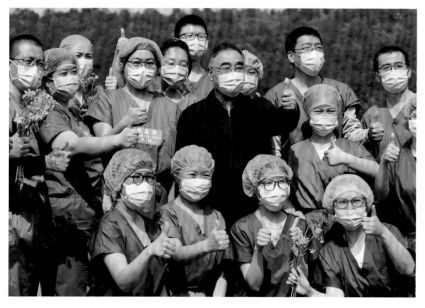

图 8.9　张伯礼院士与天津中医药大学医疗队关舱留影（1）

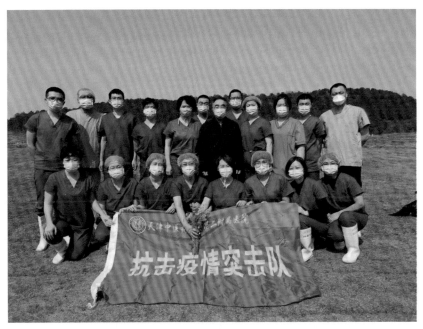

图 8.10　张伯礼院士与天津中医药大学医疗队关舱留影（2）

第九章　临床药物研究介绍

新型冠状病毒肺炎疫情给我国乃至全球的公共卫生事业带来了巨大的冲击，尽管目前国内疫情已经得到了基本控制，但在全球范围内疫情仍呈蔓延的趋势，尽快遏制新型冠状病毒肺炎疫情的发展已变得刻不容缓。因此，广大医务工作者在与新冠病毒斗争的过程中不断总结经验，积极探索新型冠状病毒肺炎治疗的有效药、特效药，包括开展老药新用，对多种已上市抗病毒药物进行治疗新型冠状病毒肺炎的再评价。我国拥有中医和西医两套医学体系，得益于制度的优势，使得我国在抗击新型冠状病毒肺炎疫情中取得了全球瞩目的成绩。尤其是中医师在本次疫情过程中积极参与，整建制组织国家中医医疗队，承包方舱医院、定点医院病区等；采用中药汤剂、中成药，配合针灸、按摩、穴位贴敷、耳穴压豆等治疗方法；并组织轻型、普通型患者集体参加太极拳、八段锦等体疗活动，取得了良好的疗效，积累了宝贵的经验，成为中国方案的亮点，受到海内外的关注。同时，大疫出良方，筛选出"三药三方"，并进行评价和研究。到目前为止，已有多项关于治疗新型冠状病毒肺炎的药物临床研究相关成果发表。本章节根据中国《新型冠状病毒肺炎诊疗方案》和世界卫生组织推荐应用的部分药物，并结合当前最新的药理和临床相关研究成果，介绍如下。

第一节　中　医　药

辨证论治虽为中医药理论的重要组成部分，但在面对新型冠状病毒肺炎这类疫病时，必须将辨病论治与辨证论治相结合。辨病论治是针对此次疫病的病因及其根本病机，拟定相对固定的"通治方"来及时有效地控制疫情，并在有需要时结合患者当前的症状和体征，以辨证论治为指导，进一步针对性治疗，以取得最好的治疗效果。随着现代医学及科学技术水平的进步，中成药作为拥有稳定疗效的药物，发挥了中医药辨病论治优势，为临床治疗提供了便利。在本次新型冠状病毒肺炎疫情期间，张伯礼院士团队根据病毒性肺炎致病特点，从抑制病毒复制、抑制机体过度炎症反应、调节免疫平衡、改善肺纤维化等角度出发，筛选出了一批用于治疗新型冠状病毒肺炎的有效中成药，为临床提供了参考，并分析了已上市中成药在冠状病毒性肺炎治疗效果方面的相对优势。国家中医药管理局在中央指导组指示下根据在新型冠状病毒肺炎临床治疗中所积累的经验，推出行之有效的抗击新型冠状病毒肺炎的中成药和方剂，代表药物为"三药三方"：连花清瘟胶囊、金花清感颗粒、血必净注射液三种中成药和清肺排毒汤、宣肺败毒方、化湿败毒方三个创新方剂，被《新型冠状病毒肺炎诊疗方案》采用并推荐在临床使用。

一、已上市中成药筛选

根据已发表的文献，系统整理具有抗病毒作用的中成药及其可能的作用机制，通过计算机辅助虚拟筛选结合细胞及动物实验快速筛选可能对新型冠状病毒肺炎有效的中成药。

通过构建包含 180 种药材、3410 个化合物、725 个组分的信息数据库和新型冠状病毒 Plpro、RDRP、3CLpro、Spike 四个关键蛋白计算模型，进行计算机辅助虚拟筛选抗病毒中成药。结果发现连翘解毒片、连翘解毒丸、芎菊上清丸、牛黄清心丸局方、防风通圣丸、利咽解毒颗粒、清瘟解毒片、清瘟解毒丸等中成药具有较好的抗病毒作用。

通过脂多糖（LPS）诱导 RAW264.7 细胞，建立体外炎症损伤模型，用 Griess 法检测细胞上清液中一氧化氮（NO）生成量，用酶联免疫法检测细胞因子 TNF-α、IL-1β、IL-2、IL-6、IL-10 分泌量，对收集的已上市中成药开展抑制炎症因子释放的研究。发现牛黄清心丸（局方）、藿香正气软胶囊、牛黄解毒丸、穿心莲内酯滴丸等中成药对 LPS 诱导 RAW264.7 细胞生成 NO

及细胞因子分泌均有显著抑制作用，提示这四种中成药能够抑制炎症因子活性。

基于肺成纤维细胞的抗胶原沉积药物筛选，发现已收集的中成药中有 19 种中成药在细胞水平上对胶原沉积有改善作用，分别是藿香正气水、清喉利咽颗粒、清瘟解毒片、清开灵注射液、痰热清注射液/胶囊、八宝丹胶囊、香薷饮、复方芩兰口服液、止嗽定喘丸、清金止嗽化痰丸、连翘败毒片、通宣理肺片、牛黄清心丸局方、牛黄解毒丸、复方一枝黄花喷雾剂、清热灵颗粒、清热解毒口服液、蒲地蓝消炎片。

通过快速筛选，系统总结中成药在病毒复制、"细胞因子风暴"、肺纤维化等环节的作用，分析其应用于病毒性肺炎临床治疗的可行性，可为中成药在新型冠状病毒肺炎的临床使用提供重要的依据和参考。

二、新型冠状病毒肺炎临床试验核心结局指标集的构建

天津中医药大学循证医学中心牵头构建了新型冠状病毒肺炎临床试验核心结局指标集（COS-COVID），为相关临床研究方案设计、开展和证据转化提供参考依据。COS-COVID 根据国际学术组织 COMET 指南进行研制。来自中国循证医学中心、中国核心指标集研究中心、天津中医药大学循证医学中心的张伯礼院士、李幼平教授、张俊华研究员组织开展了 COS-COVID 研究，成立了一个包括呼吸与危重医学、中医学、循证医学、临床药理学和统计学等专家在内的工作组，按照 COMET 指南完成了条目池构建、Delphi 调查和共识会议等程序，最终遴选出最重要的临床评价指标，形成了 COS-COVID。

针对 COS-COVID 病情分类，从轻型、普通型、重型、危重型、康复期等 5 个层次分别遴选核心指标。轻型包含了 1 个指标：新型冠状病毒核酸转阴时间。普通型包括 4 个指标：住院时间、复合事件发生率、临床症状积分和新型冠状病毒核酸转阴时间。重型包括 5 个指标：复合事件发生率、住院时间、氧合指数（PaO_2/FiO_2）、机械通气时间和新型冠状病毒核酸转阴时间。危重型 1 个指标：全因死亡率。康复期 1 个指标：肺功能。COS-COVID 作为目前临床评价新型冠状病毒肺炎干预效果最具临床价值及操作性的指标集合，

涵盖了新型冠状病毒肺炎的整个分期，不仅可以用于评价不同干预措施（药物或非药物）疗效的临床试验，还可用于系统评价/Meta分析、临床实践指南和其他关于新型冠状病毒肺炎证据评价和临床决策的研究。

三、诊疗方案推荐的"三药三方"

（一）金花清感颗粒

金花清感颗粒由金银花、石膏、麻黄（蜜炙）、苦杏仁、黄芩、连翘、浙贝母、知母、牛蒡子、青蒿、薄荷、甘草等组成，具有疏风宣肺、清热解毒的功效，是用于治疗甲型H1N1流感的中成药。金花清感颗粒被推荐用于新型冠状病毒肺炎医学观察期以乏力伴发热为临床表现的患者。

药理作用：金花清感颗粒能够明显降低患者血清中各细胞因子水平，增强免疫功能。网络药理学与分子对接技术预测发现该药物中的芒柄花黄素、豆甾醇、β-谷甾醇、去甲脱水淫羊藿黄素为潜在的抗新型冠状病毒肺炎活性成分，高亲和力结合SARS-CoV-2 3CL水解酶和ACE2，作用于PTGS2、HSP90AB1和HSP90AA1等靶点，调节多条信号通路，发挥抗SARS-CoV-2作用。另一项运用网络药理学及高通量分子对接技术的研究，筛选金花清感颗粒中与人类新冠病毒3CL水解酶及ACE2受体蛋白结合活性较好的有效化合物。结果发现，金花清感颗粒共筛选有效活性化合物276种，涉及靶标基因325个，"药物-活性化合物-靶标"网络图中筛选出关键化合物11个。研究认为金花清感颗粒中3-甲氧基光甘草定、粗毛甘草素C、甘草查尔酮B等活性成分与人类新冠病毒3CL水解酶及ACE2受体蛋白结合活性较强，并且通过多种生物学途径及通路发挥干预新型冠状病毒肺炎的作用。

临床研究：一项金花清感颗粒治疗轻型新型冠状病毒肺炎患者的随机对照试验（RCT），将123例新型冠状病毒肺炎患者随机分组，其中治疗组为金花清感颗粒联合常规治疗，对照组为常规治疗，用药5d，观察临床症状消失率、中医证候量表评分、住院率、汉密尔顿焦虑量表评分和门诊满意度评分，以及不良反应发生率。结果发现对于临床发热、咳嗽、乏力、咳痰症状消失率、中医证候量表评分、汉密尔顿焦虑量表评分，治疗组较对照组明显降低，且差异有统计学意义。提示金花清感颗粒能显著减轻轻型新型冠状病毒肺炎患者的发热、咳嗽、乏力、咳痰等临床症状，缓解患者心理焦虑。

一项回顾性研究显示，首都医科大学附属北京佑安医院 2020 年 1 月 24 日至 2 月 17 日确诊的 80 例新型冠状病毒肺炎病例均接受对症和支持治疗，其中治疗组 44 例患者在入院 24h 内服用金花清感颗粒，对照组 36 例患者不服用或服用时间小于 2d，比较了两组患者的病毒核酸检测时间和肺炎吸收改善情况。结果发现治疗组病毒核酸检测转阴平均时间为（7±4）d，对照组为（10±4）d（$P=0.010$）；治疗组 7d 病毒清除率明显高于对照组（$P=0.009$）；胸部 CT 结果显示治疗组肺炎恢复时间为（8±4）d，明显短于对照组（10±5）d（$P=0.021$）。提示金花清感颗粒可有效缩短病毒核酸转阴时间，促进肺部炎性渗出液吸收，并且无明显不良反应。

（二）连花清瘟胶囊（颗粒）

连花清瘟胶囊（颗粒）是应用于流行性感冒，属热毒袭肺型的中成药制剂，由银翘散合麻杏石甘汤化裁而来，其组成包括：连翘、金银花、炙麻黄、炒苦杏仁、石膏、板蓝根、绵马贯众、鱼腥草、广藿香、大黄、红景天、薄荷脑、甘草。推荐用于新型冠状病毒肺炎医学观察期以乏力伴发热为临床表现的患者。

药理作用：连花清瘟胶囊（颗粒）具有清瘟解毒、宣肺泄热的功效。经网络药理学分析得知连花清瘟胶囊（颗粒）治疗新型冠状病毒肺炎涵盖共同靶点 55 个，其作用机制可能与广谱抗病毒、抑菌退热、止咳化痰、调节免疫等作用有关。钟南山院士团队对其抗病毒能力及机制进行初探，结果显示连花清瘟胶囊（颗粒）虽然对 SARS-CoV-2 病毒抑制作用较弱（IC50=411.2μg/mL），却能够显著降低炎症因子 TNF-α、IL-6、CCL-2/MCP-1 和 CXCL-10/IP-10 的 mRNA 水平，起到抗 SARS-CoV-2 引起的肺部炎症的作用。

临床研究：回顾性分析武汉市 3 家医院 102 例新型冠状病毒肺炎普通型患者（51 例连花清瘟颗粒联合常规治疗患者 vs. 51 例常规治疗患者），发现连花清瘟颗粒能改善患者临床症状，降低普通型转重型的发生率，促进核酸转阴。另外一项针对连花清瘟胶囊（颗粒）联合常规疗法治疗新型冠状病毒肺炎疑似病例（63例）的回顾性研究发现，它可明显改善疑似病例发热、咳嗽、乏力、气促等症状。

除上述两项试验，由钟南山、李兰娟、张伯礼三位院士参与指导的、全国9省份23家医院共同完成的连花清瘟胶囊治疗新型冠状病毒肺炎的前瞻性、随机、对照、多中心临床研究结果已发布。该研究纳入284名患者，随机分为治疗组（连花清瘟胶囊或连花清瘟胶囊联合常规治疗）和对照组（常规治疗）各142例。结果发现治疗组患者缓解率为91.5%，显著高于对照组82.4%（$P=0.022$）。且治疗组发热、疲劳和咳嗽的症状时间缩短了1d、3d和3d。在全分析集下，治疗组患者的肺部CT影像学表现改善率达83.8%，而对照组为64.1%；治疗组的总体临床治愈率为78.9%，对照组为66.2%。然而，两组在转化为重型病例和病毒核酸检测结果方面无显著性差异（$P>0.05$）。结果提示连花清瘟胶囊可改善新型冠状病毒肺炎患者临床症状，且安全性良好。一项对于武汉市光谷会展中心方舱医院轻型/普通型新型冠状病毒肺炎患者的回顾性研究发现，单用连花清瘟胶囊在降低轻型/普通型新型冠状病毒肺炎患者转重率方面，可能优于阿比多尔单药治疗。

（三）血必净注射液

血必净注射液由红花、赤芍、川芎、丹参、当归五味中药提取物组成，是基于我国著名中西医结合急救专家王今达教授的"四证四法"及"菌毒炎并治"理论研制而成。血必净注射液于2004年被批准为国家二类新药，是我国唯一被批准治疗脓毒症（sepsis）、全身炎症反应综合征（SIRS）和多器官功能障碍综合征的中成药。《新型冠状病毒肺炎诊疗方案》推荐用于全身炎症反应综合征和（或）多器官功能障碍综合征的患者。

药理作用：血必净注射液可通过"多成分－多靶点－多通路"作用机制发挥抗炎、调节凝血、血管内皮保护、免疫调节等作用。广州呼吸健康研究院杨子峰课题组观察血必净注射液对SARS-CoV-2的体外抗病毒药效，初步发现血必净注射液具有一定的体外抗病毒作用，能显著抑制SARS-CoV-2诱导的炎症因子 IL-1β、IL-6、MCP-1 mRNA 的过度表达，并呈剂量依赖关系。

临床研究：一项由复旦大学中山医院牵头，联合 33 家医院完成的血必净注射液与安慰剂对照治疗重型肺炎疗效的随机对照试验，纳入了 710 例重型肺炎患者。结果显示，血必净注射液联合常规治疗组肺炎严重指数（PSI）8d 内改善率较安慰剂组高（60.78% vs. 46.33%），且血必净注射液能显著降低重型肺炎患者 28d 病死率（15.87% vs. 24.63%），缩短机械通气时间（11.0d vs. 16.5d）和 ICU 住院时间（12d vs. 16d）。提示血必净注射液具有降低重型肺炎病死率的临床价值。

一项纳入 44 例普通型新型冠状病毒肺炎患者的回顾性研究，分为血必净联合常规抗病毒治疗的治疗组 22 例和常规抗病毒治疗的对照组 22 例。发现在常规抗病毒治疗基础上，联合应用血必净注射液能够促进新型冠状病毒肺炎普通型患者肺部病灶吸收并提高疗效，减少重型病例的发生，但在改善炎症指标及促进病毒核酸转阴方面疗效并不明显。另一项由广州医科大学附属第一医院负责，由钟南山、邱海波等专家牵头启动的"血必净治疗新型冠状病毒肺炎疗效的前瞻性队列研究"，截至 2020 年 3 月 20 日，共有 28 家医院参加，累计纳入重型病例 166 例，目前研究结果尚未公开发表。

（四）清肺排毒汤

清肺排毒汤为国家卫生健康委员会和国家中医药管理局推荐的处方，其来源于张仲景《伤寒杂病论》，由麻杏石甘汤、射干麻黄汤、小柴胡汤、五苓散等经典方剂加减化裁而来。《新型冠状病毒肺炎诊疗方案》推荐使用于确诊病例中轻型、普通型患者，而重型、危重型患者需结合实际情况使用。

药理作用：清肺排毒汤具有宣肺透邪、清热化湿、健脾化饮的功效。网络药理学分析发现，清肺排毒汤有 217 个中药成分靶点，51 个与新型冠状病毒肺炎相关靶点，对 TNF 信号通路、IL-17 信号通路、NF-κB 信号通路及 Th17 细胞分化等 30 多条信号通路进行调控，抑制炎症反应，调节免疫功能，减轻肺损伤，保护神经功能，从而达到治疗新型冠状病毒肺炎的目的。

临床研究：据国家中医药管理局网站消息，2020 年 1 月 27 日，国家中医药管理局以临床急用、实用、效用为导向，紧急启动"防治新型冠状病毒感染的肺炎中医药有效方剂筛选研究"专项，在山西、河北、黑龙江、陕西四省试点开展清肺排毒汤救治新型冠状病毒肺炎患者临床疗效观察。重点观察确诊患者乏力、发热、咳嗽、咽痛、纳差等症状及影像学表现变化情况，旨在迅速找到针对本次疫病有良好疗效乃至特效的核心方药。截至 2020 年 2 月 5 日，4 个试点省份运用清肺排毒汤救治确诊病例 214 例，3d 为 1 个疗程，总有效率达 90% 以上，其中 60% 以上患者症状和影像学表现改善明显，30% 患者症状平稳且无加重。在一项纳入 60 例患者的清肺排毒汤加减方联合抗病毒药物治疗新型冠状病毒肺炎的回顾性研究中，清肺排毒汤联合常规治疗组和常规治疗组各 30 例，3d 为 1 个疗程，经治疗后联合用药组治愈率为 90%，对照组治愈率为 83.33%。结果提示清肺排毒汤加减方联合抗病毒药物能显著缩短新型冠状病毒肺炎患者住院时间、临床症状好转时间及肺部 CT 影像学表现改善时间。

（五）化湿败毒方

化湿败毒方由中国中医科学院医疗队在国家诊疗方案推荐的方剂基础上，结合武汉市金银潭医院临床救治情况总结而成。其组成包括生麻黄、杏仁、生石膏、甘草、藿香、厚朴、苍术、草果、法半夏、茯苓、生大黄、生黄芪、葶苈子、赤芍共 14 味中药，《新型冠状病毒肺炎诊疗方案》新增推荐用于重型疫毒闭肺证患者。

药理作用：化湿败毒方具有解毒化湿、清热平喘的功效。中国中医科学院运用本方治疗新型冠状病毒感染的实验小鼠，发现其能降低肺部病毒载量 30%。另外，生物信息学研究发现，本方包含的 14 味药中有 10 味药与病毒的 Mpro 及 Spike 蛋白有结合力，其余 4 味中药的作用主要体现在对免疫、炎症及相关信号通路的影响。化湿败毒方含槲皮素、木犀草素和山奈酚等多种活性成分，可能通过作用于多个靶点、多种通路，从抗炎、抗病毒、抗氧化、调节免疫等方面治疗新型冠状病毒肺炎。

临床研究：化湿败毒颗粒已通过多次临床试验验证，初步结果提示其有助于缩短核酸转阴时间，改善患者症状。此方于 2020 年 3 月 18 日获得国家药品监督管理局新药临床试验批件，这也是国家药品监督管理局批复的首个治疗新型冠状病毒肺炎的中药临床批件。

（六）宣肺败毒方

宣肺败毒方由天津中医药大学张伯礼教授和北京中医医院刘清泉教授共同拟方，从麻杏石甘汤、麻杏薏甘汤、千金苇茎汤和葶苈大枣泻肺汤等多个经典名方中优选方药结合组分中药筛选研制而成。宣肺败毒方适用于轻型、普通型患者，在本次疫情中发挥了重要作用。

药理作用：宣肺败毒方具有宣肺化湿、清热透邪、泻肺解毒的功效。通过网络药理学预测，宣肺败毒方 13 味中药有 10 味归肺经，其主要化学成分的 1224 个潜在靶标中有 326 个与新型冠状病毒肺炎相关，其中 109 个重要靶标富集在与病毒感染和肺部损伤相关的疾病通路中。这些重要靶标调控的主要通路涉及病毒感染、能量代谢、免疫炎症、细菌感染等方面。通过对炎症因子 IL–6、IL–8 以及相关 T 细胞（Th17、Th1、Th2）等的调控，有助于抑制"细胞因子风暴"和过度免疫的激活，加速轻型患者恢复，预防转重。另一项有关宣肺败毒方的网络药理学研究，发现该方主要化学成分协同调控 286 个关键靶点和 21 条信号通路，其中包含 28 个呼吸道病毒感染相关基因、68 个白介素细胞因子活化基因以及 17 个肺部损伤相关基因，具有避免或缓解"细胞因子风暴"、保护肺脏等器官的作用。研究显示，宣肺败毒方主要通过黄酮类和植物甾醇类活性成分与 SARS–CoV–2 的 ACE2 和 3CLPro 受体结合，抑制病毒入侵及病毒复制，在病毒感染细胞后可能通过调节 IL–6、MAPK3、MAPK1、IL–1β、CCL2、EGFR、NOS2 等关键靶点发挥抗炎、抗"细胞因子风暴"、抗氧化、调节机体免疫的作用来治疗新型冠状病毒肺炎。

临床研究：宣肺败毒方在武汉市中医医院、湖北省中西医结合医院、武汉大花山方舱医院等单位开展了临床研究，结果显示宣肺败毒方在改善轻型、普通型新型冠状病毒肺炎患者临床症状，改善肺部影像学表现，降低转重率等方面具有一定优势。该药物已于 2020 年 7 月 16 日获得美国 FDA 二期临床批件。

四、推荐的其他中成药

（一）藿香正气胶囊（丸、水、口服液）

藿香正气散出自《太平惠民和剂局方》，其组成包括：大腹皮、白芷、紫苏、茯苓、半夏、白术、陈皮、厚朴、苦桔梗、藿香、甘草。通过现代制剂技术，现已经开发水剂（口服液）、丸剂及胶囊剂，便于临床选择。藿香正气胶囊（丸、水、口服液）常用于新型冠状病毒肺炎医学观察期以乏力伴胃肠不适为临床表现的患者。

药理作用：藿香正气胶囊（丸、水、口服液）具有解表化湿、理气和中的作用。运用网络药理学与分子对接法探索藿香正气口服液预防新型冠状病毒肺炎的活性化合物，发现药材 – 化合物 – 靶点网络包含了 10 种药材、123 个化合物，相应靶点基因 257 个。藿香正气口服液中的化合物能通过与 ACE2 结合作用于 PTGS2、HSP90AB1、AR、CAMSAP2 等靶点，调节多条信号通路，从而发挥对新型冠状病毒肺炎的防治作用。

临床研究：由成都中医药大学附属医院牵头的新型冠状病毒肺炎疫情期间预防性给予藿香正气口服液联合金蒿解热颗粒的研究，结果显示其可有效预防社区居民感冒等呼吸道疾病的发生。

（二）疏风解毒胶囊

疏风解毒胶囊用于风热型急性上呼吸道感染。其组成包括：虎杖、连翘、板蓝根、柴胡、败酱草、马鞭草、芦根、甘草。推荐用于新型冠状病毒肺炎医学观察期以乏力伴发热为临床表现的患者。

药理作用：疏风解毒胶囊具有广谱抗病毒作用。网络药理学研究发现，疏风解毒胶囊中的化学成分可通过与关键靶蛋白 IL–6、ALB、MAPK3 等结合，干预多种生物学过程及通路，治疗新型冠状病毒肺炎患者。另一研究使用网络药理学方法发现疏风解毒胶囊中有符合条件的化合物 176 个、蛋白靶点 237 个。疏风解毒胶囊防治新型冠状病毒肺炎的潜在靶点有 48 个，关键靶点有 IL–10、IL–6、PTGS1、PTGS2、GSK3B、STAT–1 等，潜在信号通路有

IL-17 信号通路、HIF-1 信号通路、Toll-like 受体信号通路、T 细胞受体信号通路、VEGF 信号通路。提示疏风解毒胶囊可通过调控关键靶点和潜在信号通路防治新型冠状病毒肺炎，发挥解热、抗炎、平衡免疫、抗病毒等作用。

临床研究：疏风解毒胶囊是临床常用药物，对慢性阻塞性肺疾病、社区获得性肺炎、过敏性鼻炎均有效。两项关于疏风解毒胶囊联合阿比多尔治疗新型冠状病毒肺炎的临床疗效评价已经发布，其中一项显示联合用药可缩短发热、干咳、鼻塞、流涕、咽痛、乏力和腹泻等临床症状消失时间和病毒转阴时间。另外一项对西医常规检查指标进行分析，发现联合用药可显著升高白细胞、淋巴细胞水平，提高肺部感染灶吸收率，且不良反应相对较少。

（三）喜炎平注射液

喜炎平注射液主要成分为穿心莲内酯磺化物，可用于治疗支气管肺炎、腮腺炎等。《新型冠状病毒肺炎诊疗方案》推荐用于重型患者。

药理作用：喜炎平注射液抗病毒机制主要体现如下。①占据病毒复制 DNA 与蛋白质结合位点，阻止蛋白质对 DNA 片段的包裹，从而使病毒不能正常复制。②抑制病毒包膜表面糖基蛋白荧光肽的裂解，阻止病毒入侵细胞。③影响病毒诱导的视黄酸诱导基因 I 样受体（RLRs）信号通路。

临床研究：通过对喜炎平注射液联合奥司他韦治疗流行性感冒的 Meta 分析发现，联合用药可缩短退热时间和住院时间，总有效率优于单用奥司他韦组。另外，喜炎平注射液治疗小儿支气管肺炎的临床观察发现，其在咳嗽、气促、发热、啰音消失时间和改善肺功能上均优于利巴韦林组，说明喜炎平注射液具有较强的抗炎、止咳、提升机体免疫力作用。

（四）热毒宁注射液

热毒宁注射液由青蒿、金银花、栀子组成，具有清热、疏风、解毒的功效，适用于外感风热所致感冒、咳嗽等。《新型冠状病毒肺炎诊疗方案》推荐用于病毒感染或合并轻度细菌感染的患者。

药理研究：运用网络药理学及分子对接方法探索热毒宁注射液治疗新型冠状病毒肺炎的活性化合物与潜在作用机制，发现热毒宁注射液中有 50 种活性成分、231 个作用靶点，与新型冠状病毒肺炎重合的靶点有 43 个，主要涉及炎症、细菌感染、病毒感染等。分子对接结果表明芹菜素、木犀草素、槲皮素、山奈酚等核心成分与推荐的抗新型冠状病毒肺炎药物亲和力相近。结果提示热毒宁注射液防治新型冠状病毒肺炎的潜在作用机制可能与调节免疫、抗病毒、抑菌等方面有关系。

临床研究：一项热毒宁注射液联合甲泼尼龙治疗重型新型冠状病毒肺炎的回顾性研究中，热毒宁注射液联合甲泼尼龙组 21 例，甲泼尼龙组 26 例，结果发现热毒宁注射液联合甲泼尼龙组患者在治疗后白细胞、IL-6、IL-17、CRP 水平明显降低（$P<0.05$），IL-4 水平明显升高（$P<0.05$），且住院时间、入住 ICU 时间明显缩短（$P<0.05$）。

（五）痰热清注射液

痰热清注射液含有黄芩、熊胆粉、山羊角、金银花、连翘等。《新型冠状病毒肺炎诊疗方案》推荐用于病毒感染或合并轻度细菌感染的患者。

药理作用：通过网络药理学和分子对接方法研究痰热清注射液治疗新型冠状病毒肺炎的潜在作用机制，筛选得到痰热清注射液中的 54 个类药性良好的活性成分，对应靶点 287 个，其中共同靶点 54 个、关键靶点 34 个。分子对接结果显示山奈酚、槲皮素、黄芩素、木犀草素和汉黄芩素与 SARS-CoV-2 3CL 水解酶具有较好的亲和力。结果提示痰热清注射液的核心化合物可通过与 SARS-CoV-2 3CL 水解酶结合，发挥抗病毒作用。

临床研究：痰热清注射液临床多用于治疗流行性感冒、急性化脓性扁桃体炎、咽炎、肺炎、支气管炎等多种疾病。一项关于痰热清注射液治疗慢性支气管炎急性发作期的 Meta 分析纳入 23 个随机对照试验，涉及 1901 名患者，发现痰热清注射液联合西药治疗慢性支气管炎急性发作期较仅使用西药有更好的疗效，在改善临床症状上更具有优势。

（六）醒脑静注射液

醒脑静注射液含有麝香、郁金、冰片、栀子等，具有清热解毒、凉血止血、开窍醒脑的功效。《新型冠状病毒肺炎诊疗方案》推荐用于高热伴意识障碍患者。

药理作用：运用网络药理学方法筛选出醒脑静注射液中的 105 个活性成分、928 个药物靶点、741 个冠状病毒靶点、611 个神经保护靶点。药物 – 疾病共同靶点 83 个，核心成分 12 个，关键靶点 7 个，涉及乙型肝炎通路、致癌通路、TNF、HIF–1 及 VEGF 信号通路等。醒脑静注射液中的核心成分绿莲皂苷元、山柰酚等可能通过作用于 PARP1、PTGS2、MMP9、CDK2、ADORA2A、ALOX5、GSK3B 等关键靶点，干预多种信号通路，调控炎症反应、细胞凋亡、氧化应激、血管生成等过程，改善 SARS–CoV–2 对神经系统的损害，还可能与 3CLMpro、ACE2 和 RBD 与人受体 ACE2 复合物结合，以抑制病毒复制及对宿主细胞的感染。

临床研究：醒脑静注射液临床用于治疗脑血管疾病、重型脑外伤、急性中毒、血管性认知障碍、病毒性脑炎、小儿外感高热等。一项醒脑静注射液治疗脑卒中合并意识障碍的 Meta 分析，纳入 22 个随机对照试验，共 2051 例患者。结果提示联合应用醒脑静注射液较单纯常规治疗可更明显地提高患者格拉斯哥昏迷评分，改善脑卒中后意识障碍患者的意识水平，且不良反应少，安全性较好。另外，醒脑静注射液联合纳洛酮治疗脑血管病意识障碍在总有效率、意识转清时间、巴塞尔（Barthel）指数、格拉斯哥昏迷评分、血肿量、不良反应发生率等方面均优于对照组，疗效显著。

第二节　化学药品

自进入 20 世纪以来，病毒成为导致重大流行性传染病发生的主要原因之一，如人类免疫缺陷病毒（HIV）、SARS 病毒、甲型 H1N1 流感病毒、埃博拉病毒，以及引起本次疫情暴发的新冠病毒。在此次新型冠状病毒肺炎疫情期间，我国通过体外试验对瑞德西韦、磷酸氯喹、法匹拉韦等多种具有抗病毒活性的药物进行评价，并开展了相关临床试验，取得了一定的成果。在世界范围内，世界卫生组织也积极开展了"Solidarity"试验，以评价干扰素、羟氯喹、瑞德西韦和洛匹那韦/利托那韦四种药物抗新冠病毒临床疗效。

一、抗病毒药物

（一）干扰素

干扰素（IFN）是细胞因子的一种，具有广谱抗病毒、抗肿瘤及免疫调节的作用。其中，IFN-α 是由人体白细胞产生的具有较强广谱抗病毒作用的干扰素，临床常用注射用重组人 IFN-α2b。

药理作用：IFN 是细胞在感受病毒感染时产生的具有免疫保护作用的糖蛋白。它可与细胞表面的 IFN 受体结合，激活络氨酸家族蛋白 JAK1 和 TYK2 激酶，磷酸化 STAT1-STAT2 二聚体，并与干扰素调节因子 9（IRF-9）结合形成干扰素刺激基因因子 3（ISGF3）。ISGF3 作为转录因子进入细胞核结合 IFN 刺激反应元件，激活干扰素刺激基因（ISGs，如 MxA、OAS 和 PKR 等）表达，发挥抗病毒作用。

临床研究：IFN 能有效治疗 SARS-CoV 和 MERS-CoV 感染，为其治疗 SARS-CoV-2 感染提供了借鉴参考。华中科技大学同济医学院附属协和医院呼吸与重症医学科纳入 77 例患者评价了 IFN-α2b、阿比多尔以及两药联合治疗中度新型冠状病毒肺炎患者，结果提示，IFN-α2b 单用及联合阿比多尔均显著缩短了上呼吸道病毒感染时间并降低炎症标志物 IL-6 和 CRP 血清水平，提示 IFN 不仅仅可以改善新型冠状病毒肺炎患者症状，且可通过抑制炎症指标加速病毒清除。

然而，据世界卫生组织发布的"Solidarity"试验结果显示，皮下注射干扰素 β-1a 并不能降低新型冠状病毒肺炎患者死亡率，以及缩短机械通气和住院时间，所以干扰素种类及给药途径是否影响了干扰素的药效仍需大样本临床试验证实。

（二）法匹拉韦

法匹拉韦（favipiravir），主要成分为法维拉韦，化学分子式为 $C_5H_4FN_3O_2$，摩尔质量为 157.1g/mol。法匹拉韦是一种 RNA 依赖的 RNA 聚合酶（RdRp）抑制剂类广谱抗病毒药物，用于治疗成人新型或复发流感。

药理作用：法匹拉韦在体内转化为法匹拉韦核苷三磷酸形式。法匹拉韦核苷三磷酸通过模拟鸟苷三磷酸竞争性抑制病毒 RNA 依赖的 RNA 聚合酶，抑制病毒基因组复制和转录而发挥抗病毒作用。法匹拉韦核苷三磷酸还可渗入病毒基因，通过诱发致命性的突变发挥抗病毒作用。

药代动力学：法匹拉韦经口吸收良好，生物利用度高，人单次口服 400mg 的生物利用度大于 90%。法匹拉韦人血清蛋白结合率为 53.4% ~ 54.4%，分布于包括呼吸系统在内的全身组织，主要靶器官为造血组织、肝脏及睾丸。法匹拉韦主要通过肝脏代谢，主要从肾脏排泄，少量从胆汁排泄。

临床研究：作为广谱抗病毒药物，法匹拉韦对包括埃博拉病毒在内的多种病毒均有抑制作用，本次新型冠状病毒肺炎疫情也对本药有效性进行评价。深圳第三人民医院对比观察法匹拉韦与洛匹那韦 / 利托那韦分别联合雾化吸入 IFN 治疗新型冠状病毒肺炎患者，结果显示，相比于洛匹那韦 / 利托那韦联合 IFN 组，法匹拉韦联合 IFN 可更好地改善新型冠状病毒肺炎患者疾病进展，缩短病毒清除时间达 7d（4d vs. 11d），提高肺部 CT 影像学表现改善率（91.4% vs. 62.2%），且不良反应发生率低。另外一项预发表 RCT 比较了法匹拉韦与阿比多尔的临床疗效，两组患者的 7d 恢复率并无明显差异，但法匹拉韦在改善发热、咳嗽症状方面效果更佳。但值得注意的是，法匹拉韦易引起患者尿酸升高。

（三）阿比多尔

阿比多尔（arbidol），化学分子式为 $C_{22}H_{25}BrN_2O_3S \cdot HCl \cdot H_2O$，摩尔质量为 531.9g/mol。阿比多尔主要用于治疗 A、B 型流感病毒等引起的上呼吸道感染。还可用于治疗其他多种病毒感染疾病，如乙型肝炎、丙型肝炎、出血热等。常用剂型包括胶囊、颗粒及片剂。

药理作用：阿比多尔是一种合成的小分子吲哚衍生物，既可以与细胞膜结合，又可以与芳香族氨基酸残基结合，作用于病毒融合蛋白，使病毒无法与宿主细胞融合，影响病毒复制、聚集以及释放，从而发挥直接抗病毒活性或增强宿主靶向抗病毒活性。

药代动力学：健康受试者单剂量口服阿比多尔 200mg，约 1.63h 后血浆中阿比多尔浓度达峰值（417.8 ± 240.7）ng/mL，阿比多尔半衰期为（10.55 ± 4.01）h。绝对生物利用度为 35.6%，肝脏中浓度最高，其次为胸腺、肾脏。给药后 48h，40% 药物以原型排出体外，其中粪便中排出 38.9%，尿中排出不足 0.12%。

临床研究：中山大学附属第五医院开展的一项回顾性队列研究，观察了 16 例服用阿比多尔联合洛匹那韦 / 利托那韦治疗的新型冠状病毒肺炎患者，以及 17 例洛匹那韦 / 利托那韦单药治疗的新型冠状病毒肺炎患者。经过诊断后随即用药 7d，阿比多尔联合洛匹那韦 / 利托那韦治疗组 12 名（75%）患者核酸转阴，而单用洛匹那韦 / 利托那韦治疗组仅 6 名（35%）患者核酸转阴；用药 14d，联合治疗组 15 名（94%）患者核酸转阴，单药组 9 名（52.9%）患者核酸转阴。CT 影像结果也提示联合治疗组效果更优。广州第三人民医院对比了两种药物的有效性及安全性，发现尽管两组在退热时间上没有差别，但是阿比多尔组在入院后第 14d，所有患者体内病毒核酸转阴，而洛匹那韦 / 利托那韦组仍有 44.1% 患者病毒核酸呈阳性，两组均无不良反应发生。

（四）利巴韦林

利巴韦林（ribavirin），化学分子式为 $C_8H_{12}N_4O_5$，摩尔质量为 244.21g/mol。利巴韦林是临床常用抗病毒药物，用于治疗呼吸道合胞病毒感染及丙型肝炎，首次发现于 20 世纪 70 年代。临床常用剂型有注射液、颗粒、片剂等。

药理作用：作为一种嘌呤核苷类似物，利巴韦林通过抑制肌苷酸 −5− 磷酸脱氢酶合成，阻断肌苷酸转变为鸟苷酸，减少病毒复制的原材料，阻断病毒 RNA 或 DNA 合成而发挥广谱抗病毒作用。经分子对接预测其与 RdRp 存在相互作用，提示其具有抗新冠病毒作用，但是，体外试验发现利巴韦林抗 SARS-CoV-2 的半数效应浓度（EC50）为 109.5μM，半数细胞毒性浓度（CC50）>400μM，选择指数仅大于 3.65。

药代动力学：口服吸收迅速，生物利用度约 45%，少量可经气溶胶吸入。

口服后 1.5h 血药浓度达峰值，为 1 ~ 2mg/L。药物在呼吸道分泌物中的浓度大多高于血药浓度，能进入红细胞内，且蓄积量大。长期用药后脑脊液内药物浓度可达同时期血药浓度的 67%。本品可透过胎盘，也能进入乳汁，在肝内代谢，主要经肾排泄。72 ~ 80h 尿排泄率为 30% ~ 55%。

临床研究：香港大学袁国勇教授主持一项覆盖香港 6 家医院的前瞻性、随机开放的 II 期临床试验，比较洛匹那韦 / 利托那韦单用与洛匹那韦 / 利托那韦联合利巴韦林和干扰素治疗新型冠状病毒肺炎的有效性及安全性，共观察 127 名患者。结果发现联合用药组较单药组核酸转阴时间缩短了 5d（7d vs. 12d），且不良反应仅限于腹泻与呕吐，两组并无差异。伊朗阿巴丹医学院比较了利巴韦林与 sofosbuvir/daclatasvir 治疗重型新型冠状病毒肺炎的临床疗效，最终发现利巴韦林治疗组住院时间比 sofosbuvir/daclatasvir 治疗组长（9d vs. 5d），且死亡率较高（33% vs. 5.7%）。诊疗方案第八版中提出了不建议单独使用利巴韦林，但可与干扰素联合使用。

二、抗疟疾药物

（一）氯喹

氯喹（chloroquine），化学分子式为 $C_{18}H_{26}ClN_3$，摩尔质量为 319.9g/mol，早在 20 世纪 40 年代开始用于抗疟疾治疗，是青蒿素问世前抗疟疾主力之一，在"非典"期间证实了其抗病毒作用。磷酸氯喹是氯喹的磷酸盐。

药理作用：氯喹的抗病毒活性除了可升高核内体等多个细胞器的 pH 外，也可干扰宿主细胞表面 ACE2 受体糖基化，从而阻止病毒入侵及复制。除此之外，氯喹的亲溶酶体和免疫调节特性为其发挥抗病毒活性提供了强有力的支撑。经体外实验验证，氯喹可有效抑制 SARS–CoV–2 复制，EC50 值为 1.13μM。

药代动力学：氯喹具有较好的口服吸收率，口服液和片剂的生物利用度可分别达到 78% 和 89%，含镁制酸剂可降低其吸收率。其终末半衰期可达数天甚至数周，初始半衰期仅 1.6d。在 2 ~ 15mg/kg 范围内，药物代谢动力学曲线呈线性相关关系，大部分经 N- 脱烷基化作用在肝脏内代谢，经 CYP450 家族蛋白降解为去乙基氯喹和双去乙基氯喹，仍可发挥其抗疟疾作用。

临床研究：钟南山院士和单鸿教授团队在 12 家医院完成的一项针对新型冠状病毒肺炎的前瞻性研究纳入磷酸氯喹治疗组〔500mg，每日 1 次（qd）或每日 2 次（bid）〕197 名以及对照组 176 名患者。结果显示磷酸氯喹可缩短病毒核酸转阴时间（均数 =6d）和发热持续时间，且无严重不良反应发生。中山大学在 2020 年 2 月初对磷酸氯喹治疗新型冠状病毒肺炎也进行了试验研究，其中 10 例患者（3 例重型，7 例普通型）使用磷酸氯喹 500mg，qd，连续服用 10d，初始用药第 13d，所有患者核酸转阴，且能加速肺部影像学表现恢复，缩短住院时间。这期间虽有不良用药反应，但均不严重，主要有呕吐、腹痛、恶心等。

虽然国内临床试验结果较好，但是巴西学者进行的一项平行、双盲、随机、Ⅱ b 期临床试验纳入 81 例患者，比较高剂量（600mg，bid）与低剂量（450mg，bid）磷酸氯喹治疗重型患者的安全性，高剂量组有较高的致死率（39% vs. 15%），和大于 500ms 的长 QT 间期（18.9% vs. 11.1%）等不良反应，由此该研究团队不推荐使用高剂量磷酸氯喹治疗新型冠状病毒肺炎患者。

根据以上临床结果，虽可选择磷酸氯喹治疗新型冠状病毒肺炎患者，但仍须进一步评价，且在使用时必须严格监控患者病情，特别注意 QT 间期延长的发生，禁止与大环内酯类药物联用，具体可参考由《中华结核和呼吸杂志》刊发的《磷酸氯喹治疗新型冠状病毒肺炎的专家共识》。

（二）羟氯喹

羟氯喹（hydroxychloroquine）是氯喹的衍生物，化学分子式为 $C_{18}H_{26}ClN_3O$，摩尔质量为 335.9g/mol，具有与氯喹相似的药理作用及药物代谢动力学。

临床研究：针对羟氯喹治疗新型冠状病毒肺炎的一项系统评价及 Meta 分析纳入 7 项研究、1358 名患者，其中仅 2 项研究显示可加速体温恢复，1 项研究提示可缩短咳嗽持续时间，而在病毒治疗、死亡率、预后及安全性方面并无获益，虽然与阿奇霉素（大环内酯类）联用一定程度上疗效优于对照组，但仍旧不可避免地发生 QT 间期延长等不良反应。《英国医学杂志》发表的一篇针对羟氯喹治疗新型冠状病毒肺炎的开放随机对照试验纳入150名患者，其中75名患者服用羟氯喹联合标准治疗，75名仅使用标准治疗，结果提示两组的28d核酸转阴率并无明显差异，且羟氯喹治疗组不良反应发生率为30%，远高于对照组9%，因此可以判定羟氯喹治疗新型冠状病毒肺炎患者并无获益。

鉴于羟氯喹的安全性问题，美国食品药品监督管理局（Food and Drug Admistration，FDA）于2020年4月30日发出警告，提醒患者不要在医院外或临床试验监护外使用其治疗新型冠状病毒肺炎。并于2020年6月15日，撤销了氯喹和羟氯喹的紧急使用权。随后，世界卫生组织发起的"Solidarity"试验中羟氯喹分支试验也在2020年6月17日宣布终止，且11月从世界卫生组织发表的"Solidarity"试验结果可以看出，羟氯喹无益于新型冠状病毒肺炎患者。综合以上分析，磷酸氯喹虽可在临床严密监控下选择应用，但须警惕药物间相互作用及不良反应的发生，并须进一步评价该药临床获益度。而羟氯喹则应按照世界卫生组织建议，不再继续应用于新型冠状病毒肺炎治疗。

三、抗 HIV 药物

（一）洛匹那韦 / 利托那韦

洛匹那韦 / 利托那韦（lopinavir/ritonavir，LPV/r），化学分子式为 $C_{74}H_{96}N_{10}O_{10}S_2$，摩尔质量为 1349.7g/mol，LPV/r 属于蛋白酶抑制剂，是临床治疗艾滋病的一线用药，于 2005 年上市。临床有片剂和口服液两种剂型。

药理作用：LPV/r 是一种联合制剂。洛匹那韦是细胞色素 CYP3A4 和 P 糖蛋白的敏感底物，可以阻断 Gag-Pol 聚蛋白的分裂，导致新生病毒颗粒不成熟而无感染力。利托那韦是一种针对 HIV-1 和 HIV-2 天冬氨酰蛋白酶的活性拟肽类抑制剂，抑制 HIV 蛋白酶使其无法分解 Gag-Pol 聚蛋白前体，致使生成的 HIV 病毒颗粒为非成熟状态，另外，它可以抑制 CYP3A 介导的洛匹那韦代谢，从而提高洛匹那韦的浓度，产生协同作用。体外试验表明，LPV/r 可有效抑制 SARS-CoV，与 IFN-α 联合亦可有效抑制 MERS-CoV。

药代动力学：洛匹那韦基本上全部由肝脏 CYP3A 代谢，利托那韦抑制洛匹那韦的代谢，从而提高洛匹那韦的血药浓度。洛匹那韦 / 利托那韦的抗病毒活性主要由洛匹那韦产生，用药 4h 后洛匹那韦血药浓度达峰值，为（12.3±5.4）μg/mL。洛匹那韦有 98% ~ 99% 与血浆蛋白结合，被肝细胞色素 P450 系统广泛代谢，超过 12h 给药间隔的洛匹那韦半衰期（从波峰到波谷）平均为 5 ~ 6h。

临床研究：浙江省瑞安市人民医院观察了 LPV/r 联合其他肺炎相关辅助药物治疗 42 例新型冠状病毒肺炎患者，结果发现可加速退热，一定程度降低 CRP、白细胞浓度，加速核酸转阴且肝酶异常比例较小。然而，上海市公共卫生临床中心观察了 LPV/r 治疗 52 例普通型新型冠状病毒肺炎患者，并未发现其临床症状得到改善，并且存在较高不良反应。曹彬教授针对 LPV/r 治疗重型患者进行了随机对照开放试验，在 LPV/r 治疗的 99 名患者中并未发现其可改善临床症状、降低死亡率，且 LPV/r 组存在相关胃肠道不良反应。与以上结果相似，世界卫生组织开展的"Solidarity"试验结果也未能看到 LPV/r 能够降低新型冠状病毒肺炎患者病死率，所以，世界卫生组织于 2020 年 7 月 4 日停止了该分支试验内容。在诊疗方案第八版中，也明确指出不推荐单独使用洛匹那韦 / 利托那韦。

（二）达芦那韦

达芦那韦（darunavir），化学分子式为 $C_{27}H_{37}N_3O_7S$，摩尔质量为 547.7g/mol，是选择性 HIV-1 蛋白酶抑制剂，可以选择性抑制受感染细胞中 HIV 编码的 Gag-Pol 多聚酶的裂解，从而阻断成熟病毒颗粒的形成，用于治疗艾滋病。通过深度学习药物 – 靶标相互作用发现，达芦那韦对 SARS-CoV-2 解旋酶的 Kd 浓度仅 90.38nM，从中可以看出其抗新冠病毒作用。但是，其临床使用浓度下（EC50>100μM）并未起到抗 SARS-CoV-2 的作用，且通过观察部分平时服用达芦那韦治疗 HIV 的新型冠状病毒肺炎患者，发现其并未起到预防新型冠状病毒肺炎和改善肺功能的作用。

四、抗菌药

阿奇霉素（azithromycin），化学分子式为 $C_{38}H_{72}N_2O_{12}$，摩尔质量为 749g/

mol。阿奇霉素是大环内酯类抗生素，现广泛应用于细菌感染引起的支气管炎、肺炎等下呼吸道感染的治疗。

药理作用：阿奇霉素通过和 50S 核糖体的亚单位结合及阻碍细菌转肽过程，从而抑制细菌蛋白质的合成。Didier 教授通过体外试验证明了羟氯喹和阿奇霉素协同作用可显著抵抗 SARS-CoV-2 感染，其机制可能在于上调 I 型和Ⅲ型干扰素水平，发挥抗病毒效应。

药代动力学：阿奇霉素口服后广泛分布于全身，生物利用度为37%，2～3h 后血药浓度达峰值。血浆终末消除半衰期与 2～4d 时的组织消除半衰期密切相关。约 12% 的静脉给药剂量在 3d 内以原型从尿中排出，且大部分在最初 24h 内排出。阿奇霉素口服后主要以原型经胆道排出。

临床研究：阿奇霉素多与羟氯喹联合应用于新型冠状病毒肺炎的治疗，具体内容见羟氯喹一节。

五、免疫治疗药物

（一）托珠单抗

托珠单抗（tocilizumab），化学分子式为 $C_{6428}H_{9976}N_{1720}O_{2018}S_{42}$，相对分子质量为 148ku（仅多肽部分）。托珠单抗是一种重组人源化抗人白介素 -6（IL-6）受体单克隆抗体，主要用于抗感染（包括严重感染）治疗。

药理作用：托珠单抗是免疫球蛋白 IgG1 亚型的重组人源化抗人 IL-6 受体单克隆抗体。托珠单抗特异性结合可溶性及膜结合的 IL-6 受体（sIL-6R 和 mIL-6R），并抑制 sIL-6R 和 mIL-6R 介导的信号传导。IL-6 是一个多功能细胞因子，由多种类型的细胞产生，具有局部的旁分泌功能，可以调节全身的生理和病理过程，如诱导分泌免疫球蛋白、激活 T 细胞、诱导分泌肝脏急性反应蛋白及刺激红细胞生成。

药代动力学：托珠单抗的药代动力学参数不随时间而改变。每 4w 给予托珠单抗 4mg/kg 和 8mg/kg，其曲线下面积（AUC）和最低血药浓度（C_{min}）呈超剂量成比例增加，最大血药浓度随剂量成比例增加。稳态时，预测 8mg/kg 组的 AUC 和 C_{min} 分别比 4mg/kg 组高 2.7 倍和 6.5 倍。托珠单抗静脉注射后，通过血液循环进行双相清除。托珠单抗的总清除率呈浓度依赖性，包括线性和非线性清除。在低托珠单抗浓度时，浓度依赖的非线性清除发挥了主要作用；一旦非线性清除通路达到饱和，在高托珠单抗浓度时，主要表现为线性清除。

临床研究：同济医院李娟教授评价了托珠单抗的临床效果，其中10名（共15名）患者在接受托珠单抗治疗后，IL-6水平呈现升高后降低的趋势；所有患者接受治疗后，CRP水平迅速降低；对于IL-6升高的重型患者，可重复使用托珠单抗。另外，中国科技大学第一附属医院评价了21名运用托珠单抗治疗的重型新型冠状病毒肺炎患者的临床疗效，用药1d发热症状均好转，其他相关症状也逐渐改善；5d后，75%患者氧气摄入量降低，90.5%患者肺部影像学表现也得到改善，CRP降低，且未发现明显不良反应。《新英格兰杂志》先后发表两篇RCTs，虽然西奈山医学院发表的结果可以看出使用妥珠单抗的患者有较好的临床表现，但两篇文章均得出妥珠单抗并不能提高新型冠状病毒肺炎患者生存率的结论。如上还不能对妥珠单抗的有效性下最终判断，该药物对于重型患者或许有益，所以仍需更严格、细致的临床研究做进一步评价。

（二）糖皮质激素——甲泼尼龙

甲泼尼龙作为一种中效的糖皮质激素，在临床各科得到了广泛使用。在治疗此次新型冠状病毒肺炎中，它可以减轻肺的渗出、损伤和后期的肺纤维化，并改善肺的氧合功能。但糖皮质激素的过量使用也给患者造成了身体负担，因此，国家在2011年印发《糖皮质激素类药物临床应用指导原则》以规范临床应用。

药理作用：糖皮质激素具有抗炎、免疫抑制、抗毒素和抗休克等作用，同时对糖、蛋白质和脂肪具有调节作用，可调节钾、钠和水的代谢，并能维持体内外环境平衡。

药代动力学：甲泼尼龙经小肠吸收后，与白蛋白及皮质激素转运蛋白形成弱的、可解离的结合性甲泼尼龙。主要在肝脏代谢，形成 20β - 羟基甲泼尼龙和 20β - 羟基 -6α - 甲泼尼龙，最终以葡萄糖醛酸、硫酸盐和非结合型化合物形式随尿液排出。

临床研究：回顾性分析武汉金银潭医院收治的 201 例新型冠状病毒肺炎患者，发现对于发生 ARDS 的患者，虽然运用甲泼尼龙降低了患者死亡率（46% vs. 61.8%），但是其死亡率仍然较高。董念国教授回顾性分析了华中科技大学同济医学院附属协和医院收治的 46 名重型患者，其中 26 名患者额外使用低剂量甲泼尼龙，仅有 2 例死亡病例，使用甲泼尼龙可缩短患者辅助氧疗时间，迅速降低 CRP 和 IL-6 水平，缩短 ICU 住院时间，提高肺部病灶吸收率。世界卫生组织新型冠状病毒肺炎疗效证据评估小组招募 1702 例重型患者，系统地评价了糖皮质激素（地塞米松、氢化可的松、甲泼尼龙）的有效性，发现糖皮质激素可以降低 28d 全因死亡率，所以合理应用糖皮质激素，抑制过度激活的炎症反应，可使新型冠状病毒肺炎患者获益。

（三）康复者血浆疗法

康复者血浆疗法是将感染性疾病康复者的血浆经生物安全检测应用于感染性疾病患者，以达到治疗疾病的目的。它最早见于治疗白喉，随后被广泛应用于脊髓灰质炎、西班牙流感、麻疹、出血热、艾滋病、SARS 等多种传染性疾病。推荐应用于病情进展较快、重型、危重型新型冠状病毒肺炎患者。

临床研究：康复者血浆疗法被诊疗指南推荐应用于新型冠状病毒肺炎的临床治疗，其后部分单位开展了相关临床研究评价该疗法的有效性和安全性。深圳市第三人民医院率先发表观察性研究结果，报道了 5 名危重型患者接受康复者血浆治疗的结果：接受治疗后 3d，4 名患者体温恢复正常；接受治疗 12d 内，所有患者病毒载量逐渐减少并转阴，且抗体滴度升高，4 名患者 ARDS 缓解；2w 后 3 名患者恢复自然通气；最终 3 名患者出院，剩余 2 人病情也趋于稳定。由此可见其潜在的临床疗效。随后中科院输血研究所开展了该领域首个较大型随机临床对照研究，纳入 103 名重型 / 危重型患者，发现康复者血浆治疗组 28d 临床改善率及死亡率并未降低，按疾病程度进行亚组分析后观察到重型患者血浆治疗组临床改善率显著高于对照组（91.3% vs. 68.2%），因此，重型患者可能是血浆疗法的优选对象。美国西奈山医学院回顾性分析了 39 名重型 / 危重型患者应用康复者血浆的疗效，发现血浆治疗组 14d 患者吸氧治疗比例明显下降，且能够降低患者病死率。然而来自阿根廷的 PlasmAr 研究组的一项大型 RCT 研究发现，康复者血浆并不能改善重型患者临床症状，也不能降低死亡率。如上研究尚不能证明康复者血浆疗法应用于新型冠状病毒肺炎治疗的有效性和安全性，仍需更多高质量的临床研究证据。

第十章 国际进展

第一节 国际流行概况

我国新型冠状病毒肺炎疫情已取得阶段性胜利，但新型冠状病毒肺炎疫情在全球其他 200 多个国家和地区继续蔓延，截至 2020 年 12 月 31 日，全球新型冠状病毒肺炎累计确诊数超过 8381 万，造成了近 60 万人死亡。

一、西班牙流感与此次疫情对比

1918—1920 年的西班牙流感，导致全球超过 5000 万人死亡。在 1 年多的时间内引发了全球三波流行，第一波是在 1918 年春夏，具有广泛的传染性，但死亡率低。而 9—12 月第二波时，病毒可能出现了变异，毒力明显增强，疫情严重，从法国向全球广泛传播。次年，由欧亚向大洋洲蔓延，出现第三波，疫情依然严重。虽然波间间隔时间短，却几乎无病例发生。而前两波发生在北半球的流感非流行期，在夏季向全球广泛蔓延，第三波发生在流感流行期间，在北半球、南半球均有疫情，这些流行特点前所未见。

全球对于西班牙流感的病死率并无确切的数据。有文献认为此次大流行的病死率达 2.5% ~ 5%。从历史记录文献中可以看出该病病死率非常高。有 1/3 的美国民众感染发病，平均寿命从 1917 年的 51 岁降低到 1919 年的 39 岁。在部分偏远地区，病死率高达 70%，可能与人群缺乏免疫力有关。这次流行同样波及中国，包括北京、上海、广州、温州、香港等大城市及云南农村。第一波时，以 11 ~ 20 岁男性患者突然发病为特征；1918 年 10 月第二波时，病例集中在 11 ~ 15 岁年龄组。临床症状有气管炎、肺炎、出血等，病死率在 1.9% ~ 3.2%。

目前所获得的 1918 年流感病毒病原体信息主要来源于第二波、第三波病毒标本，病毒是否发生突变、流行特点、同病原体间的相关性还不清楚。第三波中的病死率低于前两波，可能同获得免疫力有关，但在第一波感染中，人群是否获得免疫力并不明确。

在 2020 年 4 月，我国新型冠状病毒肺炎疫情成功遏制，至 12 月底，累计确诊病例维持在 8 万余例。据目前研究资料显示，海外疫情从 2020 年 2 月开始，亚洲、欧洲、北美等陆续发现病例，进入 3 月则大规模暴发，至 6 月底，全球累计确诊病例超过 1000 万例，8 月初超过 2000 万例，12 月底则超过 8000 万例。由于各国采取的防控措施不同，医疗救治思路不同，疫情发展阶段不同，因而病死率也明显不同，大部分在 1% ~ 13.4%。4 月 13 日，世界卫生组织总干事谭德塞表示，新型冠状病毒肺炎致死率是 2009 年甲型 H1N1 流感的 10 倍。

与西班牙流感相比，尚不能确定新冠病毒感染是否会出现病毒变异引起的第二波、第三波疫情。

二、海外疫情流行时间轴

根据公开报道的信息，海外疫情自 2020 年 1 月 13 日开始，在泰国、日本、韩国等亚洲国家散点暴发，1w 后美国公布首例确诊患者，此后疫情陆续在北美洲、欧洲、大洋洲蔓延。2 月以来，"钻石公主号""新天地教会"两个重要事件对全球疫情起到了推波助澜的作用。3 月由于意大利疫情的蔓延，欧洲成了全球疫情的"震中"。随着疫情蔓延，确诊病例人数飙升，美国成了新的"震中"（表 10.1）。

表 10.1　海外疫情流行时间轴

时间	事件
1 月 13 日	泰国报告了首例确诊病例
1 月 16 日	日本宣布确诊该国首例感染病例
1 月 19 日	韩国宣布确诊该国首例感染病例
1 月 21 日	美国确诊第一例新型冠状病毒肺炎病例，为北美洲首例确诊病例

时间	事件
1月24日	法国确诊2例新型冠状病毒肺炎病例,为欧洲首例确诊病例
1月25日	澳大利亚宣布确诊该国首例新型冠状病毒肺炎病例,为大洋洲首例
1月26日	世界卫生组织在每日发布的新型冠状病毒肺炎疫情报告中,首次将疫情全球范围风险上调至"高风险"
1月30日	世界卫生组织宣布此次疫情为"国际关注的公共卫生紧急事件"
2月初	停靠在日本横滨港的"钻石公主号"邮轮暴发集体感染,最终该船共有712人确诊感染新型冠状病毒肺炎,7人死亡
2月19日	韩国"超级传播事件"。新天地教会成员参加千人礼拜活动造成新型冠状病毒肺炎感染集体暴发并传播,使得韩国新冠病毒感染者人数一路飙升
2月19日	伊朗首次宣布出现2例新型冠状病毒肺炎确诊病例
2月21日	意大利确诊首例公民感染病例,次日出现首例死亡病例,意大利疫情由此开始升级,成为首个新型冠状病毒肺炎疫情大规模暴发的欧洲国家
2月23日	韩国总统文在寅决定将疫情预警上调至最高级别
2月25日	韩国对大邱和庆尚北道地区采取最大程度的封锁措施
2月26日	全球新型冠状病毒肺炎疫情发展重要转折点——中国以外国家上报的新增病例首次超过中国国内
2月28日	谭德塞宣布,将新型冠状病毒肺炎全球风险级别提高为"非常高"
3月11日	谭德塞宣布,新型冠状病毒肺炎疫情已构成"全球性大流行"
3月13日	欧洲已成为新型冠状病毒肺炎大流行的"震中"
3月16日	海外累计报告病例92528例,首次超过中国,且感染人数增长迅猛
3月19日	意大利新型冠状病毒肺炎累计死亡3405例,成为全球病亡人数最多的国家
3月20日	中国之外全球累计感染病例超18万例,死亡8756例
3月27日	美国确诊82404例,成为世界上新型冠状病毒肺炎确诊病例数最多的国家

时间	事件
4月13日	中国之外已有212个国家和地区有确诊病例，累计确诊1703615例，全球累计确诊病例破万的国家已有21个
4月20日	中国之外全球累计感染病例超223万例，死亡超16万例
5月20日	中国之外全球累计感染病例超472万例，死亡超31万例
6月20日	中国之外全球累计感染病例超841万例，死亡超45万例
6月30日	中国之外全球累计感染病例超1008万例，死亡超50万例
7月31日	中国之外全球累计感染病例超1807万例，死亡超76万例
8月31日	中国之外全球累计感染病例超2603万例，死亡超85万例
9月30日	中国之外全球累计感染病例超3466万例，死亡超101万例
10月31日	中国之外全球累计感染病例超4699万例，死亡超119万例
11月30日	中国之外全球累计感染病例超6437万例，死亡超146万例
12月31日	中国之外全球累计感染病例超8381万例，死亡超182万例

三、各地疫情控制情况

截至2020年12月31日，海外疫情仍未得到控制，从6月每日新增病例超10万例逐步上升，到12月每日新增最高达70万例，未见下降趋势。美国、印度、巴西、俄罗斯等国属于疫情较为严重地区，美国累计确诊病例超过2000万例，居全球之首（图10.1和图10.2）。

由于各国疫情暴发时间、气候、地理环境以及防控措施不同，疫情蔓延情况存在差异。各国新型冠状病毒肺炎新增确诊病例数量的变化可一定程度上反映出疫情控制情况。意大利、法国、德国、西班牙等欧洲国家的疫情在

3个月内已经基本得到了控制。

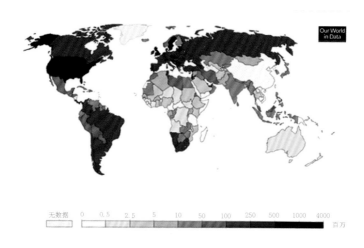

图 10.1　全球累计确诊病例数分布图（截至 2020 年 12 月 31 日）

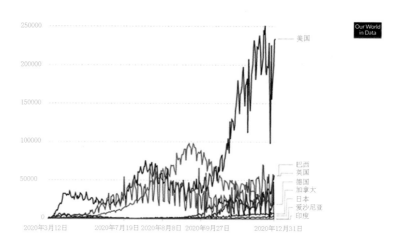

图 10.2　部分国家疫情新增确诊病例趋势图（截至 2020 年 12 月 31 日）

图 10.1 和图 10.2 均来源于 our world in data 网站。

截至 2020 年 12 月 31 日，美国、巴西、印度、俄罗斯、英国的疫情尚未得到有效控制，尤其是美国，平均每日新增病例超过 20 万例。

按照新型冠状病毒肺炎患者的病死率（2020 年 12 月 31 日数据）来看，

也门共和国累计确诊 2097 例，死亡 610 例，病死率 29.09%，排名第一，疫情严重的几个主要国家病死率分别为：意大利（3.53%）、比利时（3.02%）、英国（2.98%）、巴西（2.5%）、法国（2.48%）。累计确诊病例数最多的美国，病死率为 1.7%；累计确诊病例数第二的印度，病死率为 1.4%。

（一）北美洲疫情

美国、加拿大、墨西哥为北美洲疫情最为严重的国家，截至 2020 年 12 月 31 日，美国累计确诊超过 2000 万例，墨西哥超过 141 万例，加拿大超过 58 万例。其中，加拿大每日新增病例从最多的 5 月 3 日新增 2760 例，开始有所下降，7 月初每日新增 200 例左右，此后出现疫情第二波，每日新增迅速增加，直至 12 月底的 6000～8000 例；墨西哥每日新增病例 4000 例以上，且仍呈上升趋势，最高超过 1 万例。

美国 3 月 19 日报告累计确诊病例首次超过 1 万例，3 月 21 日即超过 2 万例，此后疫情进展迅猛，每日新增病例超过 1 万例，3 月 27 日累计确诊病例超过 10 万例，4 月 1 日超过 20 万例，4 月 4 日超过 30 万例，4 月 8 日超过 40 万例，4 月 11 日超过 50 万例，4 月 14 日超过 60 万例，4 月 27 日超过 100 万例，6 月 8 日超过 200 万例。

美国经历 2020 年 4 月和 7 月两波疫情高峰，之后又经历第三波疫情高峰，11 月份以来，每日新增超 10 万例，并逐渐攀升，至 12 月底，每日新增病例超 20 万例。

（二）南美洲疫情

南美洲疫情严重的国家主要包括巴西、智利、秘鲁，截至 2020 年 12 月，巴西累计病例超过 767 万例，疫情已经持续将近 10 个月，并未得到控制，且仍有上升趋势。秘鲁累计病例超过 101 万例，智利超过 60 万例，疫情仍呈上升趋势。

（三）非洲疫情

2020 年 6 月 11 日，世界卫生组织非洲区域办事处主任马奇迪索·莫缇表示，非洲国家进入大流行的时间很晚，因此感染病例的数量可能会增加，新型冠状病毒肺炎疫情在非洲越来越严重。

非洲疾病预防控制中心的数据显示，截至当地时间 12 月 18 日 23 时，非洲国家累计新冠肺炎确诊病例已达 2469101 例，累计死亡 58313 例。南非、摩洛哥、肯尼亚等 10 个非洲国家的新型冠状病毒肺炎确诊病例数占整个非洲的 75%。

截至 2020 年 6 月 30 日，非洲 54 个国家已全部出现新型冠状病毒肺炎疫情，南部非洲受疫情影响最为严重，其次是北部非洲。疫情最严重的 3 个国家依次是南非、埃及和尼日利亚。南非累计确诊病例数将近 15 万例，每日新增 6000 例以上，并呈上升趋势。埃及和尼日利亚分别超过 6.5 万例和 2.5 万例。

6 个月以后，南非正经历第二波疫情高峰，每日新增病例超 1 万例，累计病例超 105 万例，埃及累计病例超 13 万例，尼日利亚超 8.7 万例。

（四）欧洲及亚洲疫情

2020 年 6 月底，欧洲以及中、日、韩等亚洲国家的疫情基本得到了有效控制。中国自 2020 年 1 月底至 3 月初，用大约 1.5 个月的时间控制住了疫情。日本、韩国在 2 个月内基本控制住了疫情的蔓延。但进入下半年以来，多数国家疫情开始反弹，日本共经历三波疫情，累计病例超过 23 万例，韩国超 6 万例；欧洲包括意大利、西班牙、德国、英国每日新增病例数千至数万例。印度、俄罗斯、伊朗、巴基斯坦疫情仍然严峻。印度公布的确诊病例，自 3 月底开始显著增加，至 6 月中旬达到每日新增 1 万例以上，9 月达到顶点，每日新增超 9 万例，截至 2020 年 12 月 31 日，累计确诊病例超过 1000 万例。俄罗斯每日新增病例自 3 月底开始显著增加，1 个月后达到每日 1 万例左右，之后呈缓慢下降趋势，至 9 月疫情反弹，每日新增病例逐步攀升，至 12 月每日新增 2 万例以上，目前累计确诊超过 315 万例。伊朗累计确诊病例超过 122 万例，巴基斯坦超过 47 万例，疫情均未得到控制。

（五）疫情控制措施

世界卫生组织给出 10 项针对新型冠状病毒肺炎的个人预防措施的基本建议：

第一，定期用含酒精成分的免洗洗手液洗手或用肥皂和水洗手。手接触受污染的物品表面或患者后再触摸面部是病毒传播的途径之一，因此清洁双手可以降低病毒传播风险。

第二，定期用消毒剂清洁物品表面，例如厨房桌椅和办公桌等。

第三，自学新型冠状病毒肺炎相关知识，但要确保信息来自国家或地方公共卫生机构、世界卫生组织网站、地方卫生专业人员等，为可靠来源。对大多数人来说，感染新冠病毒后一开始的症状是发热和干咳，而不是流涕。大多数感染者为轻型，无须任何特殊照顾即可好转。

第四，在发热或咳嗽期间避免旅行，如在飞行途中生病，应立即通知机组人员。回家后应立即与医卫人员联系，并告知他们自己去过哪里。

第五，咳嗽或打喷嚏时用衣袖遮挡或使用纸巾。纸巾用完应立即扔进封闭垃圾箱，然后洗手。

第六，60岁以上或有心血管疾病、呼吸系统疾病、糖尿病等基础疾病者，感染新冠病毒后出现重型的风险可能更高。这类人群应采取额外的预防措施，比如避免前往人多的场所或可能与患者有互动的场所。

第七，一旦感觉不适，请待在家中，并打电话给医生或当地医疗人员，他们会询问你的症状、去过哪里、和谁有过接触。这将有助于获取正确的建议或根据指引前往正确的医疗卫生机构，并可预防感染他人。

第八，生病时应待在家里，吃饭和睡觉与家人分开，使用不同的餐具。

第九，如出现呼吸急促，应立即就医。

第十，疫情期间感到焦虑是正常的，也是可以理解的，尤其是当生活在一个受疫情影响的国家或社区时。请了解本社区防控疫情的举措，并就如何在学校等公共场所保障安全，展开讨论。

世界卫生组织总干事谭德塞指出，为了减缓疫情的蔓延，许多国家采取了前所未有的防控措施，包括关闭学校、暂停商业活动和体育赛事、限制人员流动，付出了非常大的社会和经济代价。限制人员流动为疫情防控争取了时间，也减少了医疗系统的压力。但这些措施还不足以消灭新型冠状病毒肺炎疫情。他呼吁现在采取严厉封锁措施的国家，利用这段时间来遏制病毒，并提出了 6 大关键的防控建议：扩大、培训和部署卫生保健和公共卫生人力资源；建立社区级的疑似病例排查体系；加大检测设备产量、提高检测能力和扩大检测范围；明确、改造可用于治疗和隔离患者的设施，并配备更多设备；制订针对密切接触者进行隔离的明确计划和流程；重新把整个政府的工作重心放到抑制和控制疫情上来。

受疫情影响，日本政府和国际奥委会于 2020 年 3 月 24 日决定推迟举办 2020 年东京奥运会。

早在 2020 年 2 月初，美国疾病控制与预防中心（Centers for Disease Control，CDC）即公布了《CDC 给医院防控疫情的工作清单，针对可疑和确诊患者》《CDC 给医院员工的防控建议工作清单》《CDC 在本阶段暂用的感染患者筛查标准》《CDC 在本阶段暂用的对医疗机构防控疫情的建议》《CDC 在本阶段暂用的给临床医生的工作指南》等一系列防控措施。随着疫情的加重，美国多个州的公立学校宣布停课，关闭健身房、影院，禁止在餐厅堂食，暂停商业活动，推迟总统预选活动，同时呼吁提高新冠病毒检测量、扩展远程医疗服务等。

但是美国政府在疫情防控方面存在明显不足，如延误时机、混乱无序、美国 CDC 被边缘化等，受到了美国各界的持续批评。

德国、法国、韩国等要求学校全面停课，民众佩戴口罩，严格实施居家隔离等有效的隔离措施；意大利在全国范围内实施封城，并采取了学校停课、推迟选举活动、佩戴口罩等措施。

英国抗疫计划遵循着"遏制、延缓、缓解、研究"四个阶段推进。从 2020 年 3 月 20 日起关闭餐馆、酒吧、电影院、健身房等营业场所，中小学陆续停课，要求所有民众尽量留在家里，避免非必要外出。在英国首相约翰逊感染新型冠状病毒肺炎且病情恶化后，英国采取了更加严格的社交疏离强制措施，限制民众出行，关闭所有销售非必需品的商店。

经济损失是妨碍各国采取有效防控措施的重要考虑因素。为了降低疫情对经济的负面影响，逐步解除封锁禁令，在疫情未控制的情况下复工复产，必将增加病毒传播的风险，对疫情的蔓延起到推波助澜的作用。

第二节 国际援助

新型冠状病毒肺炎疫情暴发以来，国际社会相互支持和帮助，为共同抗击疫情做出了贡献。

在中国疫情防控最为严峻的时候，国际社会给予了大力援助。77 个国家和 12 个国际组织为中国提供医用口罩、防护服、护目镜、呼吸机等急用医疗物资和设备。84 个国家的地方政府、企业、民间机构、人士向中国提供了物资捐赠。金砖国家分别向中国提供紧急贷款。世界银行、亚洲开发银行向中国提供国家公共卫生应急管理体系建设等贷款支持。

中国也积极同国际社会分享疫情信息和抗疫经验，及时向国际社会通报疫情信息、交流防控经验，为全球防疫提供了基础性支持。疫情发生后，中国第一时间向世界卫生组织、有关国家和地区组织主动通报疫情信息，分享新冠病毒全基因组序列信息和新冠病毒核酸检测引物探针序列信息，定期向世界卫生组织和有关国家通报疫情信息。中国与东盟、欧盟、非盟、亚太经合组织、加共体、上海合作组织等国际和地区组织，以及韩国、日本、俄罗斯、美国、德国等国家，开展 70 多次疫情防控交流活动。国家卫生健康委员会汇编诊疗和防控方案并翻译成 3 个语种，分享给全球 180 多个国家、10 多个国际和地区组织参照使用，并与世界卫生组织联合举办"新型冠状病毒肺炎防治中国经验国际通报会"。国务院新闻办公室在武汉举行两场英文专题发布会，邀请张伯礼院士等相关专家和一线医护人员介绍中国抗疫经验和做法。中国媒体开设"全球疫情会诊室""全球抗疫中国方案"等栏目，为各国开展交流搭建平台。中国智库和专家通过多种方式开展对外交流。

截至 2020 年 5 月 31 日，中国共向 27 个国家派出 29 支医疗专家组，已经或正在向 150 个国家和 4 个国际组织提供抗疫援助；指导长期派驻在 56 个国家的援外医疗队协助驻在国开展疫情防控工作，向驻在国民众和华侨华人提供技术咨询和健康教育，举办线上线下培训400余场。其中，由世界中医药学会联合会组织的中医药抗疫专家经验全球直播，邀请张伯礼院士等专家介绍了中国中医药治疗新型冠状病毒肺炎的经验，受到广泛关注，共计有63个国家和地区的90000余人在线观看。

地方政府、企业和民间机构、个人通过各种渠道，向150多个国家、地区和国际组织捐赠抗疫物资。例如，通过中国红十字会总会，援助意大利和伊拉克的医疗队分别携带连花清瘟胶囊10万盒和12万盒；通过国家中医药管理局，捐赠连花清瘟胶囊给伊朗、中国香港和中国澳门用于新型冠状病毒肺炎疫情防控。

中国在满足国内疫情防控需要的基础上，想方设法为各国采购防疫物资并提供力所能及的支持和便利，打通需求对接、货源组织、物流运输、出口通关等方面堵点，畅通出口环节，有序开展防疫物资出口；采取有力措施严控质量、规范秩序，发布防疫用品国外市场准入信息指南，加强防疫物资市场和出口质量监管，保质保量向国际社会提供抗击疫情急需的防疫物资。3月1日至5月31日，中国向200个国家和地区出口防疫物资，其中，口罩706亿只、防护服3.4亿套、护目镜1.15亿个、呼吸机9.67万台、检测试剂盒2.25亿人份、红外线测温仪4029万台，出口规模呈明显增长态势，有力地支持了相关国家和地区疫情防控。1月至4月，中欧班列开行数量和发送货物量同比分别增长24%和27%，累计运送抗疫物资66万件，为维持国际产业链和供应链畅通、保障抗疫物资运输发挥了重要作用。

科技部、国家卫生健康委员会、中国科学技术协会、中华医学会联合搭建了"新型冠状病毒肺炎科研成果学术交流平台"，供全球科研人员发布成果、参与研讨，截至5月31日，共上线104种期刊、970篇论文和报告。国家中医药管理局联合上海合作组织睦邻友好合作委员会召开"中国中西医结合专家组同上海合作组织国家医院新型冠状病毒肺炎视频诊断会议"，指导世界中医药学会联合会和世界针灸学会联合会开展"中医药抗疫全球直播""国际抗疫专家大讲堂"等活动。中国科学院发布"2019 新型冠状病毒资源库"，建成"新型冠状病毒国家科技资源服务系统""新型冠状病毒肺炎科研文献共享平台"，截至 5 月 31 日，3 个平台为全球超过 37 万用户提供近 4800 万次下载、浏览和检索服务。建立国际合作专家库，同有关国家开展疫苗研发、药品研发等合作。充分发挥"一带一路"国际科学组织联盟作用，推动成员之间就新冠病毒研究和新型冠状病毒肺炎治疗开展科技合作。中国医疗机构、疾控机构和科学家在《柳叶刀》《科学》《自然》《新英格兰医学杂志》等国际知名学术期刊上发表数十篇高水平论文，及时发布新型冠状病毒肺炎首批患者临床特征描述、人际传播风险、方舱医院经验、药物研发进展、疫苗动物实验结果等研究成果。同有关国家、世界卫生组织以及流行病防范创新联盟（CEPI）、全球疫苗免疫联盟（GAVI）等开展科研合作，加快推进疫苗研发和药物临床试验。

中国还为疫情应对能力薄弱的国家和地区提供了帮助，如向 50 多个非洲国家和非盟交付医疗援助物资、派出 7 个医疗专家组。

2020 年 12 月 31 日，国务院联防联控机制召开新闻发布会，国药集团中国生物新型冠状病毒肺炎灭活疫苗已获得国家药监局批准附条件上市。外交部国际司负责人申博表示，将根据具体情况，积极考虑以多种方式向发展中国家提供疫苗，包括捐赠和无偿援助等。

第三节 新冠病毒特点研究

为了尽快揭示新冠病毒致病特点，迅速找到对抗病毒的有效药物，各国科研工作者从病毒结构、疫苗研发、检测手段、传播力、药物研究与筛选等多角度开展了大量工作。

一、病毒的结构

冠状病毒的刺突蛋白（spike glycoprotein，S glycoprotein）是疫苗、治疗性抗体的研发以及临床诊断的关键靶点。美国杰森·S. 麦克莱伦（Jason S.

McLellan）研究组利用冷冻电镜技术分析了新冠病毒表面 S 蛋白的近原子结构。通过生物物理以及结构方面的证据发现，SARS-CoV-2 的 S 蛋白结合人体宿主细胞受体血管紧张素转化酶 2（ACE2）的亲和力要远高于 SARS-CoV 的 S 蛋白，解释了新冠病毒传染性之强的主要原因。

新冠病毒利用高度糖基化的同源三聚体 S 蛋白进入宿主细胞。S 蛋白经过结构变化将病毒融合进入宿主细胞的细胞膜。此过程包括病毒的 S1 亚基结合到宿主细胞受体上，导致三聚体不稳定性的发生，进而造成 S1 亚基脱落，S2 亚基形成高度稳定的融合后结构。

为了对新冠病毒的 S 蛋白预融合的结构进行解析，研究者对蛋白进行了 3D 结构重组，获得了 3.5 Å 分辨率的"向上"蛋白质结构。

新冠病毒为了接近宿主细胞受体，S1 亚基中的受体结合结构域（receptor-binding domain，RBD）会经历类似铰链的构象移动，用以隐藏或者暴露受体结合的关键位点。"向下"结构代表了受体不可结合状态，而"向上"结构则代表了受体可结合状态，"向上"结构处于较为不稳定的状态。通过对该结构分析，研究者发现 S1 亚基中的 RBD 经历铰链类似运动，此移动特点与 SARS-CoV 以及 MERS-CoV 均非常相似，但新冠病毒中的 RBD 结构则更靠近三聚体的中央部位，其 S 蛋白中 3 个 RBD 中的 1 个会向上螺旋突出，从而让 S 蛋白形成能够轻易与宿主受体 ACE2 结合的空间构象。这也说明，新冠病毒机制虽然与其他的冠状病毒科的病毒机制异曲同工，但传染性更强。

除了 SARS 病毒之外，新冠病毒与蝙蝠冠状病毒 RaTG13 在 S 蛋白中的序列同源性高达 96%。但新冠病毒 S 蛋白中最显著的变化是具有 S1/S2 蛋白酶切割位点的"RRAR"（弗林蛋白酶识别位点）氨基酸序列，而不是像 SARS 病毒中仅具有单个精氨酸。这一现象在流感病毒中较为普遍，其中在高毒力禽流感病毒和人流感病毒中，流感血凝素蛋白的关键位置上存在多聚弗林蛋白酶位点的氨基酸插入。除了在 S1/S2 连接处的氨基酸残基差异外，新冠病毒和 RaTG13 S 蛋白还存在 29 个氨基酸残基的差异，其中 17 个位于受体结合的 RBD 部位。研究者通过动力学方面的检测，发现新冠病毒结合

ACE2 的亲和力要远高于 SARS 病毒的亲和力，进一步解释了该病毒能够快速人传人的原因。

尽管新冠病毒与 SARS 病毒之间的结构具有同源性，两病毒 RBD 之间的结构高度相似，但是研究者发现 SARS 病毒的 RBD 单克隆抗体与新冠病毒并没有明显的结合，两者不具有交叉反应。该结果为利用新冠病毒 S 蛋白设计未来抗体分离与治疗方案提供了重要的参考。

二、病毒突变

中国科研团队的最新发现显示：新冠病毒已产生了 149 个突变点，并演化出了两个亚型，分别是 L 亚型和 S 亚型。研究发现，在地域分布及人群中的比例方面，这两个亚型表现出了很大的差异。在 103 个病毒株中，有 101 个属于两个亚型之一。具体而言，两个亚型的区别在于病毒 RNA 基因组的第 28144 位点，L 型是 T 碱基（对应亮氨酸，Leu），S 型是 C 碱基（对应丝氨酸，Ser）。通过与其他冠状病毒比较，发现 S 型新冠病毒与蝙蝠来源的冠状病毒在进化树上更接近，从而得出 S 型相对更古老的结论。两种新冠病毒亚型在时间和空间分布上存在明显差异。

研究人员发现，相对古老的 S 型新冠病毒并没有因为在人群中传播的时间更长，而感染更多的人。基因组数据表明，感染 S 型的比例为 30%，相对年轻的 L 型新冠病毒的感染比例为 70%，而且每个 L 型病毒株比 S 型携带了相对更多的新生突变。研究者推测，L 型病毒传播能力更强，或者在人体内复制更快，因此可能意味着其毒力也更大。通过比较 2020 年 1 月 7 日前后 S 型和 L 型所占比例的变化，研究者发现 L 型在病毒株中的比例下降，S 型的比例上升。由此推测，可能是因为感染 L 型病毒的患者更容易表现出症状，因而更容易受到人工干预，从而使 L 型新冠病毒受到的负选择压力更大，感染的人数由此变少。

2020 年 2 月 26 日，巴西出现首例确诊病例。当地科学家与英国科学家合作，紧急对该名 61 岁的巴西患者进行"冠状病毒基因测序"，结果发现这株巴西"Brazil/SPBR1/2020"病毒的基因组跟中国此前公布的"Hu-1 参考菌株"

有 3 处不同。这些突变中，有 2 处与德国慕尼黑群聚传染事件中提取的病毒"德国 /BavPat1/2020 菌株"非常接近。结果表示，在欧洲传播的新冠病毒已经跟原本在中国传播的病毒有所不同，病毒在传播过程中已经发生突变。

三、病毒起源的探究

关于病毒起源，众说不一，但越来越多的证据表明，病毒并非起源于中国，在暴发于中国之前，新冠病毒已经在世界各地传播。

暴发于 2019 年 9 月底的季节性流感已经致使美国至少 3400 万人感染，35 万人住院治疗，死亡人数达 2 万人。美国 CDC 主任 2020 年于 3 月 11 日在听证会上承认，确实有原本被诊断为流感但实际上却是感染新冠病毒而死亡的情况。

意大利高等卫生研究院在 2019 年 12 月 18 日取样的米兰市和都灵市废水中，以及 2020 年 1 月 29 日取样的博洛尼亚市废水中都检测到了新冠病毒核酸。世界卫生组织表示，病毒可能于 2019 年 12 月已经在意大利北部传播。

西班牙巴塞罗那大学研究小组在 2019 年 3 月 12 日、2020 年 1 月 15 日采集的巴塞罗那废水样本中均检测出了新冠病毒，但西班牙本土首例新型冠状病毒肺炎确诊病例于 2020 年 2 月 25 日才被报告。

日本对 2019 年 1—3 月间采集并保存的 500 人献血标本进行新冠病毒抗体检测，2 人血样检测结果呈阳性。

我国研究团队收集了覆盖四大洲 12 个国家的 93 个新冠病毒样本的基因组数据（截至 2020 年 2 月 12 日），发现这 93 个病毒样本包含 58 种单倍型。单倍型演化关系显示，单倍型 H13 和 H38 是比较"古老的"单倍型，通过一个中间载体——mv1（可能是祖先单倍型，也可能来自中间宿主或"零号病人"）与蝙蝠冠状病毒 RaTG13 关联，并通过单倍型 H3 衍生出单倍型 H1。研究发现，与华南海鲜市场有关联的患者，其样品单倍型都是单倍型 H2、H8 ~ H12，仅有的一份武汉样品单倍型 H3，也就是父辈单倍型 H3，还与华南海鲜市场无关。

据此，结合病患发病时间和种群扩张时间，研究团队推断：华南海鲜市场的新冠病毒是从其他地方传入，在市场中发生快速传播，蔓延到市场之外。华南海鲜市场不是病毒发源地。

美国研究人员发现，新冠病毒并不具有"之前使用的病毒主干结构"，因此并非人类创造，可能是一种蝙蝠体内的病毒和另一种穿山甲携带的病毒结合发展而成。

新冠病毒与在蝙蝠中发现的冠状病毒有96%的类似性，正是4%的变异解释了为何它有如此高的传染性。表面蛋白的突变可能是触发这次大流行的原因。在截止到目前情况之前，这种病毒的较弱版本已经在人群中传播了数年，甚至几十年。

因此，认为该病毒起源于中国武汉华南海鲜市场的观点是错误的。

第四节 药物、疫苗及其他疗法

一、药物研发

目前，尚未有治疗新型冠状病毒肺炎的最新药物上市，各国在防治新型冠状病毒肺炎过程中所使用的药物，多为已经上市且在临床上治疗其他疾病的药物。大体分为3类，包括化学药物、中药和生物制剂。

化学药物如瑞德西韦、磷酸氯喹、法匹拉韦、阿比多尔、利巴韦林等都曾在临床上被推荐应用。中药在新型冠状病毒肺炎的防治上获得了较大肯定，包括金花清感颗粒、连花清瘟胶囊、血必净注射液、清肺排毒汤、化湿败毒方、宣肺败毒方在内的"三药三方"，以及其他一些中成药、中药处方在本次病毒抗击中得到了非常广泛的应用，特别是在轻型患者的防治上取得了巨大胜利。生物制剂应用的种类很多，包括单克隆抗体、血浆、胸腺肽、干扰素、干细胞、NK细胞等，这些生物制剂也在本次新型冠状病毒肺炎的防治中发挥了重要作用。

二、干细胞疗法

干细胞来源于中胚层和外胚层（如骨髓、脂肪、脐带组织），具有免疫调控、低免疫原性、旁分泌、对损伤组织的定向趋化性、易获取、损伤修复功能、体外扩增效率高、多向分化潜能、无毒副作用以及无伦理争议等优点。

现有的临床诊断已经证实许多新型冠状病毒肺炎患者死于"细胞因子风暴"，那么，调节炎症就是重点治疗方向之一。研究发现，干细胞具有优秀的炎症"双向调节"功能。一方面，干细胞可以通过分泌抑炎因子抑制病毒导致的机体过度免疫应答反应；另一方面，干细胞又可通过趋化作用，归巢于受损组织，激活调节性免疫细胞的功能，提高免疫应答的针对性。可以说，干细胞是一种治疗新型冠状病毒肺炎的理想的炎症调节剂。

此外，干细胞经过静脉注射后会首先归巢于肺部，进而分泌多种生长因子改善肺部细胞微环境，起到对肺部的保护和修复作用；而且，干细胞本身具有很强的病毒抵抗力，因此，局部抗病毒作用也非常明显。

三、疫苗的研发

有研究表明，如果人群中有 70% 以上的人接种了相应的疫苗，就有可能有效地阻断病毒在人群中的传播。因此，疫苗对于阻断新冠病毒的暴发和流行意义重大。多数科学家认为疫苗是解决新型冠状病毒肺炎大流行的唯一办法。据不完全统计，已有超过 20 家国内外机构和企业正在进行针对新冠病毒疫苗的研发。

DNA 疫苗通常是将编码目的抗原的真核表达元件插入质粒而成的，用于针对各种人类病原体，如艾滋病毒、流感病毒、疟原虫等。2020 年 4 月 6 日，美国某制药公司宣布，FDA 已接受该公司针对 INO-4800 的研究新药申请，已入组了 40 名健康受试者，正开展 I 期临床试验。这是目前世界上第 1 个进入 I 期人体临床试验的新冠病毒 DNA 疫苗。

值得注意的是，在开发疫苗的多种路径中，mRNA 疫苗技术较为年轻，优势在于可以快速构建候选疫苗、试制样品。其工作原理可以理解为携带细胞制造抗原蛋白指令的 mRNA 进入人体后被细胞吞噬，细胞内的蛋白质"制造工厂"便根据指令，将抗原蛋白制造出来，从而激活免疫系统，引起特异性的免疫反应。mRNA-1273 是一种针对新冠病毒的 mRNA 疫苗，编码新冠病毒的表面关键蛋白——刺突蛋白，由美国某公司研发。在该疫苗Ⅰ期临床试验中，研究团队共招募了45名18～55岁的健康志愿者。他们按计划被分为3组，分别间隔28d接受2次mRNA-1273疫苗注射，然后接受为期12个月的随访。2020年7月14日《新英格兰医学杂志》线上版公布了该疫苗的Ⅰ期试验的初步结果，mRNA-1273能够在所有志愿者体内诱导免疫应答，总体上安全，且具有较好耐受性，相关试验数据支持进行后期临床试验。

此外，由美国另一家公司及其合作伙伴德国某公司联合开发的mRNA疫苗（BNT162b1），于2020年7月3日公布了其Ⅰ期和部分Ⅱ期的临床试验数据。研究结果显示，45名受试者的中和抗体血清滴度比新型冠状病毒肺炎康复患者高1.8～2.8倍，提示疫苗的保护效果良好，并未报告有严重副作用，支持了该疫苗进行更大规模的试验。但该研究结果尚未接受同行互审。此外，该疫苗的最新试验将在60名年龄在18～55岁的患者中开展，后期还计划开展针对多达3万名志愿者的Ⅱb/Ⅲ期试验。

病毒载体疫苗，是使用活病毒作为载体，将编码外源性抗原的基因通过病毒载体呈递到宿主细胞，使得抗原在宿主中进行表达并诱导产生相应的免疫应答。由英国牛津大学与某制药公司合作研发的AZD1222疫苗是基于黑猩猩腺病毒载体研发的，其研究团队在2020年4月23日至5月21日招募了1077名受试者开展Ⅰ期、Ⅱ期临床试验。根据《柳叶刀》公布的研究结果，受试者平均在注射疫苗14d后，体内特异性抗刺突蛋白的T细胞水平达到顶峰，而抗刺突蛋白IgG抗体会在注射疫苗28d后上升。通过加强补种第二针疫苗，IgG水平还会进一步升高。同时，在单次疫苗注射后，绝大多数受试者体内都产生了针对新冠病毒的中和抗体反应，通过补种第二针，所有受试者都产生了中和抗体反应。此外，受试者没有产生严重的副作用。从目前的结果来看，AZD1222能够在产生抗体和杀伤性T细胞两个方向同时引起免疫反应，其保护效果可维持2个月以上。AZD1222目前正在英国、美国、巴西和南非对数万人进行试验。

随着新型冠状病毒肺炎疫情在全球的不断蔓延，世界各地的数十个研究小组正在积极研制疫苗。利用 mRNA 这样的新技术开发的疫苗不仅生产速度比传统疫苗更快，而且可能更有效。一些研究人员甚至瞄准临时疫苗，比如每次注射后的保护时间为 1 ~ 2 个月，同时争取时间开发出更持久的保护疫苗。通常，一个疫苗从研发到上市，至少要经过 8 年甚至 20 多年漫长的研发历程。若通过传统研发方式进行疫苗研发，仅仅筛选毒株、毒株减毒、进行毒株对培育细胞基质适应及传代过程中的稳定性研究、建立动物模型等临床前研究步骤，就需要长达 5 ~ 10 年的时间。加上临床试验、报批、生产，更需要长年累月的研究和大量资金支持。2020 年 3 月 27 日，世界卫生组织总干事谭德塞表示，新型冠状病毒肺炎疫苗研制至少还需要 12 ~ 18 个月，所有个人和国家不要使用未经证明有效的治疗方法。因此，科学家们开始考虑如何加快新型冠状病毒肺炎疫苗的临床试验过程。

按照世界卫生组织截至 2020 年 12 月 2 日的统计，目前我国有 15 款疫苗进入临床试验，其中 5 款疫苗进入Ⅲ期临床试验，进入临床试验的疫苗已经涵盖我们布局的所有技术路线，进入Ⅲ期临床试验的疫苗，我国是最多的，我国新型冠状病毒肺炎疫苗的研发在全球处于第一方阵。

为了加快新型冠状病毒肺炎疫苗的研发，美国罗格斯大学、哈佛大学陈曾熙公共卫生学院和伦敦卫生与热带医学院等机构的研究人员于 2020 年 3 月份提出一项临床研究，将大约 100 名健康年轻人暴露于新冠病毒之下，以此观察接受了候选疫苗的人是否能够避免感染。然而此举引发了社会对伦理问题的激烈讨论。

四、血浆疗法

血浆疗法的应用历史较早。德国科学家贝林于 1891 年报告了第一例使用含白喉抗毒素的血清治愈的病例，他也凭此杰出贡献获得 1901 年诺贝尔奖。在此后的 100 多年间，康复期血浆疗法使用于脊髓灰质炎（1916）、西班牙流感（1917—1919）、麻疹、阿根廷出血热、水痘、巨细胞病毒、艾滋病、MERS、SARS（2002—2003）、甲型 H1N1 流感（美国 2009）等传染性疾病暴发期的治疗。

在 2003 年的 SARS 疫情中，多项研究均观察到接受康复期血浆治疗的患者临床结局好转。一项回顾性研究发现，血浆疗法组的死亡风险降低 23%。

3 月 27 日，《美国医学会杂志》刊发了一项关于血浆治疗新型冠状病毒肺炎患者的研究成果。研究显示在对 5 位新型冠状病毒肺炎重型患者使用康复者的血浆进行治疗后，他们的病情都出现了不同程度的好转。

不过，该研究中病例数量比较少，缺乏相关对照组，不能排除患者自行恢复、其他药物发挥作用等可能，血浆疗法的具体情况还有待进一步临床观察。尽管如此，这项研究成果还是让人看到了血浆疗法在治疗新型冠状病毒肺炎重型患者方面的潜力。

同时该研究团队还成功从新型冠状病毒肺炎患者血液 B 淋巴细胞中，分离出 206 株抗新冠病毒的单克隆抗体，其中有 2 株抗体表现出强大的抗新冠病毒能力，可以将新冠病毒 S 蛋白受体结合域（RBD）与人的血管紧张素转化酶 2 的结合降低 99.2% 和 98.5%。

据报道，为遏制纽约州新型冠状病毒肺炎疫情，该州将进行血浆疗法试验，利用新型冠状病毒肺炎康复者的血浆来治疗其他确诊患者。纽约州是美国首个进行此类试验的州。

五、传统医药的应用情况

2020 年 3 月 30 日，世界卫生组织传统、补充与整合医学部（WHO/TCI）召开了关于传统、补充与整合医学在抗击新型冠状病毒肺炎疫情中的作用专题国际网络研讨会。来自中国、美国、意大利、德国、瑞士、伊朗、泰国、日本、韩国等国家和地区，10 多个传统、补充与整合医学相关国际组织、学术机构和卫生部门的 30 余人出席了会议，并就各自的抗疫经验进行了学术报告交流。世界中医药学会联合会（简称"世中联"）副主席张伯礼院士代表世中联向世界卫生组织汇报，在本次抗疫工作中，经过 7 万多确诊病例的临床观察验证，中医药能够有效缓解症状，能够减少轻型、普通型向重型发展，能够提高治愈率、降低病亡率，能够促进恢复期人群机体康复，总有效率达到 90% 以上。中医与西医结合使用，发挥了积极作用，在疫情防治中能迅速帮助轻型患者改善临床症状，帮助缩短住院时间，是切实有效的医疗手段。在全球抗疫的大环境下，一切能够有效防治疫情的手段都应当被广泛应用，建议世界卫生组织向世界各国推荐应用中医药，以遏制疫情发展，维护人类健康。

中医药成功抗击新型冠状病毒肺炎疫情的经验已经分享给世界卫生组织以及世界各国，中国也派驻医疗队赴伊朗、意大利等国进行了实地援助。中国的"三药三方"推荐给世界，并为世界各地的华人华侨送去了包括连花清瘟胶囊、金花清感颗粒在内的健康包。

第五节　新型冠状病毒肺炎的临床治疗

英国一项初步临床试验结果表明，皮质类固醇地塞米松对新型冠状病毒肺炎危重患者有救命作用。根据与世界卫生组织分享的初步研究结果，对于使用呼吸机的患者，这种治疗方法可将死亡率降低约1/3；对于仅需要氧气治疗的患者，死亡率可降低约1/5。这种治疗效果只出现在患有新型冠状病毒肺炎的重型患者中，而没有在轻型患者中看到。

地塞米松是一种类固醇，自20世纪60年代以来一直用于减轻一系列疾病的炎症，包括炎性疾病和某些癌症。自1977年以来，这一药物的多种剂型已经被列入世界卫生组织基本药物标准清单，目前在大多数国家都没有专利限制且能够以合理价格获得。

一、"细胞因子风暴"

我国研究人员在《柳叶刀》上发文指出，在感染了新冠病毒的重型患者中，发现了高水平炎症细胞因子表达——"细胞因子风暴"。在ICU接受治疗的重型患者与症状较轻的患者相比，炎症细胞因子的水平明显升高，说明被新冠病毒感染的重型患者，其免疫系统出现了"细胞因子风暴"现象。"细胞因子风暴"与患者感染的严重程度之间可能存在相关性。2月15日，中国科学院院士周琪表示，新型冠状病毒肺炎患者身体里出现"细胞因子风暴"，实际是新型冠状病毒肺炎患者从轻型向重型和危重型转化的一个重要节点，同时也是当前重型和危重型患者死亡的一个原因。

我国学者李太生提出，"细胞因子风暴"是免疫系统在病原菌诱发下，持续大量产生炎症细胞因子，激活免疫细胞并引导其前往感染处，被激活的免疫细胞又会继续产生更多细胞素，形成正反馈循环，而当同一部位聚集过多免疫细胞时便会引起组织充血、发热，进而引起高死亡率的急性呼吸窘迫综合征。为尽早遏制这一反应的发生，同时也避免后期大量使用激素可能造成的免疫系统功能下降与后遗症，应当在患者病情加重的早期即给予足量的免疫球蛋白 ［0.3 ~ 0.5g/（kg·d）］。与此同时，在新型冠状病毒肺炎患者淋巴细胞计数明显下降、阻碍抗体生成的情况下，注射免疫球蛋白还可以增强患者免疫力，结合覆盖所有可能病原体的抗菌治疗，降低合并细菌、真菌感染的风险。

细胞因子是单核细胞、T 细胞、B 细胞、上皮细胞等受到免疫原、丝裂原或其他因子刺激产生的可溶性低分子量蛋白质，具有控制细胞增殖和分化、血管发生、调节固有免疫应答和适应性免疫应答等功能，对细胞间的互相作用和通信有特殊影响。通过细胞因子这个"信使"，人体的免疫系统能够正常发挥识别、抵抗和清除病原微生物和体内衰老、坏死细胞的功能。如果机体受到严重感染，细胞因子促进的促免疫和抗免疫机制的平衡失衡，那么结果就可能导致"细胞因子风暴"。简单来说，"细胞因子风暴"就是机体对感染发生的过度反应。

"细胞因子风暴"有可能引发：

（1）病毒败血症，病毒过度复制，造成不受控制的全身炎症。

（2）在病毒性肺炎中，"细胞因子风暴"反应主要发生在肺部的血管壁内皮细胞，感染可能会导致大量免疫细胞向肺部集中，同时使肺部血管通透性增大，可导致肺炎、急性呼吸窘迫综合征、呼吸衰竭、休克、器官衰竭、继发性细菌性肺炎等，严重者可能导致死亡。

《柳叶刀》报道的一项研究检测了 Th1 与 Th2 相关的 27 个细胞因子，

如 IL-1b、IFN-γ、诱导蛋白 -10（IP-10）、单核细胞趋化蛋白（MCP-1）、粒细胞集落刺激因子（G-CSF）、巨噬细胞炎性蛋白 -1α（MIP-1α）与 TNF-α 在患者与正常人之间、重型患者与轻型患者之间的差异，发现这些细胞因子在患者中升高，并且重型患者的部分因子会更高，这个变化与"细胞因子风暴"发生的临床表现密切相关。2020 年 2 月 19 日，中国科学技术大学对外宣布，该校联合攻关团队在新型冠状病毒肺炎"细胞因子风暴"机制和临床治疗方面取得了重要进展。其科研团队发现，IL-6 和粒细胞巨噬细胞集落刺激因子（GM-CSF）是引发新型冠状病毒肺炎患者"细胞因子风暴"的 2 个关键炎症因子。

由于新冠病毒是一种全新的冠状病毒，目前还没有较好的治疗方法来对抗"细胞因子风暴"的发生。随着研究的深入，在 3 月 3 日国家卫生健康委员会发布的第七版诊疗方案中首次强调了对新型冠状病毒肺炎引发"细胞因子风暴"的应对，加入了免疫治疗与血液净化治疗两项方案。在重型、危重型病例治疗方面，新增血液净化治疗。血液净化系统包括血浆置换、吸附、灌流、血液 / 血浆滤过等，能清除炎症因子，阻断"细胞因子风暴"，从而减轻炎症反应对机体的损伤，可用于重型、危重型患者"细胞因子风暴"早中期的救治。

二、病情发展预判

我国研究者提出，淋巴细胞计数、炎症细胞因子、凝血指标的加速变化往往预示着患者病情的加重，且早于呼吸系统症状出现变化，这些应作为判断患者病程的重要标准之一。如果仅依据呼吸系统变化进行对症治疗，而忽视上述指标的变化，那么便很可能出现患者症状突然加重的现象，再给予相应治疗为时已晚。

研究者根据淋巴细胞计数、凝血指标与炎症指标将病程划分为病毒血症、肺炎和康复 / 重型三个阶段，其中发病后 7 ~ 14d 的肺炎阶段的发展对患者预后有着重要意义，并建议对有高风险因素的患者尽早使用静脉注射免疫球蛋白（IVIG）联合低分子肝素治疗。

重型患者若合并感染同样十分凶险。除了未及时进行抗凝治疗、插管太晚等，北京协和医疗队所在病区许多重型患者最终都是在发病 2 ～ 3w 后，死于气管插管等开创过程中造成的细菌感染，尤其是在前期治疗中曾大量使用激素，进一步降低患者免疫力的情况下。李太生等强调应用免疫球蛋白的窗口期，为患者发病 7d 左右（淋巴细胞计数持续下降，炎症因子广泛升高），如果等到第 3w，患者已经插管上机、合并各种细菌真菌感染，则很难起到效果。

临床发现，尽早在窗口期开始给药对抗凝治疗至关重要。新冠病毒会攻击血管内皮细胞，导致凝血指标发生显著变化，使血液处于高凝状态，乃至发展为全身组织遍布血栓的弥散性血管内凝血。通过观察早期患者 D－二聚体、血小板计数、纤维蛋白原等凝血相关指标，发现部分尚不危重的患者血液已经处于高凝状态，如果不及时干预，后期很可能会恶化为弥散性血管内凝血，同时导致出现多器官损伤、凝血因子消耗后全身性出血倾向的表现，具有极高致死率。在治疗方面，建议采用 3 ～ 5d 的抗凝治疗，出现高凝时（D－二聚体高于正常高值 4 倍）给予低分子肝素 100U/kg，每 12h 1 次，更重时给予低分子肝素 + 冻干血浆。

三、群体免疫与 ADE

群体免疫（herd immunity，group immunity），是指人群或牲畜群体对传染病的抵抗力。群体免疫水平高，表示群体中对传染病具有抵抗力的动物百分比高。因为，疾病发生流行的可能性不仅取决于动物群体中有抵抗力的个体数，而且与动物群体中个体间接触的频率有关。如果群体中有 70% ～ 80% 的动物有抵抗力，就不会发生大规模的暴发流行。

2020 年 3 月 13 日，英国政府首席科学顾问帕特里克·瓦兰斯表示，将需要大约 60% 的英国人口感染新冠病毒以获得"群体免疫力"。

由此可见，群体免疫就是让足够多的人感染新冠病毒，最后形成群体免疫力。该观点是否能够有效应对新型冠状病毒肺炎疫情尚存争议。

在冰岛的新型冠状病毒肺炎患者当中，出现了同时感染 2 种病毒的案例，其中感染的第二株病毒是原始新冠病毒的突变株。这可能是这种双重感染病例的首次记录。双重感染病例导致的问题医学上称之为抗体依赖的增强作用（antibody dependent enhancement，ADE）。

2020 年 4 月 1 日，美国长岛北岸医院 ICU 主任周秋萍介绍，从其他各国得到的数据显示，危重型的病例当中，老年患者居多，并且绝大多数人都有基础疾病，但纽约的特别之处就在于，美国纽约医院的 ICU 里多是 20 ~ 60 岁的人，这些人没有基础疾病，很多人在进入急诊室 24h 之内，病情急剧恶化，随着病情的变化会发生多器官功能障碍。

这些现象引起了人们的关注，快速恶化的病例符合 ADE 效应。

ADE 是指某些病毒特异性抗体（一般多为非中和抗体）与病毒结合后，结合了病毒的抗体再通过其 Fc 段与某些表面表达 FcR 的细胞结合，从而介导病毒进入这些细胞，增强了病毒的感染性。

许多病毒的感染存在此种效应，如登革病毒、人类免疫缺陷病毒、柯萨奇病毒、埃博拉病毒、丙型肝炎病毒等。ADE 现象在 1964 年由霍克斯（Hawkes）首次提出，他指出将病毒置于高度稀释的同源抗体中可能有利于多种虫媒病毒在鸡胚中的繁殖，包括日本脑炎病毒、墨累山谷脑炎病毒、格塔病毒。直至 1977 年，霍克斯特德（Halstead）将 ADE 现象与登革病毒引起的严重疾病联系起来。有证据表明细菌和寄生虫也能产生 ADE。

ADE 表面模型及其体外实验可作为基准，用于谨慎评估新一代流感疫苗或靶向药物，但这些靶向药物无法阻断病毒与受体结合，因此不仅可能介导病毒中和，还可能加剧病毒感染。

有研究认为可能是多种冠状病毒抗原表位异质性而导致此次疫情出现 ADE，同时也是造成湖北地区与其他地区新冠病毒感染患者病情的严重程度以及病死率存在差异的原因。

现有证据表明新冠病毒已经出现变异，随着感染者基数增大，病毒变异的种类逐渐增多，这些变异的毒株互相融合，发生大规模的 ADE 效应是大概率事件。

四、其他临床发现

英美两国耳鼻喉专业组织相继发布声明称，嗅觉丧失是新冠病毒感染的重要症状之一，应考虑对这些患者进行自我隔离和检测。美国耳鼻咽喉头颈外科学会（AAO-HNS）还建议将嗅觉丧失和味觉障碍纳入新冠病毒感染的筛查清单。

2020 年 3 月 21 日，英国鼻科学会（British Rhinological Society）主席霍普金斯（Claire Hopkins）与英国耳鼻喉科协会（ENT UK）主席库玛（Nirmal Kumar）在 ENT UK 官网上发布联合声明称，有新的证据表明嗅觉丧失是新冠病毒感染的症状之一。

"在韩国、中国和意大利，有充足的证据表明大量已确诊的新冠病毒感染者出现嗅觉缺失和嗅觉减退的症状。"声明介绍，德国超过 2/3 的确诊病例出现嗅觉缺失。在新冠病毒检测更为普遍的韩国，30% 的阳性患者（均为轻型病例）以嗅觉缺失为主要症状。

"此外，越来越多的报告显示，在没有其他症状的情况下出现嗅觉缺失的患者数量显著增加。"例如，伊朗的孤立性嗅觉缺失病例突然增加，美国、法国和意大利北部的许多医生也有同样的发现。

声明认为，嗅觉缺失的患者可能是一些迄今为止隐藏的新冠病毒载体，造成了新冠病毒的快速传播。

除此之外，皮肤病变也是新冠病毒感染的表现之一。一项来自美国的研究显示，2020 年 4 月 8 日至 2020 年 5 月 2 日，医学专业人员报告了 505 例与新型冠状病毒肺炎相关的皮肤病患者。在确诊或疑似新型冠状病毒肺炎的病例中，有 318 例（63%）出现了冻疮样皮肤病变，45% 的冻疮样皮肤病变患者有其他新型冠状病毒肺炎症状，84% 的冻疮样皮肤病变只发生在足部，5.1% 的病例发生在手部，10% 的病例同时出现在手足部。症状包括肢端青紫、肢端脱屑。值得注意的是，29% 的患者生活在 2020 年 3 月平均气温高于 10℃的地理区域，在这种温度下，出现特发性的冻疮样皮肤病变的可能性较小。

1例核酸阳性病例的皮肤病理学显示：轻度液泡界面皮炎伴有浓重的浅表和深层淋巴细胞炎症，与多年生结缔组织病和结缔组织病一致，但没有发现血栓。

其他6份来自未经实验室确认的患者的病理报告显示，其结果与冻疮样皮肤病变一致：①轻度海绵状病1例，空泡界面改变，表皮角质形成细胞凋亡少，血管周围和表皮周围淋巴样浸润；②3例报告浅表和深部血管周围、表皮周围淋巴细胞或淋巴组织细胞浸润，无血管炎的证据；③1例报告皮下水疱伴小血管淋巴细胞性血管炎，无微血栓形成；④1例报告淋巴细胞性血管炎，罕见微血栓形成，上覆表皮坏死。

大多数新型冠状病毒肺炎患者的预后较好，但仍有少数严重的后遗症与长期症状不容忽视。部分新型冠状病毒肺炎患者，尤其是有基础疾病的患者，预后可能会存在不同程度的后遗症与长期症状，如疲乏、呼吸困难、心肌损伤、肺功能减退等。

第六节　新型冠状病毒肺炎的相关临床研究

抗病毒药物是现代医学用于治疗新型冠状病毒肺炎的首要考虑。因此，疫情发生后，抗病毒药物干预新型冠状病毒肺炎临床研究注册与日俱增。通过检索中国临床试验注册中心网站（www.chictr.org.cn）和美国临床试验注册中心网站（www.clinicaltrials.gov）发现，截至2020年2月20日24时，共有42项研究、28家研究单位注册相关研究，以湖北、浙江、广东等地医院为主。研究设计以随机平行对照试验为主（38个研究）。研究预期总样本量为7463例，单个研究样本量从10例到600例。22个研究明确受试者临床分型，其中14个研究纳入轻型或普通型患者，8个研究纳入重型患者。42个研究试验组选择了18种抗病毒药物，其中选择洛匹那韦/利托那韦（11个研究）、（磷酸）氯喹、（硫酸）羟氯喹和干扰素（各有8个研究）以及阿比多尔（6个研究）的较多。纳入研究多为2组比较（26个研究），试验组选择2种抗病毒药/

结合方式治疗最多（26 个研究）。主要疗效指标以新冠病毒核酸转阴（时间 / 率）、临床症状缓解（时间 / 率 / 评分）、胸部影像学表现改善为主。

临床药物研究——瑞德西韦

瑞德西韦最初是为抗击埃博拉病毒而生，它能够通过抑制一种关键的酶——RNA 依赖的 RNA 聚合酶（RdRP），从而阻止病毒的复制。2015 年，美国食品药品监督管理局曾授予该药物"孤儿药"资格，用于抗击埃博拉病毒。尽管瑞德西韦在埃博拉病毒的实验中并无显著疗效，但是却对 SARS-CoV 和 MERS-CoV 显示出较好的抗病毒活性。

自新型冠状病毒肺炎疫情暴发以来，瑞德西韦就被视为最具潜力的在研药物。

2020 年 1 月 10 日，北卡罗来纳大学拉尔夫·巴里克（Ralph Baric）领导的一项小鼠研究发表在国际学术期刊《自然 - 通信》，对"瑞德西韦与蛋白酶抑制剂洛匹那韦 / 利托那韦治疗 MERS 冠状病毒哪一个疗效更好"进行了研究。结果表明：与洛匹那韦 / 利托那韦联合 IFN-β 相比，瑞德西韦在体外细胞培养以及动物实验中的表现都要更优，并且是实验中唯一能够改善肺组织病理损伤的治疗药物。动物实验表明，预防性和早期使用瑞德西韦能够明显降低 SARS-CoV、MERS-CoV 感染小鼠的肺组织病毒载量水平，同时改善肺功能、缓解症状。细胞学实验也证明瑞德西韦比洛匹那韦 / 利托那韦效果更好。动物实验更证明瑞德西韦可以显著抑制 MERS 冠状病毒复制和改善肺部损伤。研究团队认为它也可能用于治疗新型冠状病毒肺炎。

1 月 31 日，《新英格兰医学杂志》在线发表了研究论文"First Case of 2019 Novel Coronavirus in the United States"。该论文描述了美国第一例确诊新型冠状病毒肺炎病例的流行病学和临床特征。该患者最初症状轻微，在发病第 9d 进展为肺炎，随后用尚未获批的药物——瑞德西韦治疗，结果显示治疗有效，但后续仍继续住院观察。

4 月 11 日，《新英格兰医学杂志》发布了瑞德西韦首份临床结果。试验结果显示，使用瑞德西韦后，53 名重型和危重型新型冠状病毒肺炎患者中，

68% 的患者症状得到缓解，死亡率为 13%。

值得注意的是，该研究在同情用药情况下展开，因此并无对照组，不能评价瑞德西韦与患者症状改善的直接关系。虽然试验结果释放出一定的积极信号，但同情用药的数据存在局限性，所以还需谨慎看待。

目前，两项名为 SIMPLE 的瑞德西韦 III 期临床研究在新型冠状病毒肺炎高发的国家开展。由于中国疫情得到有效控制，符合方案要求的病例很少，入组人数低，故在中国进行的针对重型患者的研究已提前终止。

由于中美两国临床数据存在分歧，瑞德西韦的有效性一度引起争议。5月 22 日，一项瑞德西韦与安慰剂对照治疗 1063 例新型冠状病毒肺炎患者的随机对照试验结果发表，结果显示其治疗新型冠状病毒肺炎有效，能够缩短病程，降低死亡率。

目前，美国、日本、印度、英国等先后批准瑞德西韦用于新型冠状病毒肺炎的治疗。

然而，2020 年 11 月 20 日，世卫组织在《英国医学杂志》上发表论文称，不论新型冠状病毒肺炎住院患者病情多严重，都不建议使用抗病毒药物瑞德西韦进行治疗，因为目前尚无证据表明该药能提高患者生存率或降低患者对呼吸机的需求等。该结论是基于比较几种药物治疗效果的新数据，包括来自四项涉及 7000 例新型冠状病毒肺炎住院患者的国际随机试验数据而得出的。与此同时，美国食品药品管理局发布紧急使用授权，允许类风湿关节炎药物 baricitinib（商品名 Olumiant）与抗病毒药物瑞德西韦配合使用，来治疗新型冠状病毒肺炎。这是该机构首次批准对新型冠状病毒的合并用药。

Baricitinib 是一款已被美国食品药品管理局批准治疗类风湿关节炎的药物，但美国食品药品管理局称，研究发现该药与瑞德西韦合并使用对于治疗新型冠状病毒肺炎患者也有作用。该授权仅适用于需要补充氧气的新型冠状病毒肺炎住院患者。

（一）药物的安全性

药物安全性也是筛选有效药物时必须要考虑的问题之一。

有学者为鉴别应用利巴韦林和 α 干扰素两种抗病毒药物治疗新型冠状病毒肺炎过程中出现的临床症状 / 体征和实验室检查异常是药物引起还是疾病本身所致，系统收集了 2004 年 1 月 1 日至 2019 年 12 月 31 日美国食品药品监督管理局不良事件报告系统（FAERS）中的相关数据，采用报告比值比（ROR）法对利巴韦林和 α 干扰素进行数据挖掘。设定时段内 FAERS 数据库共收到7582463 份药物相关的有效不良事件（adverse event，AE）报告，其中与利巴韦林相关的有 31775 份，与 α 干扰素相关的有 2345 份。分析结果显示，在呼吸系统、胸及纵隔的症状 / 体征中可能与利巴韦林具有相关性的 AE 有鼻充血、咳嗽、喉疼痛、咽部水肿、咳痰和呼吸困难；可能与 α 干扰素具有相关性的 AE 有喉疼痛和咯血；在其他系统器官分类中可能与利巴韦林和 α 干扰素均具有相关性的 AE，包括发热、寒冷感、疲乏、恶心、呕吐、腹泻、头痛、关节痛、肌痛和皮疹。在实验室检查异常中，与利巴韦林相关的 AE 有白细胞计数降低、血小板计数降低、天冬氨酸转氨酶升高和丙氨酸转氨酶升高；与 α 干扰素相关的 AE 有白细胞计数降低、淋巴细胞计数降低、血小板计数降低、天冬氨酸转氨酶升高和丙氨酸转氨酶升高。

结论认为利巴韦林和 α 干扰素相关 AE 中，一部分与新型冠状病毒肺炎的临床表现和实验室检查异常结果相似，临床实践中应当注意鉴别。

（二）临床评价指标

评价指标的选择是临床试验方案的重要内容，选择恰当的评价指标才能科学地评价干预的疗效和安全性。以往的研究显示，临床试验的评价指标存在诸多问题，引起了临床研究方法学界的广泛重视。当前，已注册的药物（包括中药）防治新型冠状病毒肺炎的临床研究方案爆发式增加。经研究发现，研究间采用的指标差异较大，且存在表述不规范、选择指标数量不合理、指标测量时点不清、指标不实用等问题，有待进一步完善。此外，安全性指标表达不规范、指标缺乏临床价值等问题也比较突出。

附 录 1

中西药中英对照

1. 中药中英对照

A

安宫牛黄丸   Angong Niuhuang Pills

C

柴苓平胃汤   Chailing Pingwei Decoction

D

达原饮   Dayuanyin

E

二陈汤   Erchen Decoction

G

桂枝去芍药汤   Cinnamon Twig Decoction without Peony

甘露消毒丹   Ganlu Xiaodu Fill

H

藿香正气胶囊   Huoxiangzhengqi Capsule
（丸、水、口服液）   （Pills、Water、Oral Liquid）

蒿芩清胆汤   Haoqin Qingdan Decoction

藿朴夏苓汤   Huopo Xialing Decoction

化湿败毒方   Huashi Baidu Fang

J

金花清感颗粒　　　　　　　　Jinhua Qinggan Granule

橘枳姜汤　　　　　　　　　　Juzhijiang Decoction

L

连花清瘟胶囊（颗粒）　　　　Lianhua Qingwen Capsule（Granule）

苓甘五味姜辛汤　　　　　　　Linggan Wuwei Jiangxin Decoction

M

麻黄附子细辛汤　　　　　　　Mahuang Fuzi Xixin Decoction

麻黄汤　　　　　　　　　　　Mahuang Decoction

麻黄加术汤　　　　　　　　　Mahuang Jiazhu Decoction

麻杏石甘汤　　　　　　　　　Maxing Shigan Decoction

Q

清肺排毒汤　　　　　　　　　Qingfei Paidu Decoction

羌活胜湿汤　　　　　　　　　Qianghuo Shengshi Decoction

千金苇茎汤　　　　　　　　　Qianjin Weijing Decoction

清营汤　　　　　　　　　　　Qingying Decoction

七味汤　　　　　　　　　　　Qiwei Decoction

R

热毒宁注射液　　　　　　　　Reduning Injection

S

疏风解毒胶囊（颗粒）　　　　Shufeng Jiedu Capsule（Granule）

射干麻黄汤　　　　　　　　　Shegan Mahuang Decoction

三仁汤　　　　　　　　　　　Sanren Decoction

参附注射液　　　　　　　　　Shenfu Injection

生脉注射液　　　　　　　　　Shengmai Injection

参麦注射液　　　　　　　　　Shenmai Injection

参附汤	Shenfu Decoction
苏合香丸	Suhexiang Pills
生脉散	Shengmai Powder
湿毒郁肺方	Shiduyufei Fang

T

葶苈大枣泻肺汤	Tingli Dazao Xiefei Decoction
痰热清注射液	Tanreqing Injection
体外培育牛黄	Calculus Bovis Sativus

W

五苓散	Wuling Powder

X

喜炎平注射液	Xiyanping Injection
血必净注射液	Xuebijing Injection
醒脑静注射液	Xingnaojing Injection
小青龙汤	Xiaoqinglong Decoction
小柴胡汤	Xiaochaihu Decoction
宣白承气汤	Xuanbai Chengqi Decoction
小陷胸汤	Xiaoxianxiong Decoction
犀角地黄汤	Xijiao Dihuang Decoction
香砂六君子汤	Xiangsha Liujunzi Decoction
宣肺败毒方	Xuanfei Baidu Fang

Y

疫毒闭肺方	Yidubifei Fang

Z

枳术汤	Zhizhu Decoction
竹叶石膏汤	Zhuye Shigao Decoction

栀子豉汤	Zhizichi Decoction

2. 西药中英对照

A

α 干扰素	Interferon-α （IFN-α）
阿比多尔	Arbidol
阿托伐他汀	Atorvastatin
胺碘酮	Amiodarone

B

丙戊酸	Valproic acid

C

垂体后叶激素	Hypophysin
肠道微生态制剂	Intestinal microecological preparation

D

多巴胺	Dopamine
多巴酚丁胺	Dobutamine
地衣芽孢杆菌活菌	Bacillus licheniformis
达沙替尼	Dasatinib
达芦那韦	Darunavir

E

二氢麦角胺	Dihydroergotamine
二氢吡啶类钙通道阻滞剂	Dihydropyridine calcium channel blocker

F

氟伐他汀	Fluvastatin
伏立康唑	Voriconazole
呋喃唑酮	Furazolidone
法匹拉韦	Favipiravir

G

干扰素   Interferon

H

华法林   Warfarin

J

间羟胺   Metaraminol

甲泼尼龙   Methylprednisolone

甲基麦角新碱   Methylergonovine

甲硝唑   Metronidazole

K

抗生素   Antibiotic

L

洛匹那韦 / 利托那韦   Lopinavir/Ritonavir

利巴韦林   Ribavirin

磷酸氯喹   Chloroquine hosphate

洛伐他汀   Lovastatin

拉莫三嗪   Lamotrigine

利伐沙班   Rivaroxaban

M

咪达唑仑   Midazolam

麦角新碱   Ergometrine

麦角胺   Ergotamine

免疫抑制剂   Immunosuppressive agent

N

尼洛替尼   Nilotinib

P

普伐他汀	Pravastatin
Q	
去甲肾上腺素	Norepinephrine（NE）
R	
瑞德西韦	Remdesivir
S	
双歧杆菌三联活菌	Bifidobacterium triple viable bacteria
双歧杆菌活菌	Bifidobacterium viable
双歧杆菌乳杆菌三联活菌	Bifidobacterium lactobacillus triple viable
三唑仑	Triazolam
T	
糖皮质激素	Glucocorticoid
头孢氨苄	Cefalexin
头孢呋辛	Cefuroxime
头孢他啶	Ceftazidime
替硝唑	Tinidazole
酮康唑	Ketoconazole
托珠单抗	Tocilizumab
X	
辛伐他汀	Simvastatin
Y	
伊曲康唑	Itraconazole

附 录 2

新型冠状病毒肺炎诊疗方案（试行第八版）

新型冠状病毒肺炎（新冠肺炎，COVID-19）为新发急性呼吸道传染病，目前已成为全球性重大的公共卫生事件。通过积极防控和救治，我国境内疫情基本得到控制，仅在个别地区出现局部暴发和少数境外输入病例。由于全球疫情仍在蔓延，且有可能较长时期存在，新冠肺炎在我国传播和扩散的风险也将持续存在。为进一步加强对该病的早发现、早报告、早隔离和早治疗，提高治愈率，降低病亡率，在总结我国新冠肺炎诊疗经验和参考世界卫生组织及其他国家诊疗指南基础上，我们对《新型冠状病毒肺炎诊疗方案（试行第七版）》进行修订，形成《新型冠状病毒肺炎诊疗方案（试行第八版）》。

一、病原学特点

新型冠状病毒（2019-nCoV）属于 β 属的冠状病毒，有包膜，颗粒呈圆形或椭圆形，直径 60～140nm。具有 5 个必需基因，分别针对核蛋白（N）、病毒包膜（E）、基质蛋白（M）和刺突蛋白（S）4 种结构蛋白及 RNA 依赖性的 RNA 聚合酶（RdRp）。核蛋白（N）包裹 RNA 基因组构成核衣壳，外面围绕着病毒包膜（E），病毒包膜包埋有基质蛋白（M）和刺突蛋白（S）等蛋白。刺突蛋白通过结合血管紧张素转化酶 2（ACE-2）进入细胞。体外分离培养时，新型冠状病毒 96 个小时左右即可在人呼吸道上皮细胞内发现，而在 Vero E6 和 Huh-7 细胞系中分离培养约需 4～6 天。

冠状病毒对紫外线和热敏感，56℃ 30 分钟、乙醚、75% 乙醇、含氯消毒剂、过氧乙酸和氯仿等脂溶剂均可有效灭活病毒，氯己定不能有效灭活病毒。

二、流行病学特点

（一）传染源

传染源主要是新型冠状病毒感染的患者和无症状感染者，在潜伏期即有传染性，发病后 5 天内传染性较强。

（二）传播途径

经呼吸道飞沫和密切接触传播是主要的传播途径。接触病毒污染的物品也可造成感染。

在相对封闭的环境中长时间暴露于高浓度气溶胶情况下存在经气溶胶传播的可能。

由于在粪便、尿液中可分离到新型冠状病毒，应注意其对环境污染造成接触传播或气溶胶传播。

（三）易感人群

人群普遍易感。感染后或接种新型冠状病毒疫苗后可获得一定的免疫力，但持续时间尚不明确。

三、病理改变

以下为主要器官病理学改变和新型冠状病毒检测结果（不包括基础疾病病变）。

（一）肺脏

肺脏呈不同程度的实变。实变区主要呈现弥漫性肺泡损伤和渗出性肺泡炎。不同区域肺病变复杂多样，新旧交错。

肺泡腔内见浆液、纤维蛋白性渗出物及透明膜形成；渗出细胞主要为单核和巨噬细胞，可见多核巨细胞。Ⅱ型肺泡上皮细胞增生，部分细胞脱落。Ⅱ型肺泡上皮细胞和巨噬细胞内偶见包涵体。肺泡隔可见充血、水肿，单核和淋巴细胞浸润。少数肺泡过度充气、肺泡隔断裂或囊腔形成。肺内各级支气管黏膜部分上皮脱落，腔内可见渗出物和黏液。小支气管和细支气管易见黏液栓形成。可见肺血管炎、血栓形成（混合血栓、透明血栓）和血栓栓塞。肺组织易见灶性出血，可见出血性梗死、细菌和（或）真菌感染。病程较长的病例，可见肺泡腔渗出物机化（肉质变）和肺间质纤维化。

电镜下支气管黏膜上皮和 II 型肺泡上皮细胞胞质内可见冠状病毒颗粒。免疫组化染色显示部分支气管黏膜上皮、肺泡上皮细胞和巨噬细胞呈新型冠状病毒抗原免疫染色和核酸检测阳性。

（二）脾脏、肺门淋巴结和骨髓

脾脏缩小。白髓萎缩，淋巴细胞数量减少、部分细胞坏死；红髓充血、灶性出血，脾脏内巨噬细胞增生并可见吞噬现象；可见脾脏贫血性梗死。淋巴结淋巴细胞数量较少，可见坏死。免疫组化染色显示脾脏和淋巴结内 CD4+T 和 CD8+T 细胞均减少。淋巴结组织可呈新型冠状病毒核酸检测阳性，巨噬细胞新型冠状病毒抗原免疫染色阳性。骨髓造血细胞或增生或数量减少，粒红比例增高；偶见噬血现象。

（三）心脏和血管

部分心肌细胞可见变性、坏死，间质充血、水肿，可见少数单核细胞、淋巴细胞和（或）中性粒细胞浸润。偶见新型冠状病毒核酸检测阳性。

全身主要部位小血管可见内皮细胞脱落、内膜或全层炎症；可见血管内混合血栓形成、血栓栓塞及相应部位的梗死。主要脏器微血管可见透明血栓形成。

（四）肝脏和胆囊

肝细胞变性、灶性坏死伴中性粒细胞浸润；肝血窦充血，汇管区见淋巴细胞和单核细胞细胞浸润，微血栓形成。胆囊高度充盈。肝脏和胆囊可见新型冠状病毒核酸检测阳性。

（五）肾脏

肾小球毛细血管充血，偶见节段性纤维素样坏死；球囊腔内见蛋白性渗出物。近端小管上皮变性，部分坏死、脱落，远端小管易见管型。肾间质充血，可见微血栓形成。肾组织偶见新型冠状病毒核酸检测阳性。

（六）其他器官

脑组织充血、水肿，部分神经元变性、缺血性改变和脱失，偶见噬节现象；可见血管周围间隙单核细胞和淋巴细胞浸润。肾上腺见灶性坏死。食管、胃和肠黏膜上皮不同程度变性、坏死、脱落，固有层和黏膜下单核细胞、淋巴细胞浸润。肾上腺可见皮质细胞变性，灶性出血和坏死。睾丸见不同程度的生精细胞数量减少，Sertoli 细胞和 Leydig 细胞变性。

鼻咽和胃肠黏膜及睾丸和唾液腺等器官可检测到新型冠状病毒。

四、临床特点

（一）临床表现

潜伏期 1 ~ 14 天，多为 3 ~ 7 天。

以发热、干咳、乏力为主要表现。部分患者以嗅觉、味觉减退或丧失等为首发症状，少数患者伴有鼻塞、流涕、咽痛、结膜炎、肌痛和腹泻等症状。重症患者多在发病一周后出现呼吸困难和（或）低氧血症，严重者可快速进展为急性呼吸窘迫综合征、脓毒症休克、难以纠正的代谢性酸中毒和出凝血功能障碍及多器官功能衰竭等。极少数患者还可有中枢神经系统受累及肢端缺血性坏死等表现。值得注意的是重型、危重型患者病程中可为中低热，甚至无明显发热。

轻型患者可表现为低热、轻微乏力、嗅觉及味觉障碍等，无肺炎表现。少数患者在感染新型冠状病毒后可无明显临床症状。

多数患者预后良好，少数患者病情危重，多见于老年人、有慢性基础疾病者、晚期妊娠和围产期女性、肥胖人群。

儿童病例症状相对较轻，部分儿童及新生儿病例症状可不典型，表现为呕吐、腹泻等消化道症状或仅表现为反应差、呼吸急促。极少数儿童可有多系统炎症综合征（MIS-C），出现类似川崎病或不典型川崎病表现、中毒性休克综合征或巨噬细胞活化综合征等，多发生于恢复期。主要表现为发热伴皮疹、非化脓性结膜炎、黏膜炎症、低血压或休克、凝血障碍、急性消化道症状等。一旦发生，病情可在短期内急剧恶化。

（二）实验室检查

1.一般检查

发病早期外周血白细胞总数正常或减少，可见淋巴细胞计数减少，部分患者可出现肝酶、乳酸脱氢酶、肌酶、肌红蛋白、肌钙蛋白和铁蛋白增高。多数患者 C 反应蛋白（CRP）和血沉升高，降钙素原正常。重型、危重型患者可见 D- 二聚体升高、外周血淋巴细胞进行性减少，炎症因子升高。

2. 病原学及血清学检查

（1）病原学检查：采用 RT-PCR 和（或）NGS 方法在鼻咽拭子、痰和其他下呼吸道分泌物、血液、粪便、尿液等标本中可检测出新型冠状病毒核酸。检测下呼吸道标本（痰或气道抽取物）更加准确。

核酸检测会受到病程、标本采集、检测过程、检测试剂等因素的影响，为提高检测阳性率，应规范采集标本，标本采集后尽快送检。

（2）血清学检查：新型冠状病毒特异性 IgM 抗体、IgG 抗体阳性，发病 1 周内阳性率均较低。

由于试剂本身阳性判断值原因，或者体内存在干扰物质（类风湿因子、嗜异性抗体、补体、溶菌酶等），或者标本原因（标本溶血、标本被细菌污染、标本贮存时间过长、标本凝固不全等），抗体检测可能会出现假阳性。一般不单独以血清学检测作为诊断依据，需结合流行病学史、临床表现和基础疾病等情况进行综合判断。

对以下患者可通过抗体检测进行诊断：①临床怀疑新冠肺炎且核酸检测阴性的患者；②病情处于恢复期且核酸检测阴性的患者。

（三）胸部影像学

早期呈现多发小斑片影及间质改变，以肺外带明显。进而发展为双肺多发磨玻璃影、浸润影，严重者可出现肺实变，胸腔积液少见。MIS-C 时，心功能不全患者可见心影增大和肺水肿。

五、诊断标准

（一）疑似病例

结合下述流行病学史和临床表现综合分析，有流行病学史中的任何 1 条，且符合临床表现中任意 2 条。

无明确流行病学史的，符合临床表现中任意 2 条，同时新型冠状病毒特异性 IgM 抗体阳性；或符合临床表现中的 3 条。

1. 流行病学史

（1）发病前 14 天内有病例报告社区的旅行史或居住史。

（2）发病前 14 天内与新型冠状病毒感染的患者或无症状感染者有接触史。

（3）发病前 14 天内曾接触过来自有病例报告社区的发热或有呼吸道症状的患者。

（4）聚集性发病（2 周内在小范围如家庭、办公室、学校班级等场所，出现 2 例及以上发热和 / 或呼吸道症状的病例）。

2. 临床表现

（1）发热和（或）呼吸道症状等新冠肺炎相关临床表现。

（2）具有上述新冠肺炎影像学特征。

（3）发病早期白细胞总数正常或降低，淋巴细胞计数正常或减少。

（二）确诊病例

疑似病例同时具备以下病原学或血清学证据之一者。

（1）实时荧光 RT-PCR 检测新型冠状病毒核酸阳性。

（2）病毒基因测序，与已知的新型冠状病毒高度同源。

（3）新型冠状病毒特异性 IgM 抗体和 IgG 抗体阳性。

（4）新型冠状病毒特异性 IgG 抗体由阴性转为阳性或恢复期 IgG 抗体滴度较急性期呈 4 倍及以上升高。

六、临床分型

（一）轻型

临床症状轻微，影像学未见肺炎表现。

（二）普通型

具有发热、呼吸道症状等，影像学可见肺炎表现。

（三）重型

1）成人符合下列任何 1 条

（1）出现气促，RR ≥ 30 次 / 分。

（2）静息状态下，吸空气时指血氧饱和度 ≤ 93%。

（3）动脉血氧分压（PaO$_2$）/ 吸氧浓度（FiO$_2$）≤ 300mmHg（1mmHg= 0.133kPa）。

高海拔（海拔超过 1000m）地区应根据以下公式对 PaO$_2$/FiO$_2$ 进行校正：PaO$_2$/FiO$_2$×[大气压（mmHg）/760]。

（4）临床症状进行性加重，肺部影像学显示 24 ~ 48 小时内病灶明显进展 > 50% 者按重型管理。

2）儿童符合下列任何 1 条

（1）持续高热超过 3 天。

（2）出现气促（< 2 月龄，RR ≥ 60 次 /min；2 ~ 12 月龄，RR ≥ 50 次 /min；1 ~ 5 岁，RR ≥ 40 次 /min；> 5 岁，RR ≥ 30 次 /min），除外发热和哭闹的影响。

（3）静息状态下，指血氧饱和度 ≤ 93%。

（4）辅助呼吸（鼻翼扇动、三凹征）。

（5）出现嗜睡、惊厥。

（6）拒食或喂养困难，有脱水征。

（四）危重型

符合以下情况之一者：

（1）出现呼吸衰竭，且需要机械通气。

（2）出现休克。

（3）合并其他器官功能衰竭需 ICU 监护治疗。

七、重型 / 危重型高危人群

（1）大于 65 岁老年人。

（2）有心脑血管疾病（含高血压）、慢性肺部疾病（慢性阻塞性肺疾病、中度至重度哮喘）、糖尿病、慢性肝脏、肾脏疾病、肿瘤等基础疾病者。

（3）免疫功能缺陷（如艾滋病患者、长期使用皮质类固醇或其他免疫抑制药物导致免疫功能减退状态）。

（4）肥胖（体质指数≥ 30）。

（5）晚期妊娠和围产期女性。

（6）重度吸烟者。

八、重型、危重型临床预警指标

（一）成人

有以下指标变化应警惕病情恶化。

（1）低氧血症或呼吸窘迫进行性加重。

（2）组织氧合指标恶化或乳酸进行性升高。

（3）外周血淋巴细胞计数进行性降低或外周血炎症标记物如 IL-6、CRP、铁蛋白等进行性上升。

（4）D- 二聚体等凝血功能相关指标明显升高。

（5）胸部影像学显示肺部病变明显进展。

（二）儿童

（1）呼吸频率增快。

（2）精神反应差、嗜睡。

（3）乳酸进行性升高。

（4）CRP、PCT、铁蛋白等炎症标记物明显升高。

（5）影像学显示双侧或多肺叶浸润、胸腔积液或短期内病变快速进展。

（6）有基础疾病（先天性心脏病、支气管肺发育不良、呼吸道畸形、异常血红蛋白、重度营养不良等）、有免疫缺陷或低下（长期使用免疫抑制剂）和新生儿。

九、鉴别诊断

（1）新型冠状病毒肺炎轻型表现需与其它病毒引起的上呼吸道感染相鉴别。

（2）新型冠状病毒肺炎主要与流感病毒、腺病毒、呼吸道合胞病毒等其他已知病毒性肺炎及肺炎支原体感染鉴别，尤其是对疑似病例要尽可能采取包括快速抗原检测和多重 PCR 核酸检测等方法，对常见呼吸道病原体进行检测。

（3）还要与非感染性疾病，如血管炎、皮肌炎和机化性肺炎等鉴别。

（4）儿童患者出现皮疹、黏膜损害时，需与川崎病鉴别。

十、病例的发现与报告

各级各类医疗机构的医务人员发现符合病例定义的疑似病例后，应当立即进行单人单间隔离治疗，院内专家会诊或主诊医师会诊，仍考虑疑似病例，在 2 小时内进行网络直报，并采集标本进行新型冠状病毒核酸检测，同时在确保转运安全前提下立即将疑似病例转运至定点医院。与新型冠状病毒感染者有密切接触者，即便常见呼吸道病原检测阳性，也建议及时进行新型冠状病毒病原学检测。疑似病例连续两次新型冠状病毒核酸检测阴性（采样时间至少间隔 24 小时）且发病 7 天后新型冠状病毒特异性 IgM 抗体和 IgG 抗体仍为阴性可排除疑似病例诊断。

对于确诊病例应在发现后 2 小时内进行网络直报。

十一、治疗

（一）根据病情确定治疗场所

（1）疑似及确诊病例应在具备有效隔离条件和防护条件的定点医院隔离治疗，疑似病例应单人单间隔离治疗，确诊病例可多人收治在同一病室。

（2）危重型病例应尽早收入 ICU 治疗。

（二）一般治疗

（1）卧床休息，加强支持治疗，保证充分热量摄入；注意水、电解质平衡，维持内环境稳定；密切监测生命体征、指血氧饱和度等。

（2）根据病情监测血常规、尿常规、CRP、生化指标（肝酶、心肌酶、肾功能等）、凝血功能、动脉血气分析、胸部影像学等。有条件者可行细胞因子检测。

（3）及时给予有效氧疗措施，包括鼻导管、面罩给氧和经鼻高流量氧疗。有条件可采用氢氧混合吸入气（H_2/O_2：66.6%/33.3%）治疗。

（4）抗菌药物治疗：避免盲目或不恰当使用抗菌药物，尤其是联合使用广谱抗菌药物。

（三）抗病毒治疗

在抗病毒药物应急性临床试用过程中，相继开展了多项临床试验，虽然仍未发现经严格"随机、双盲、安慰剂对照研究"证明有效的抗病毒药物，但某些药物经临床观察研究显示可能具有一定的治疗作用。目前较为一致的意见认为，具有潜在抗病毒作用的药物应在病程早期使用，建议重点应用于有重症高危因素及有重症倾向的患者。

不推荐单独使用洛匹那韦 / 利托那韦和利巴韦林，不推荐使用羟氯喹或联合使用阿奇霉素。以下药物可继续试用，在临床应用中进一步评价疗效。

（1）α–干扰素：成人每次 500 万 U 或相当剂量，加入灭菌注射用水 2mL，每日 2 次，雾化吸入，疗程不超过 10 天。

（2）利巴韦林：建议与干扰素（剂量同上）或洛匹那韦 / 利托那韦（成人 200mg/50mg/ 粒，每次 2 粒，每日 2 次）联合应用，成人 500mg/ 次，每日 2 至 3 次静脉输注，疗程不超过 10 天。

（3）磷酸氯喹：用于 18 岁 ~ 65 岁成人。体重大于 50kg 者，每次 500mg，每日 2 次，疗程 7 天；体重小于 50kg 者，第 1、2 天每次 500mg，每日 2 次，第 3 ~ 7 天每次 500mg，每日 1 次。

（4）阿比多尔：成人 200mg，每日 3 次，疗程不超过 10 天。

要注意上述药物的不良反应、禁忌症以及与其他药物的相互作用等问题。不建议同时应用 3 种以上抗病毒药物，出现不可耐受的毒副作用时应停止使用相关药物。对孕产妇患者的治疗应考虑妊娠周数，尽可能选择对胎儿影响较小的药物，以及考虑是否终止妊娠后再进行治疗，并知情告知。

（四）免疫治疗

（1）康复者恢复期血浆：适用于病情进展较快、重型和危重型患者。用法用量参考《新冠肺炎康复者恢复期血浆临床治疗方案（试行第二版）》。

（2）静注 COVID-19 人免疫球蛋白：可应急用于病情进展较快的普通型

和重型患者。推荐剂量为普通型 20mL、重型 40mL，静脉输注，根据患者病情改善情况，可隔日再次输注，总次数不超过 5 次。

（3）托珠单抗：对于双肺广泛病变者及重型患者，且实验室检测 IL–6 水平升高者，可试用。具体用法：首次剂量 4 ~ 8mg/kg，推荐剂量 400mg，0.9% 生理盐水稀释至 100ml，输注时间大于 1 小时；首次用药疗效不佳者，可在首剂应用 12 小时后追加应用一次（剂量同前），累计给药次数最多为 2 次，单次最大剂量不超过 800mg。注意过敏反应，有结核等活动性感染者禁用。

（五）糖皮质激素治疗

对于氧合指标进行性恶化、影像学进展迅速、机体炎症反应过度激活状态的患者，酌情短期内（一般建议 3 ~ 5 日，不超过 10 日）使用糖皮质激素，建议剂量相当于甲泼尼龙 0.5 ~ 1mg/kg/ 日，应当注意较大剂量糖皮质激素由于免疫抑制作用，可能会延缓对病毒的清除。

（六）重型、危重型病例的治疗

1. 治疗原则

在上述治疗的基础上，积极防治并发症，治疗基础疾病，预防继发感染，及时进行器官功能支持。

2. 呼吸支持

（1）鼻导管或面罩吸氧：PaO_2/FiO_2 低于 300 mmHg 的重型患者均应立即给予氧疗。接受鼻导管或面罩吸氧后，短时间（1 ~ 2 小时）密切观察，若呼吸窘迫和（或）低氧血症无改善，应使用经鼻高流量氧疗（HFNC）或无创通气（NIV）。

（2）经鼻高流量氧疗或无创通气：当 PaO_2/FiO_2 低于 200 mmHg 应给予经鼻高流量氧疗（HFNC）或无创通气（NIV）。接受 HFNC 或 NIV 的患者，无禁忌症的情况下，建议同时实施俯卧位通气，即清醒俯卧位通气，俯卧位治疗时间应大于 12 小时。

部分患者使用 HFNC 或 NIV 治疗的失败风险高，需要密切观察患者的症状和体征。若短时间（1 ~ 2 小时）治疗后病情无改善，特别是接受俯卧位治疗后，低氧血症仍无改善，或呼吸频数、潮气量过大或吸气努力过强等，往往提示 HFNC 或 NIV 治疗疗效不佳，应及时进行有创机械通气治疗。

（3）有创机械通气：一般情况下，PaO_2/FiO_2 低于 150mmHg，应考虑气管插管，实施有创机械通气。但鉴于重症新型冠状病毒肺炎患者低氧血症的临床表现不典型，不应单纯把 PaO_2/FiO_2 是否达标作为气管插管和有创机械通气的指征，而应结合患者的临床表现和器官功能情况实时进行评估。值得注意的是，延误气管插管，带来的危害可能更大。

早期恰当的有创机械通气治疗是危重型患者重要的治疗手段。实施肺保护性机械通气策略。对于中重度急性呼吸窘迫综合征患者，或有创机械通气 FiO_2 高于 50% 时，可采用肺复张治疗。并根据肺复张的反应性，决定是否反复实施肺复张手法。应注意部分新冠肺炎患者肺可复张性较差，应避免过高的 PEEP 导致气压伤。

（4）气道管理：加强气道湿化，建议采用主动加热湿化器，有条件的使用环路加热导丝保证湿化效果；建议使用密闭式吸痰，必要时气管镜吸痰；积极进行气道廓清治疗，如振动排痰、高频胸廓振荡、体位引流等；在氧合及血流动力学稳定的情况下，尽早开展被动及主动活动，促进痰液引流及肺康复。

（5）体外膜肺氧合（ECMO）：ECMO 启动时机。在最优的机械通气条件下（$FiO_2 \geq 80\%$，潮气量为 6 ml/kg 理想体重，$PEEP \geq 5cmH_2O$，且无禁忌证），且保护性通气和俯卧位通气效果不佳，并符合以下之一，应尽早考虑评估实施 ECMO。① $PaO_2/FiO_2 < 50$ mmHg 超过 3 小时；② $PaO_2/FiO_2 < 80$ mmHg 超过 6 小时；③ 动脉血 pH < 7.25 且 $PaCO_2 > 60$ mmHg 超过 6 小时，且呼吸频率 > 35 次 / 分；④ 呼吸频率 > 35 次 / 分时，动脉血 pH < 7.2 且平台压 >30cmH_2O；⑤ 合并心源性休克或者心脏骤停。

符合 ECMO 指征，且无禁忌症的危重型患者，应尽早启动 ECMO 治疗，延误时机，导致患者预后不良。

ECMO 模式选择。仅需呼吸支持时选用静脉 – 静脉方式 ECMO（VV–

ECMO），是最为常用的方式；需呼吸和循环同时支持则选用静脉－动脉方式 ECMO（VA-ECMO）；VA-ECMO 出现头臂部缺氧时可采用 VAV-ECMO 模式。实施 ECMO 后，严格实施肺保护性肺通气策略。推荐初始设置：潮气量 < 4 ～ 6mL/kg 理想体重，平台压 ≤ 25cmH$_2$O，驱动压 < 15cmH$_2$O，PEEP 5 ～ 15cmH$_2$O，呼吸频率 4 ～ 10 次 / 分，FiO$_2$ < 50%。对于氧合功能难以维持或吸气努力强、双肺重力依赖区实变明显或需积极气道分泌物引流的患者，可联合俯卧位通气。

儿童心肺代偿能力较成人弱，对缺氧更为敏感，需要应用比成人更积极的氧疗和通气支持策略，指征应适当放宽；不推荐常规应用肺复张。

3. 循环支持

危重型患者可合并休克，应在充分液体复苏的基础上，合理使用血管活性药物，密切监测患者血压、心率和尿量的变化，以及乳酸和碱剩余。必要时进行血流动力学监测，指导输液和血管活性药物使用，改善组织灌注。

4. 抗凝治疗

重型或危重型患者合并血栓栓塞风险较高。对无抗凝禁忌症者，同时 D-二聚体明显增高者，建议预防性使用抗凝药物。发生血栓栓塞事件时，按照相应指南进行抗凝治疗。

5. 急性肾损伤和肾替代治疗

危重型患者可合并急性肾损伤，应积极寻找病因，如低灌注和药物等因素。在积极纠正病因的同时，注意维持水、电解质、酸碱平衡。连续性肾替代治疗（CRRT）的指征包括：①高钾血症；②严重酸中毒；③利尿剂无效的肺水肿或水负荷过多。

6. 血液净化治疗

血液净化系统包括血浆置换、吸附、灌流、血液 / 血浆滤过等，能清除炎症因子，阻断"细胞因子风暴"，从而减轻炎症反应对机体的损伤，可用于重型、危重型患者"细胞因子风暴"早中期的救治。

7. 儿童多系统炎症综合征

治疗原则是多学科合作，尽早抗炎、纠正休克和出凝血功能障碍、脏器功能支持，必要时抗感染治疗。有典型或不典型川崎病表现者，与川崎病经典治疗方案相似。以静脉用丙种球蛋白（IVIG）、糖皮质激素及口服阿司匹林等治疗为主。

8. 其他治疗措施

可考虑使用血必净治疗；可使用肠道微生态调节剂，维持肠道微生态平衡，预防继发细菌感染；儿童重型、危重型病例可酌情考虑使用 IVIG。

妊娠合并重型或危重型患者应积极终止妊娠，剖腹产为首选。

患者常存在焦虑恐惧情绪，应当加强心理疏导，必要时辅以药物治疗。

（七）中医治疗

本病属于中医"疫"病范畴，病因为感受"疫戾"之气，各地可根据病情、当地气候特点以及不同体质等情况，参照下列方案进行辨证论治。涉及超药典剂量，应当在医生指导下使用。

1. 医学观察期

临床表现 1：乏力伴胃肠不适。

推荐中成药：藿香正气胶囊（丸、水、口服液）。

临床表现 2：乏力伴发热。

推荐中成药：金花清感颗粒、连花清瘟胶囊（颗粒）、疏风解毒胶囊（颗粒）。

2. 临床治疗期（确诊病例）

1）清肺排毒汤

适用范围：结合多地医生临床观察，适用于轻型、普通型、重型患者，在危重型患者救治中可结合患者实际情况合理使用。

基础方剂：麻黄 9g、炙甘草 6g、杏仁 9g、生石膏 15 ~ 30g（先煎）、桂枝 9g、泽泻 9g、猪苓 9g、白术 9g、茯苓 15g、柴胡 16g、黄芩 6g、姜半夏 9g、生姜 9g、紫菀 9g、冬花 9g、射干 9g、细辛 6g、山药 12g、枳实 6g、陈皮 6g、藿香 9g。

服法：传统中药饮片，水煎服。每天 1 剂，早、晚各 1 次（饭后40min），温服，3 剂 1 个疗程。

如有条件，每次服完药可加服大米汤半碗，舌干津液亏虚者可多服至 1 碗。（注：如患者不发热则生石膏的用量要小，发热或壮热可加大生石膏用量）若症状好转而未痊愈则服用第二个疗程，若患者有特殊情况或其他基础病，第二个疗程可以根据实际情况修改处方，症状消失则停药。

处方来源：国家卫生健康委办公厅、国家中医药管理局办公室《关于推荐在中西医结合救治新型冠状病毒感染的肺炎中使用"清肺排毒汤"的通知》（国中医药办医政函〔2020〕22 号）。

2）轻型

（1）寒湿郁肺证

临床表现：发热，乏力，周身酸痛，咳嗽，咳痰，胸紧憋气，纳呆，恶心，呕吐，大便黏腻不爽。舌质淡胖齿痕或淡红，苔白厚腐腻或白腻，脉濡或滑。

推荐处方：寒湿疫方。

基础方剂：生麻黄 6g、生石膏 15g、杏仁 9g、羌活 15g、葶苈子 15g、贯众 9g、地龙 15g、徐长卿 15g、藿香 15g、佩兰 9g、苍术 15g、云苓 45g、生白术 30g、焦三仙各 9g、厚朴 15g、焦槟榔 9g、煨草果 9g、生姜 15g。

服法：每日 1 剂，水煎 600mL，分 3 次服用，早、中、晚各 1 次，饭前服用。

（2）湿热蕴肺证

临床表现：低热或不发热，微恶寒，乏力，头身困重，肌肉酸痛，干咳痰少，咽痛，口干不欲多饮，或伴有胸闷脘痞，无汗或汗出不畅，或见呕恶纳呆，便溏或大便黏滞不爽。舌淡红，苔白厚腻或薄黄，脉滑数或濡。

推荐处方：槟榔 10g、草果 10g、厚朴 10g、知母 10g、黄芩 10g、柴胡 10g、赤芍 10g、连翘 15g、青蒿 10g（后下）、苍术 10g、大青叶 10g、生甘草 5g。

服法：每日 1 剂，水煎 400mL，分 2 次服用，早、晚各 1 次。

3）普通型

（1）湿毒郁肺证

临床表现：发热，咳嗽痰少，或有黄痰，憋闷气促，腹胀，便秘不畅。舌质暗红，舌体胖，苔黄腻或黄燥，脉滑数或弦滑。

推荐处方：宣肺败毒方。

基础方剂：生麻黄 6g、苦杏仁 15g、生石膏 30g、生薏苡仁 30g、茅苍术 10g、广藿香 15g、青蒿草 12g、虎杖 20g、马鞭草 30g、干芦根 30g、葶苈子 15g、化橘红 15g、生甘草 10g。

服法：每日 1 剂，水煎 400mL，分 2 次服用，早、晚各 1 次。

（2）寒湿阻肺证

临床表现：低热，身热不扬，或未发热，干咳，少痰，倦怠乏力，胸闷，脘痞，或呕恶，便溏。舌质淡或淡红，苔白或白腻，脉濡。

推荐处方：苍术 15g、陈皮 10g、厚朴 10g、藿香 10g、草果 6g、生麻黄 6g、羌活 10g、生姜 10g、槟榔 10g。

服法：每日 1 剂，水煎 400mL，分 2 次服用，早、晚各 1 次。

4）重型

（1）疫毒闭肺证

临床表现：发热面红，咳嗽，痰黄黏少，或痰中带血，喘憋气促，疲乏倦怠，口干苦黏，恶心不食，大便不畅，小便短赤。舌红，苔黄腻，脉滑数。

推荐处方：化湿败毒方。

基础方剂：生麻黄 6g、杏仁 9g、生石膏 15g、甘草 3g、藿香 10g（后下）、厚朴 10g、苍术 15g、草果 10g、法半夏 9g、茯苓 15g、生大黄 5g（后下）、生黄芪 10g、葶苈子 10g、赤芍 10g。

服法：每日 1～2 剂，水煎服，每次 100～200mL，每日 2～4 次，口服或鼻饲。

（2）气营两燔证

临床表现：大热烦渴，喘憋气促，谵语神昏，视物错瞀，或发斑疹，或吐血、衄血，或四肢抽搐。舌绛少苔或无苔，脉沉细数，或浮大而数。

推荐处方：生石膏 30 ~ 60g（先煎）、知母 30g、生地 30 ~ 60g、水牛角 30g（先煎）、赤芍 30g、玄参 30g、连翘 15g、丹皮 15g、黄连 6g、竹叶 12g、葶苈子 15g、生甘草 6g。

服法：每日 1 剂，水煎服，先煎石膏、水牛角后下诸药，每次 100 ~ 200mL，每日 2 ~ 4 次，口服或鼻饲。

推荐中成药：喜炎平注射液、血必净注射液、热毒宁注射液、痰热清注射液、醒脑静注射液。功效相近的药物根据个体情况可选择一种，也可根据临床症状联合使用两种。中药注射剂可与中药汤剂联合使用。

5）危重型

内闭外脱证

临床表现：呼吸困难、动辄气喘或需要机械通气，伴神昏，烦躁，汗出肢冷，舌质紫暗，苔厚腻或燥，脉浮大无根。

推荐处方：人参 15g、黑顺片 10g（先煎）、山茱萸 15g，送服苏合香丸或安宫牛黄丸。

出现机械通气伴腹胀便秘或大便不畅者，可用生大黄 5 ~ 10g。出现人机不同步情况，在镇静和肌松剂使用的情况下，可用生大黄 5 ~ 10g 和芒硝 5 ~ 10g。

推荐中成药：血必净注射液、热毒宁注射液、痰热清注射液、醒脑静注射液、参附注射液、生脉注射液、参麦注射液。功效相近的药物根据个体情况可选择一种，也可根据临床症状联合使用两种。中药注射剂可与中药汤剂联合使用。

注：重型和危重型中药注射剂推荐用法。

中药注射剂的使用遵照药品说明书从小剂量开始、逐步辨证调整的原则，推荐用法如下：

病毒感染或合并轻度细菌感染：0.9% 氯化钠注射液 250mL 加喜炎平注射液 100mg，bid；或 0.9% 氯化钠注射液 250mL 加热毒宁注射液 20mL；或 0.9%

氯化钠注射液 250mL 加痰热清注射液 40mL，bid。

高热伴意识障碍：0.9% 氯化钠注射液 250mL 加醒脑静注射液 20mL，bid。

全身炎症反应综合征和（或）多器官功能衰竭：0.9% 氯化钠注射液 250mL 加血必净注射液 100mL，bid。

免疫抑制：葡萄糖注射液 250mL 加参麦注射液 100mL 或生脉注射液 20 ~ 60mL，bid。

6）恢复期

（1）肺脾气虚证

临床表现：气短，倦怠乏力，纳差呕恶，痞满，大便无力，便溏不爽。舌淡胖，苔白腻。

推荐处方：法半夏 9g、陈皮 10g、党参 15g、炙黄芪 30g、炒白术 10g、茯苓 15g、藿香 10g、砂仁 6g（后下）、甘草 6g。

服法：每日 1 剂，水煎 400mL，分 2 次服用，早、晚各 1 次。

（2）气阴两虚证

临床表现：乏力，气短，口干，口渴，心悸，汗多，纳差，低热或不热，干咳少痰。舌干少津，脉细或虚无力。

推荐处方：南北沙参各 10g、麦冬 15g、西洋参 6g、五味子 6g、生石膏 15g、淡竹叶 10g、桑叶 10g、芦根 15g、丹参 15g、生甘草 6g。

服法：每日 1 剂，水煎 400mL，分 2 次服用，早、晚各 1 次。

（八）早期康复

重视患者早期康复介入，针对新冠肺炎患者呼吸功能、躯体功能以及心理障碍，积极开展康复训练和干预，尽最大可能恢复体能、体质和免疫能力。

十二、护理

根据患者病情，明确护理重点并做好基础护理。重症患者密切观察患者生命体征和意识状态，重点监测血氧饱和度。危重症患者 24 小时持续心电监测，每小时测量患者的心率、呼吸频率、血压、SpO_2，每 4 小时测量并记录体温。

合理、正确使用静脉通路，并保持各类管路通畅，妥善固定。卧床患者定时变更体位，预防压力性损伤。按护理规范做好无创机械通气、有创机械通气、人工气道、俯卧位通气、镇静镇痛、体外膜肺氧合诊疗的护理。特别注意患者口腔护理和液体出入量管理，有创机械通气患者防止误吸。清醒患者及时评估心理状况，做好心理护理。

十三、出院标准和出院后注意事项

（一）出院标准

（1）体温恢复正常 3 天以上。

（2）呼吸道症状明显好转。

（3）肺部影像学显示急性渗出性病变明显改善。

（4）连续两次痰、鼻咽拭子等呼吸道标本核酸检测阴性（采样时间至少间隔 24 小时）。

满足以上条件者可出院。

对于满足上述第 1、2、3 条标准的患者，核酸仍持续阳性超过 4 周者，建议通过抗体检测、病毒培养分离等方法对患者传染性进行综合评估后，判断是否出院。

（二）出院后注意事项

（1）定点医院要做好与患者居住地基层医疗机构间的联系，共享病历资料，及时将出院患者信息推送至患者辖区或居住地居委会和基层医疗卫生机构。

（2）患者出院后，建议应继续进行 14 天的隔离管理和健康状况监测，佩戴口罩，有条件的居住在通风良好的单人房间，减少与家人的近距离密切接触，分餐饮食，做好手卫生，避免外出活动。

（3）建议在出院后第 2 周和第 4 周到医院随访、复诊。

十四、转运原则

按照国家卫生健康委印发的《新型冠状病毒感染的肺炎病例转运工作方案（试行）》执行。

十五、医疗机构内感染预防与控制

严格按照国家卫生健康委印发的《医疗机构内新型冠状病毒感染预防与控制技术指南（第一版）》《新型冠状病毒感染的肺炎防护中常见医用防护用品使用范围指引（试行）》的要求执行。

十六、预防

保持良好的个人及环境卫生，均衡营养、适量运动、充足休息，避免过度疲劳。提高健康素养，养成"一米线"、勤洗手、戴口罩、公筷制等卫生习惯和生活方式，打喷嚏或咳嗽时应掩住口鼻。保持室内通风良好，科学做好个人防护，出现呼吸道症状时应及时到发热门诊就医。近期去过高风险地区或与确诊、疑似病例有接触史的，应主动进行新型冠状病毒核酸检测。

附 录 3

新冠肺炎的中医证候调查分析
——湿毒郁肺是核心病机，兼夹发病为区域特点

为了准确抓住新型冠状病毒肺炎的中医核心病机，寻找发病特点和规律，张伯礼院士在抗疫前线组织天津中医药大学后方团队迅速研制中医证候采集APP，在原有的中医药临床数据库基础上建立了新型冠状病毒肺炎临床研究系统，并带领团队采集新型冠状病毒感染者的症状信息，开展证候学调查，为明确中医核心病机提供临床依据。

该新型冠状病毒（2019-nCov）临床研究系统，按照中医临床诊断"望闻问切"四诊要求，由临床收治患者的医生系统采集新型冠状病毒肺炎确诊的患者信息，包括患者性别、年龄、发病日期、病程、发病时症状、现症、合并疾病、用药情况、预后情况等。系统归纳总结患者相关信息，明确新型冠状病毒肺炎中医证候。

1. 一般情况

该数据平台于 2020 年 2 月 4 日至 7 月 12 日，从 24 家临床监测单位共纳入患者 2135 例，共计访视 8836 次。2135 例患者中，男性 1066 例，女性 1062 例，性别不详 7 例。患者年龄以中青年为主。

共采集到患者初始症状 18 项，按照出现频次排序，大于 100 次的症状前五位由多到少分别为发热（1370）、咳嗽（1165）、乏力（795）、气短（335）、咳痰（324）。

从患者症状看，以咳嗽、倦怠乏力、纳呆、恶心、低热为主；舌象以苔腻为主，或黄或白，脉滑（见表 1）。

表 1　患者症状及舌脉频次

症状	频次	舌苔	频次	脉象	频次
咳嗽	3989	苔白	1740	滑脉	2016
乏力 / 倦怠	2718	苔黄	1619	细脉	702
纳呆 / 纳差 / 恶心 / 呕吐	2083	苔腻	1354	数脉	701
低热	978	苔薄	1345	濡脉	348
头身疼痛	633	苔厚	516	其他	338
头身重	310	少苔	155	浮脉	322
胃腹胀 / 痞满	240	苔燥	106	缓脉	213
肢冷	21	苔水滑	21	沉脉	143
身肿	17	无苔	9	洪脉	48
		积粉苔	8	结代脉	11
		苔灰	9	无根脉	8
		苔褐	5		

根据《新型冠状病毒感染的肺炎诊疗方案（试行第八版）》：新型冠状病毒肺炎潜伏期为 1 ~ 14d，多为 3 ~ 7 d。以发热、干咳、乏力为主要表现。部分患者以嗅觉、味觉减退或丧失等为首发症状，少数患者伴有鼻塞、流涕、咽痛、结膜炎、肌痛和腹泻等症状。少数患者在感染新型冠状病毒后可无明显临床症状。轻型患者可表现为低热、轻微乏力、嗅觉及味觉障碍等，无肺炎表现；重型、危重型患者病程中可为中低热，甚至无明显发热。

本项临床流行病学调查的研究结果支持诊疗方案的相关内容。

2. 湿毒郁肺为核心病机

此次证候学调查结果表明，新型冠状病毒肺炎患者症状以咳嗽、低热、乏力、纳呆为主，舌苔厚腻，或白或黄，脉象以滑脉为主。

令人印象深刻的是，虽然症状以乏力、发热、纳呆、气短为主，然而湿邪困脾症状明显，表现为舌象多见腻苔，少数中老年患者也可见厚苔；脉象多见滑数、滑濡脉象。新型冠状病毒肺炎患者尸检报告也显示，肺内有大量黏液性渗出，亦证明痰湿为主要病理因素。本病起源于湿，湿聚为痰，痰湿贯穿疾病始终。

然痰湿为患，因其为阴邪，其传染性难以如此燥烈。新型冠状病毒传染性之强，甚于非典，部分患者病情急转直下，具有一病一气，传变迅速，传染性强，病情发展险恶的毒邪特征，又故名为"湿毒疫"。其核心病机是湿毒郁肺，证候要素为湿、热、毒、瘀、虚。

3. 兼夹发病是区域特点

此次新型冠状病毒肺炎从西医角度所言，均由新型冠状病毒所致，但患者表现不一，从程度而言，有无症状感染者、有轻型、普通型，还有部分重型、危重型患者。从中医病症表现看，则有苔燥者、恶寒头痛者、发热苔黄者、苔白腻者、呕恶、纳呆、乏力咳嗽者，兼夹多种邪气，并呈区域性特征。

从我国各省市自治区公开发布的本地区《新型冠状病毒感染的肺炎防治方案》分析，并结合各区域一线专家诊治经验，各地新型冠状病毒肺炎患者中医证候表现，在湿毒为主的基础上，呈现出明显的地域特点。如岭南地区多兼夹湿热，江浙一带可见湿温并重，四川则兼夹风热，新疆、宁夏等西北地区湿毒兼燥邪，吉林等东北地区多兼夹寒症，武汉地区秋冬多阴雨雪，兼夹寒湿。

综上所述，寒湿、湿热、湿温、湿燥等均不能涵盖此次疫情的中医特征，而湿毒贯穿其始终。湿毒是湿邪蕴久不解而成毒，具有黏滞性质，能引起气机蕴结，机体功能失调，而产生剧烈反应和重著症状的致病因素。兼夹发病是其区域特征，依"因时因地而制宜"的原则，各地区制定了符合本区域特点的防治方案，相信会有更好的疗效。

4. 湿毒疫临床表现及演变规律

综上，从新型冠状病毒肺炎证候调查和分析，明确了该病为中医的湿毒疫疠之气，湿邪与毒邪杂合为患，郁闭气机是此次新型冠状病毒肺炎的中医核心病机，兼夹发病是其区域特征。中医病名应当定为"湿毒疫"，临床表现及演变规律也符合湿毒病理特征。①病势初始阶段温和、隐匿，仅有低热、咳嗽，但传变迅速，可突然转重，急剧发展，突然喘憋；可见免疫功能显著低下，小呼吸道炎症突出；肺弥散功能受损，血氧饱和度低。②病程黏腻胶着，缠绵难愈，临床有较多复阳者，还有少数患者较长时间内核酸检测持续阳性，部分有后遗症患者免疫功能及肺功能修复需较长时间。③病情复杂多变，新型冠状病毒不仅损害肺脏，对其他脏器，如心、肾、神经等都会造成损害，故临床症状复杂多变，可见嗅觉、味觉减退，神经损伤，血管炎等多种临床亚型；免疫功能损伤严重，特别是淋巴细胞、中性粒细胞数量明显减少。

基于中医证候的流行病学调查，为此次新型冠状病毒肺炎的中医迅速准确诊断和治疗提供了数据支撑和科学指导。据此明确了治疗方向，在治疗之时，予以薏苡仁、藿香、葶苈子、苍术等利湿药物为主，并以青蒿清热透邪，芦根泻肺解毒，同时根据患者具体情况，兼寒则温之，兼热则寒之，兼温则清之，兼风则祛之，兼燥则润之，辨证论治，有是证，用是药，均取得较好的效果。

天津中医药大学团队前线、后方联动，临床科研并举，同时开展了四项阳性药物对照的临床研究，以麻杏石甘汤、麻杏薏甘汤、千金苇茎汤、葶苈大枣泻肺汤、不换金正气散化裁而成，具有宣肺化湿、清热透邪、泻肺解毒、芳香辟秽的宣肺败毒方治疗数千例轻型、普通型、重型患者，均显示出良好疗效。

附 录 4

中医药在新冠肺炎疫情防治中
发挥了哪些作用

内容来源：《学习时报》3月18日
作者：张伯礼

自新冠肺炎疫情暴发以来，在党中央、国务院统筹指挥下，各部委协作行动，全国人民积极参与，进行了一场雄浑壮观、史诗般的现代大国抗疫战争。经过艰苦努力，当前已初步呈现疫情防控形势持续向好发展态势。值得大书一笔的是中医药此次在新冠肺炎疫情防治中发挥了特殊的重要作用，中医药深度介入，全程救治，在不同阶段都取得了成效，赢得了患者赞誉和群众好评。

一、中医药抗疫可全程发挥作用

根据中国中医科学院编辑出版的《中国疫病史鉴》，从西汉到清末，中国至少发生过321次大型瘟疫。每次疫情，都能让当时的社会为之战栗。但是，中国的历史上从来没有出现过西班牙大流感、欧洲黑死病、全球鼠疫那样一次瘟疫就造成数千万人死亡的悲剧。中国历史也是一部战"疫"史，每一次瘟疫到来，中医都不曾缺席。

17年前，在国务院领导支持下，我参与了抗击"非典"的后半程工作。当时我是天津抗SARS中医总指挥，在取得初步成效后，在市委支持下，请缨组建了两个独立的中医"红区"。采用中西结合方法救治，取得了良好效果。

这次中医较早就参加了新冠肺炎的防治工作。中医药诊疗的参与力度和广度前所未有，4000 余名中医医务人员奔赴一线参与救治，组建了中医病区，确定了湖北省中西医结合医院、武汉市中医医院等定点医院，紧急调集中医医疗队支援武汉，筹建了江夏方舱医院，使病患得到了系统规范的中医治疗，取得了很好的效果。

（一）隔离"四类人员"，漫灌中药汤

1 月 27 日我刚到武汉的时候，形势非常严峻、复杂：发热的、留观的、密接的、疑似的，这"四类人员"很多都没有被隔离。当时我们就向中央指导组提出，分类管理，集中隔离，中药治疗。同时，对于确诊患者也要分类管理，轻型、重型分开治疗，可以占用学校、酒店，这样可以有效地利用有限的卫生资源。但是，当时很多患者没有确诊，我们就根据以往经验建议，对"四类人员"全部给中药，因为无论是对于普通感冒、流感，还是新冠肺炎，中药都是有一定疗效的。先吃上药稳住情绪，一两天退热了，就有信心了。武汉市 13 个辖区，严格隔离第一天就发出了 3000 份中药，第二天 1 万份……至今已经 40 万份了。

（二）承包方舱医院，中医成主力军

随着确诊患者越来越多，专家建议建立方舱医院收治轻型患者，中央指导组采纳了这个建议。我和刘清泉教授当即写了请战书，提出中医药进方舱，中医承包方舱医院。中央指导组同意后，我们就组建了第一支中医医疗队，由天津、江苏、河南、湖南、陕西的 209 位中医专家组成，进驻江夏方舱医院，对里面轻型、普通型患者主要采用中医药综合治疗。患者退热时间、痊愈时间明显缩短，轻型转重型比率明显降低，同时患者的中性粒细胞、淋巴细胞计数也显著提高。取得经验后，最后十几所方舱医院近万名患者几乎都在使用中药了，覆盖率达到 95%。自 2 月 14 日开舱以来，江夏方舱医院共收治轻型和普通型新冠肺炎患者 564 人，治愈出院 392 人，部分患者转出。在收治的患者中，没有一个转成重型患者，医护人员也是零感染。随着最后一批患者走出方舱，运行了 26 天的江夏方舱医院于 3 月 10 日下午贴上封条，宣布休舱。

（三）重型辅助治疗，也能力挽狂澜

对于重型、危重型患者，呼吸支持、循环支持、生命支持至关重要，中医也能发挥辅助作用，虽是辅助有时也不可或缺。如有的患者氧合水平比较低，血氧饱和度波动。这种情况下，尽早使用生脉注射液、参麦注射液，服独参汤，往往一两天后患者的血氧饱和度就稳定了，再过一两天氧合水平就上去了。有的患者上了呼吸机，但人机对抗，患者腹部胀满，大便秘结，影响氧疗效果，此时采用通腑泄热的承气汤类方药，一两剂药大便泄通，胀满消除，氧疗效果明显提高。"细胞因子风暴"加重炎症反应，使用清热凉血的血必净注射液对控制炎症反应综合征有明显作用。有些患者肺部感染控制不佳或吸收慢，加注热毒宁、痰热清注射液，就可以和抗生素起到协同效应，很多患者这样被治愈了。现在武汉包括金银潭医院、武汉市肺科医院、武汉协和医院重型患者也开始中西医联合会诊，较多患者使用了中西医结合治疗。

（四）恢复期促康复，减少后遗症

对于恢复期患者，可促进康复进程，一些处于恢复期的患者，病毒的核酸检测虽然已经转为阴性，但乏力、咳嗽、精神状态差等症状仍然存在，特别是患者肺片的变化和临床症状并不对称，不同步。患者出院了，但肺部还存在未吸收的炎症。在这种情况下，虽然没有传染性，但不代表病情完全好转，中药可清除余邪，扶助正气，改善康复期患者症状，同时可促进肺部炎症的吸收，减少粘连，促进损伤脏器组织的彻底修复，提高免疫功能。我们已在武汉建立两家康复门诊，采用一些中药和理疗方法，如艾灸、太极拳、八段锦等，这有助于增强抵抗力，促进患者彻底康复，减少后遗症。我们还将为被感染的医务人员建立一个健康管理平台，在未来 1～2 年，追踪他们的健康状态，以中西医结合的干预方式，帮助他们更好康复。我们希望能为被感染的医务人员提供必要的帮助，以回报他们的付出和牺牲。

二、科技支撑中医药抗击新冠肺炎疫情

在发挥中医治疗优势的同时，我们也组织 5 省市 8 个单位的科研骨干开展科技部应急攻关项目——中西医结合防治新型冠状病毒感染的肺炎的临床

研究，这也是第一个在疫区启动的重点项目，采用现代信息手段，病区内用手机 APP 采集信息，传输到外面平台进行数据处理，目前研究已经启动，正在紧张有序进行中。

新冠肺炎属于瘟疫范畴，主要病性为湿毒，可称之为"湿毒疫"。湿毒疫是以湿毒为典型特点的疫病，起病隐匿，起始症状温和，传变迅速，多生变证，缠绵难愈。这也是新冠肺炎与"非典"的差别，更狡猾，更多变，更让人猜不透。证候是中医处方用药的基础，于是我们对湖北省中西医结合医院、武汉市中医医院以及天津、河南等地确诊患者进行了证候学调查分析，取得了阶段性成果。纳入 800 例有病情分级的患者信息，其中普通型占 67.9%，重型 20.3%，危重型 1.7%，轻型 10.1%。通过对不同病情分级患者中医证候信息的分析。根据证候学分析的结果，为中医辨证论治和临床合理用药提供了科学指导，为一线防控治疗工作提供了科技支撑。

我们在救治中使用中成药也不是仅仅凭经验，而是以科技为支撑，具有临床针对性的。在临床救治的同时我们也开展了中医药的基础研究，多个单位积极筛选评价一些具有抗病毒作用的中成药，科技部第一批 8 个应急攻关项目中就包括了对已上市中成药的筛选与评价。目前我们收集已上市抗流感、抗肺炎中成药 65 种，完成了中成药组分制备、虚拟筛选结合体外评价、"细胞因子风暴"细胞模型和抗肺纤维化细胞模型建立等工作。通过研究发现：连翘败毒片、芎菊上清丸、清瘟解毒片等对于抑制冠状病毒具有较好的效果；清金止嗽化痰丸、痰热清胶囊、清热感冒颗粒、抗病毒口服液等抗"细胞因子风暴"作用较好；清瘟解毒片、清喉利咽颗粒、六神丸、八宝丹、清金止咳化痰丸等具有较好的抗肺纤维化作用。通过这些研究成果再结合临床辨证论治的经验作为参考，中医药辨证与辨病相结合，更有针对性地治疗新冠肺炎。

同时我们也在利用国家科研平台开展新药研发。我们利用组分中药国家重点实验室开展抗新冠病毒中药活性筛选研究，目前从中药组分库数据库中采集 2691 条化学成分信息，围绕 3CLpro、PLpro、RdRp、Spike 靶点进行虚拟筛选。联合广州呼吸疾病国家重点实验室、中科院上海药物所开展体外活性验证，通过研究发现黄芩、桑叶、诃子、菊花、头花蓼、紫苏叶、金银花、木通、白茅根、车前草等具有较好抗新冠病毒活性。其中还发现了具有强活性的组分化合物。另外我们也对在临床上具有明确疗效的宣肺败毒颗粒进行了基础研究。网络药理学研究发现该方主要化学成分调控的 286 个关键靶标和 21 条通路，包括调控 28 个呼吸道病毒感染相关基因、68 个白细胞介素等细胞因子活化相关基因以及 17 个肺部损伤相关基因，具有避免或缓解"细胞因子风暴"、多靶点保护肺脏等器官的作用。按照新药研究要求，完成了该方颗粒剂的制备工艺及质量标准研究。采用高载药量颗粒剂制剂技术，实现载药量高达 80%，充分保留处方有效成分，并完成了三批中试和中试产品稳定性考察。以上这些充分体现了中医药科研攻关能为打赢疫情防控阻击战提供有力的科技支撑。

总之，在这次新冠肺炎疫情防治中，中医药一如它这数千年面对大疫时的表现一样，不曾缺席，逆行而上，为抗击疫情发挥了重要作用。

附 录 5

中医药治疗新冠肺炎相关热点问题解答

作者：张伯礼

问1：有学者提出此次新冠肺炎属于中医的寒湿疫，而您提出属于湿毒疫，不知这两种提法是否矛盾？

答：对于中医来讲，认准疾病的证型，找到它的核心病机是治疗的关键。在疫情暴发之初，我们对4个省20余家医院1000余例新冠肺炎患者进行了中医证候学调查及数据分析，发现此次新冠肺炎证候要素以"湿、热、毒、瘀、虚"为特点，核心病机是"湿毒"。根据21个省市中医证候特征及诊治方案分析，湿毒是核心，兼夹发病是其特点，湿邪的特点之一就是多兼夹证，因此将其中医病名定为"湿毒疫"。

在疫情初期，从武汉一些患者的临床表现看，确实存在寒湿的证型。但是纵观整个疫情，随着疫情的蔓延，且从冬，经春至夏，尤其是到了中后期，寒湿的特点就不明显了，热、燥等特点逐渐凸显出来。而且不同地域，证候特点并不同：在岭南一带，以湿热为主；江浙一带，以湿温为主；西北地区则兼夹燥邪；北方多兼夹风症。所以说，纵观整个疫病的证候分布特征，湿毒占主导地位，且从新冠肺炎病情演变特点看，也符合湿邪病程绵延、临床多怪病的特征，出现病情起病多温和，但可突然加重、"复阳"、"常阳"、二次感染等情况，病症复杂多变，除呼吸系统症状外，还有血管系统、神经系统损伤表现，以及免疫损伤、多个脏器的病变。我们在后期发布的几版治疗方案中，也确实从湿毒的角度去处方用药，效果还是很明显的。

问2：中医药抗疫有着悠久、辉煌的历史，但是为什么中医药在当代传染病防治中一直处于辅助地位？

答：这里面既有中医药自身的原因，譬如缺乏较完备的中医疫病学科体系，有效方剂缺乏系统研究，无法拿出足够的循证医学证据与现代医学对话，也有相关部门缺乏对中医药防治急性传染病的信心，对中医药防治传染病的重视程度不够等原因。种种原因导致中医药防治传染病，尤其是新突发传染病的优势特色一定程度上得不到发挥。

这次新冠肺炎疫情是对中医药的一次实战演练，是挑战也是机遇。经过这次实战，中医药在重大疫病防治中的优势再次被世界关注。可以说，给中医一块阵地，中医就能打胜仗。在传染病防治中，只要给中医机会，给中医参战权，中医就能够发挥应有的作用。

问3：中医药是这次新冠肺炎疫情防控的一大特色和亮点，如何在中药和西药同时使用的过程中，发挥出中药的优势？

答：2020年6月的北京疫情，共360多例患者。北京吸取了武汉抗疫的成功经验，千方百计救治每一个患者，针对每个患者的具体病情，宜西则西，宜中则中，更多的是采用中西医结合方法。中医西医双主任共同查房，取得的成绩是，把重型病例控制在十几例，危重型几例，效果非常明显，是中西医结合优势的又一个明证。中西医结合共同协商制订处方。中西医联合应当注意优势互补，中医对于治疗轻型、普通型患者，具有明显优势；对于重型、危重型患者，西医的呼吸支持、循环支持至关重要，这些是抢救患者生命的重要手段，此时西医为主，中医为辅，但中医仍不可或缺。如有的患者采用呼吸机后，血氧饱和度低，总是在85%上下波动，且不稳定，此时加上中药，如独参汤、生脉注射液、参麦注射液等，两三天后即可稳定；有的患者肺部有炎症，从外周向中心发展，给予抗生素、激素后仍控制不佳，此时配合给予热毒宁、痰热清（注射液）等清热解毒药，炎症往往可以得到控制；有的出现炎症因子风暴，以往使用大量激素，但副作用过大，此次使用血必净注射液，对于抑制炎症风暴具有明显效果；此外，还有人机对抗、呼吸困难、神志障碍等，采用中西医结合，均可收到良好效果。

问 4：中医药应对新冠肺炎这种未知疾病的原理是什么？面对这样一种全新的病毒，为什么中医可以在短时间内研制出应对的药方？

答：中西医在面对未知病毒引发的疾病时，视角和关注的重点是不同的。西医更关注病毒本身，例如破解病毒的基因结构、明确侵害人体的途径、能够与人体哪些受体结合、会引起哪些病理表现等，这些均需要较长时间的研究；而中医则关注病毒侵入人体后，人体的症状和体征的表现，并据此分析出该疾病的证候特点，而后辨证论治。我们在 1 周内编制了新冠肺炎患者证候调查表并开发了手机 APP，在 4 个省 20 余家医院开展了证候学调查，信息传输至后方平台进行数据处理和数据分析。明确了此次新冠肺炎属于中医的湿毒疫，随之治疗方向也就明确了。这正是中医的优势——辨证论治，根据证候来调节不适。从现代医学视角分析中医起效的机制，主要是调节人体免疫功能，抑制免疫炎症过度反应，提高机体免疫能力，调动机体自身的抗病能力抵抗病毒，同时修复脏器功能。在治疗的基础上，我们也开展了临床研究，获得了一系列证据，证明中医药确实能够减轻临床症状，改善人体免疫功能，抑制炎症风暴，控制病情由轻转重。更深入的机制研究还发现，中药中的一些成分确有抑杀新冠病毒的作用，更多成分对新冠病毒侵袭机体发病过程中的四个关键蛋白有抑制作用。说明中医药防治新冠肺炎虽然主要并不是针对病毒，但也对病毒起到了抑杀和控制作用，并可调节炎症介质释放，减轻炎症风暴反应，保护脏器损伤的综合作用。

问 5：目前的病毒变异了吗？现在的病毒与我们之前感染人的病毒还是同一个病毒吗？

答：据我们所了解到的情况，从全球看这个新冠病毒已经在 100 多个位点产生了变异。特别是 D614G，这个病毒变异了，而且占的比例逐渐增加，其传染性已经增强，但是它的毒力尚没有增强。庆幸的是，病毒变异部分都不是目前所研究疫苗的关键部分，所以说，现在研究的疫苗仍然有效，可以起到防护作用。

问6：中医药都能在哪些方面起作用？

答：中医药在预防、治疗、康复中都能起作用。对于轻型、普通型患者，中医药完全可以单独应对，由中医承包的江夏方舱医院中均为轻型、普通型患者，无一例转重。对于重型、危重型患者，中西医结合治疗，尤其是需要呼吸支持、循环支持的患者，西医为主，中医药辅助，提高免疫力，抑制炎症风暴等，可降低患者病死率。新冠肺炎患者核酸转阴后，虽然说没有传染力了，符合出院标准，但患者并没有完全治愈，如有的肺部炎症吸收不完全，有肺纤维化改变，免疫功能紊乱尚没有完全纠正，脏器损伤也未康复。更多的还残留一些症状，比如乏力、喘憋、失眠、多汗、饮食差等。中医药对这些问题有很好的解决办法，也有明显的改善作用。

问7：新冠肺炎患者中有一部分"复阳"的患者，究竟是怎么回事？

答：我们在临床上发现，大概有10%~16%的患者会存在"复阳"的情况。所谓的"复阳"不是之前已经治好，后来又被新冠病毒感染，而是原来就没有彻底治愈。新冠病毒感染的患者，肺脏渗出黏液，尤其是重型患者，会形成病理产物——痰栓，沉积在肺中支气管。痰栓中包裹着新冠病毒。患者经过治疗以后，症状消失，咽拭子检测是阴性的。此时上呼吸道没检出病毒，但是下呼吸道，特别是重型患者，经过高流量吸氧，痰被推到小支气管，形成痰栓，难以排出。经过一段时间的治疗，患者慢慢康复，痰逐渐从小支气管到支气管，再到气管，经上呼吸道排出。痰出来了，病毒也被带出，此时核酸检测呈阳性。但这个病毒多是"死病毒"或是碎片，一般没有传染性，武汉尚未发现"复阳"后传染给别人的现象。而"复阳"患者在治疗时恢复也比较快。疗效好，经过几天治疗，即可转阴，但也有过几天又"复阳"的病例，我们遇到过很少的几例，所以说"复阳"患者的传染性很低。此类患者病毒载量很少，也比较容易恢复。

除"复阳"之外，我们还观察到一种现象：患者经过治疗后，症状消失，但多次核酸检测一直呈阳性，最多的一个患者检测18次，均为阳性，对于这种现象，我们称之为"常阳"。针对"常阳"患者，我们做了病毒培养，发现这些患者体内检测出的是"死病毒"，或者说是病毒的碎片，没有传染性，只是由于个人体质等特殊原因，病毒排出缓慢而已。

问 8：新冠肺炎的后遗症是否严重？有什么表现？

答：原来我们认为新冠肺炎后遗症主要存在于重型患者，但是后来经过对康复患者治疗观察，发现虽然大部分患者没有后遗症，有后遗症者多数会很快康复。新冠肺炎患者的后遗症存在以下几个特点：后遗症与新冠肺炎病情严重程度不呈正相关性，轻型、普通型患者也存在后遗症；在临床表现上，患者心理创伤与躯体损伤并重，躯体伤害主要包括肺炎及纤维化、疲倦、多汗、纳呆、免疫功能及心、肺、肾功能损伤，心理伤害则主要表现为失眠、焦虑、抑郁状态。对于后遗症的治疗，要早期干预，越早治疗效果越好；干预措施采用综合康复治疗效果更好，比如西药、中药汤剂、中成药，呼吸训练、物理疗法，灸法、贴敷、太极拳、八段锦等综合措施。

问 9：当前是否已经找到了新冠病毒的源头？

答：这是全世界都在关心的问题，武汉是最早暴发的地方，但最早暴发的地方不一定是病毒的源头，这是两个不同的概念。有报告显示，西班牙在 2019 年 3 月的地下污水中检测到了新冠病毒；意大利在 2019 年 12 月的污水中也发现了新冠病毒；美国 CDC 主任已经承认，在 2019 年 9 月美国暴发的季节性流感中，有一部分是新冠病毒感染者。从这些方面看，新冠病毒很可能在世界各地存在了很长时间，只是隐藏着、潜伏着，没有暴发，而在适当的时候多地暴发。这个观点已经被普遍接受。

问 10：中医抗击此次疫情，敢于承包一个方舱医院，是源于底气，还是一时意气？

答：源于经验。2003 年"非典"时，我是天津抗疫总指挥，但早期不允许中医治疗，派出队伍参加，只能参与西医药的救治。后来一个西医院院长找到我，说有一个亲戚患了重症，各种西医手段都用了，但估计怕不行了，看能不能用中医治疗，死马当活马医？我说可以试试，通过辨证后开了几服中药汤剂给患者服用，三四天后，这个院长找到我说，应该保住命了，原来患者跟她打电话1分钟喘歇好几次，说话断断续续，现在能连续打15分钟的电话，而且想吃东西了。我说最好今晚全市大会诊时当面向市领导汇报一下情况。市领导了解这一情况后说，这说明中医有效啊。当时另一个西医医生有意见，说只有1例，怎么能算是有效呢？我说，可以给我挑10个患者，太重的、快抢救不过来的不行，也不要太轻的患者，用1周的时间，评价看看中医药的效果。结果5天后，西医总指挥说可以了，已经看到效果了，大部分患者已经控制住病情，激素也开始减量。我直接提出，可否让我们中医包一个"红区"？当时领导支持这一提法，用了2天时间组织队伍进驻"红区"，1周后又争取了第二个"红区"，工作了1个多月，总结了很多中医药治疗的经验。到当年6月份，疫情戛然而止，没有新患者了。所以这次疫情，我在去武汉的路上就想，只要有机会，中医一定要承包一个病区，要有自己的阵地。

所以说，中医治疗疫病既有历史经验和理论指导，又有切身的治疗疫病体会，我提出中医承包方舱医院时，是有底气的。

问11：此次新冠肺炎疫情大暴发以及后来北京、青岛等地的小规模暴发均与海鲜市场有关，能给我们什么提示吗？

答：回顾2019年年底至今，我国集中和小范围新冠肺炎疫情暴发有六次。武汉疫情的初次出现和华南海鲜市场紧密相关。第二次比较大型的暴发是东北地区，而这次暴发，推断是务工人员返乡输入性感染。第三次，北京疫情又与新发地海鲜市场相关，并且不久后便相继从处理三文鱼的案板和虾的包装袋上检测出了新冠病毒。紧接着，我国西部进出口贸易的"陆路通道"新疆又暴出了新的传染链。大连疫情暴发前，大连海关曾从装载厄瓜多尔生产的冷冻南美白虾的三个外包装样本中，检出新冠病毒核酸阳性。青岛新冠肺炎疫情，目前认定是青岛港新冠病毒感染工人引发的医院院内聚集性疫情，并且中国疾控中心从工人搬运的进口冷冻鳕鱼外包装上检测分离到新冠活病毒。回顾盘点国内这六次大型的新冠肺炎传染事件，有两次明确暴发在海鲜市场，其他三次发生在港口及内陆口岸省市，并多与冷链运输冷鲜产品有关。所以，外防输入，除了防人还要防物，进口冷链物品值得我们警惕和防范，这个漏洞一天没被堵上，同样的险情就极有可能出现。为此，我曾向中央有关方面提出几点建议：

（1）检疫关口前移，加大登船抽检密度，发现病毒阳性的拒绝卸货。国家相关部门应建立冷冻进口食品熔断机制，对发现病毒产品的国家和地区暂停进口。

（2）对于农贸批发及海鲜市场进行环境卫生改造，将冷冻食品区进行独立分隔，建立冷冻食品供应链的全程溯源机制。

（3）进口单位收到货物后需对包装表面进行常规消毒灭杀，相关生产企业要严格落实疫情防控和员工健康管理职责，要做好冷冻食品在生产、加工、销售各个环节的环境和设施的卫生消毒。

（4）港口、冷链运输装卸及食品从业人员一定要严格按照相关规范和要求进行操作，运输、销售、加工处理进口冷冻食品时要戴口罩、戴帽子、戴手套，处理后丢弃在专门处理箱中；加强自我健康监测，一旦出现发热、咳嗽、乏力等症状时，要即刻离岗、就医并报告，不能带病上岗。

（5）针对冷冻海鲜产品，尤其是进口海鲜食品在进入市场前一定要严格检疫，最好将病毒控制在海关处，以确保其没问题之后方可进入国内市场。

（6）来自海外高风险地区的邮件、包裹也要做表面消杀，包裹内物品在阳台上放置几天后再处理。

（7）对民众加强防疫宣传教育，购买冷冻食品时，尽量避免手直接触碰；储存此类产品时，最好采用独立封闭包装；不要食用生冷海产品，需充分煮熟后再食用；食品加工处理时，也要注意生熟分开。

参 考 文 献

[1] HE X, LAU E H Y, WU P, et al. Temporal dynamics in viral shedding and transmissibility of COVID-19[J]. Nat Med, 2020, 26（5）: 672-675.

[2] ARONS M M, HATFIELD K M, REDDY S C, et al. Presymptomatic SARS-CoV-2 Infections and Transmission in a Skilled Nursing Facility[J]. N Engl J Med, 2020, 382（22）: 2081-2090.

[3] LEE S, KIM T, LEE E, et al. Clinical course and molecular viral shedding among asymptomatic and symptomatic patients with SARS-CoV-2 infection in a community treatment center in the republic of Korea[J]. JAMA Intern Med, 2020, 180（11）: 1-6.

[4] YANG C, JIANG M, WANG X, et al. Viral RNA level, serum antibody responses, and transmission risk in recovered COVID-19 patients with recurrent positive SARS-CoV-2 RNA test results: a population-based observational cohort study[J]. Emerg Microbes Infect, 2020, 9（1）: 2368-2378.

[5] KLOMPAS M, BAKER M A, RHEE C. Airborne transmission of SARS-CoV-2: theoretical considerations and available evidence[J]. JAMA, 2020, 324（5）: 441-442.

[6] KOTLYAR A M, GRECHUKHINA O, CHEN A, et al. Vertical transmission of coronavirus disease 2019: a systematic review and meta-analysis[J]. Am J Obstet Gynecol, 2021, 224（1）: 35-53.

[7] 国家卫生健康委员会办公厅, 国家中医药管理局办公室. 新型冠状病毒肺炎诊疗方案（试行第六版）[EB/OL].[2020-03-07].http://www.nhc.gov.cn/xcs/zheng cwj/202002/8334a8326dd94d329df351d7da8aefc2/files/b218cfeb1bc54639af227f92 2bf6b817.pdf.

[8] WORLD HEALTH ORGANISATION. WHO Director-General's opening remarks at the media briefing on COVID-19 –11 March 2020[EB/OL].[2020-03-11].https://www.who.int/dg/speeches/detail/who-director-general-s-opening-remarks-at-the-media-briefing-on-covid-19-11-march-2020.

[9] 国务院新闻办公室.《抗击新冠肺炎疫情的中国行动》白皮书 [EB/OL]. [2020–06–07]. http://www.scio.gov.cn/zfbps/32832/Document/1681801/1681801.htm.

[10] 北京市卫生健康委.北京昨日新增报告 3 例新冠肺炎确诊病例治愈出院 1 例 [EB/OL].[2020–07–01]. http://wjw.beijing.gov.cn/xwzx_20031/wnxw/202007/t20200701_1935952.html.

[11] 北京市卫生健康委. 6 月 25 日新增确诊病例相关情况 [EB/OL].[2020–06–26]. http://wjw.beijing.gov.cn/xwzx_20031/wnxw/202006/t20200626_1932775.html.

[12] SHEAHAN T P, SIMS A C, GRAHAM R L, et al. Broad–spectrum antiviral GS–5734 inhibits both epidemic and zoonotic coronaviruses[J]. Sci Transl Med, 2017, 9: 396.

[13] 国家卫生健康委办公厅, 国家中医药管理局办公室. 新型冠状病毒肺炎诊疗方案（试行第八版）[EB/OL]. [2020–03–03]. http://www.gov.cn/zhengce/zhengceku/2020–03/04/5486705/files/ae61004f930d47598711a0d4cbf874a9.pdf.

[14] CERAOLO C, GIORGI F M. Genomic variance of the 2019–nCoV coronavirus[J]. J Med Virol, 2020, 92（5）: 522–528.

[15] ZHOU P, YANG X L, WANG X G, et al. A pneumonia outbreak associated with a new coronavirus of probable bat origin[J]. Nature, 2020.

[16] 陈凯，苏彬，杨易，等.新型冠状病毒肺炎病原学及临床特点研究进展 [J]. Med J Chin PAP, 2020, 31（3）: 102–105.

[17] XU X, CHEN P, WANG J, et al. Evolution of the novel coronavirus from the ongoing Wuhan outbreak and modeling of its spike protein for risk of human transmission[J]. Sci China Life Sci, 2020, 63: 457–460.

[18] WRAPP D, WANG N, CORBETT K S, et al. Cryo–EM structure of the 2019–nCoV spike in the prefusion conformation[J]. Science, 2020, 367（6483）: 1260–1263.

[19] WU F, ZHAO S, YU B, et al. A new coronavirus associated with human respiratory disease in China[J]. Nature, 2020, DOI:10.1038/s41586–020–2008–3.

[20] FORSTER P, FORSTER L, RENFREW C, et al. Phylogenetic network analysis of SARS–CoV–2 genomes[J]. Proceedings of the National Academy of Sciences, 2020.

[21] 熊子军，张喆，王雅琦，等.新型冠状病毒基因组变异与诊断 [J/OL]. 西安交通大学学报（医学版），2020: 1–10. [2020–06–19].http://kns.cnki.net/kcms/detail/61.1399.R.20200224.0933.008.html.

[22] STEIN R A. The 2019 Coronavirus: Learning Curves, Lessons, and the Weakest Link[J]. International Journal of Clinical Practice, 2020.

[23] LIU P P, BLET A, SMYTH D, et al. The Science Underlying COVID–19: Implications for the Cardiovascular System[J]. Circulation, 2020.

[24] CONNORS J M, LEVY J H. COVID–19 and its implications for thrombosis and anticoagulation[J]. Blood, 2020, 135（23）: 2033–2040.

[25] VARGA Z, FLAMMER A J, STEIGER P, et al. Endothelial cell infection and endotheliitis in COVID–19[J]. Lancet, 2020, 395（10234）: 1417–1418.

[26] 闵瑞, 刘洁, 代喆, 等. 新型冠状病毒肺炎发病机制及临床研究进展[J]. Chin J Nosocomiol, 2020, 30（8）: 1136–1141.

[27] ZOU X, CHEN K, ZOU J W, et al. The single–cell RNA–seq data analysis on the receptor ACE2 expression reveals the potential risk of different human organs vulnerable to Wuhan 2019–nCoV infection[J]. Frontiers of Medicine. https://doi.org/10.1007/s11684–020–0754–0.

[28] ZHANG H, KANG Z J, GONG H Y, et al. The digestive system is a potential route of 2019–nCov infection: a bioinformatics analysis based on single–cell transcriptomes[J]. bioRxiv, 2020.

[29] CHEN N, ZHOU M, DONG X, et al. Epidemiological and clinical characteristics of 99 cases of 2019 novel coronavirus pneumonia in Wuhan, China: a descriptive study[J]. Lancet, 2020, 395（10223）: 507–513.

[30] WANG D W, HU B, HU C, et al. Clinical Characteristics of 138 Hospitalized Patients With 2019 Novel Coronavirus Infected Pneumonia in Wuhan, China[J]. JAMA, 2020.

[31] XU Z, SHI L, WANG Y, et al. Pathological findings of COVID–19 associated with acute respiratory distress syndrome[J]. Lancet Respir Med, 2020.

[32] 张云飞, 赵鹏飞, 沈体雁. 新型冠状病毒肺炎中医病理研究[J/ OL]. 中医学报, 2020: 1–11 [2020–03–07]. http://kns. cnki.net/kcms/detail/41.1411.R.20200306.1110.004.html.

[33] 郑文科, 张俊华, 杨丰文, 等. 中医药防治新型冠状病毒肺炎各地诊疗方案综合分析[J]. 中医杂志, 2020, 61（4）: 277–280.

[34] WANG F, ZHANG C. What to do next to control the 2019–nCoV epidemic?[J]. The Lancet, 2020, 395（10222）: 391–393.

[35] ROTHE C. Transmission of 2019-nCoV Infection from an Asymptomatic Contact in Germany[J]. N Engl J Med，2020.

[36] HOLSHUE M L，DEBOLT C，LINDQUIST S，et al. First Case of 2019 Novel Coronavirus in the United States[J]. N Engl J Med，2020，382（10）：929-936.

[37] CHEN H J，GUO J J，WANG C，et al. Clinical characteristics and intrauterine vertical transmission potential of COVID-19 infection in nine pregnant women：a retrospective review of medical records[J]. The Lancet，2020.

[38] VAN DOREMALEN N，BUSHMAKER T，MORRIS D H，et al. Aerosol and Surface Stability of SARS-CoV-2 as Compared with SARS-CoV-1[J]. N Engl J Med，2020，382（16）：1564-1567.

[39] COVID-19 incubation could be as long as 27 days. [EB/OL].[2020-06-30].https://www.nst.com.my/world/world/2020/02/567972/covid-19-incubation-could-be-long-27-days.

[40] HEYMANN D L，SHINDO N. WHO Scientific and Technical Advisory Group for Infectious Hazards. COVID-19：what is next for public health?[J]. Lancet，2020，395（10224）：542-545.

[41] Position Statement from the National Centre for Infectious Diseases and the Chapter of Infectious Disease Physicians[J/OL]. Academy of Medicine Singapore（2020-05-23）[2020-06-30]. https://www.ams.edu.sg/view-pdf.aspx?file=media%5C5556_fi_331.pdf&ofile=Period+of+Infectivity+Position+Statement+(final)+23-5-20+(logos).pdf.

[42] WU Z，MCGOOGAN J M. Characteristics of and Important Lessons From the Coronavirus Disease 2019（COVID-19）Outbreak in China：Summary of a Report of 72 314 Cases From the Chinese Center for Disease Control and Prevention[J]. JAMA，2020.

[43] Report of the WHO-China Joint Mission on Coronavirus Disease 2019（COVID-19）[R/OL].（2020-02-24）[2020-06-30]. https://www.who.int/docs/default-source/coronaviruse/who-china-joint-mission-on-covid-19-final-report-1100hr-28feb2020-11mar-update.pdf?sfvrsn=1a13fda0_2&download=true.

[44] WORLD HEALTH ORGANISATION. Coronavirus disease （COVID-2019）situation reports: situation report-162 [R/OL].（2020-02-23）[2020-06-30].https://www.who.int/docs/default-source/coronaviruse/20200630-covid-19-sitrep-162.pdf?sfvrsn=e00a5466_2.

[45] 李立明. 新型冠状病毒肺炎流行病学特征的最新认识 [J]. 中华流行病学杂志, 2020, 41 (2): 139-144.

[46] 新华网. 武汉核酸 "普查" 结果公布, 四个焦点问题有了答案 [EB/OL]. [2020-06-03]. http://www.xinhuanet.com/health/2020/06/03/c_1126066939. htm.

[47] WILDER-SMITH A, CHIEW C J, LEE V J. Can we contain the COVID-19 outbreak with the same measures as for SARS?[J]. Lancet Infect Dis, 2020: 20.

[48] WORLD HEALTH ORGANISATION. Global Health Security. Consensus document on the epidemiology of severe acute respiratory syndrome (SARS) [R/OL]. (2003-11-24) [2020-06-30].WHO/CDS/CSR/GAR/2003.11. https://www.who.int/csr/sars/en/WHOconsensus.pdf?ua=1.

[49] YANG Y, LIU M. Epidemiological and clinical features of the 2019 novel coronavirus outbreak in China[J]. medRxiv, 2020.

[50] GUAN W, HU Y. Clinical characteristics of 2019 novel coronavirus infection in China-med[J/OL].Rxiv preprint, 2020. [2020-02-09]doi:http://dx.DOI.org/10.1101/2020.02.06.20020974.

[51] 上海市中西医结合学会呼吸病专业委员会. 新型冠状病毒肺炎若干热点问题的中西医结合建议 [J/OL]. 上海中医药杂志, 2020: 1-4[2020-02-24].https://doi.org/10.16305/j.1007-1334.2020.04.001.

[52] 国家卫生健康委员会. 国家卫生健康委员会新闻发布会 [Z]. 北京, 2020-02-04. National Health Commission of the People's Republic of China. National Health Commission Press Conference[Z].Beijing, 2020-02-04.

[53] LU R, ZHAO X, LI J, et al. Genomic characterisation and epidemiology of 2019 novel coronavirus: implications for virus origins and receptor binding[J]. The Lancet, 2020, 395 (10224): 565-574.

[54] 刘茜, 王荣帅, 屈国强, 等. 新型冠状病毒肺炎死亡尸体系统解剖大体观察报告 [J]. 法医学杂志, 2020, 36 (1): 21-23.

[55] LUO W, YU H, GOU J, et al. Clinical Pathology of Critical Patient with Novel Coronavirus Pneumonia (COVID-19) [J]. Preprints, 2020.

[56] BIAN X W. The COVID-19 Pathology Team. Autopsy of COVID-19 victims in China[J/OL]. National Science Review, nwaa1232020[2020-06-06]. https://doi.org/10.1093/nsr/nwaa123.

[57] 卢明明, 袁飞. 2019 新型冠状病毒肺炎 (COVID-2019) 影像学特征的研究进

展 [J]. 武警医学，2020，31（3）：265-268.

[58] 冉桥生，熊瑜，张轩，等 . 2019 新型冠状病毒肺炎鉴别诊断：从初筛到确诊 [J/OL]. 检验医学与临床，2020：1-11[2020-06-30].http://kns.cnki.net/kcms/detail/50.1167.r.20200420.1325.002.html.

[59] 陈志敏，傅君芬，舒强，等 . 儿童 2019 冠状病毒病（COVID-19）诊疗指南（第二版）[J]. 浙江大学学报（医学版），2020，49（2）：139-146.

[60] 何超，江虹，谢轶，等 . 新型冠状病毒肺炎诊治的实验室检验路径探讨 [J]. 中国呼吸与危重监护杂志，2020，19（2）：125-127.

[61] 匡慧慧，于梅，于帅，等 . 新型冠状病毒实验室核酸检测方法及实践 [J]. 中华医院感染学杂志，2020，30（6）：830-833.

[62] 邱峰，王慧君，张子康，等 . 新型冠状病毒 SARS-CoV-2 的实验室检测技术 [J]. 南方医科大学学报，2020，40（2）：164-167.

[63] LI Q，GUAN X，WU P，et al. Early Transmission Dynamics in Wuhan, China, of Novel Coronavirus-Infected Pneumonia[J]. N Engl J Med，2020，382（13）：1199-1207.

[64] WORLD HEALTH ORGANIZATION. Laboratory testing for 2019 novel coronavirus（2019-nCoV）in suspected human cases[J]. 2020.

[65] 钟慧钰，赵珍珍，宋兴勃，等 . 新型冠状病毒核酸临床检测要点及经验 [J]. 国际检验医学杂志，2020，41（5）：523-526.

[66] 王达，董梁，卿松，等 . 新型冠状病毒核酸检测中的思维误区 [J]. 中华医院感染学杂志，2020，30（8）：1167-1170.

[67] 鲁彦，居军，李德红 . 核酸和血清学指标结合，多类型标本联检，提高新型冠状病毒检出率 [J]. 检验医学与临床，2020，17（9）：1161-1163.

[68] 郑培明，崔发财，张福明，等 . 新型冠状病毒 IgM 和 IgG 抗体不同检测方法在新型冠状病毒感染中的临床应用评价 [J]. 检验医学，2020，35（4）：291-294.

[69] 宁雅婷，侯欣，陆旻雅，等 . 新型冠状病毒血清特异性抗体检测技术应用探讨 [J/OL]. 协和医学杂志，2020：1-9[2020-06-30].http://kns.cnki.net/kcms/detail/11.5882.R.20200305.1652.002.html.

[70] 吴嘉，汪俊军 . 新型冠状病毒实验室检查方法的应用现状及结果解读 [J/OL]. 医学研究生学报，2020：1-5[2020-06-30].http://kns.cnki.net/kcms/detail/32.1574.r.20200408.1119.002.html.

[71]　冯毅，袁连方，郑冲霄，等 . CT 与核酸检测在新型冠状病毒肺炎诊断中的应用 [J/OL]. 广东医学，2020[2020–02–28].https://doi. org/10.13820/j.cnki. gdyx.20200302.

[72]　赵莹，吴伟慎，何海艳，等 . 天津市新型冠状病毒肺炎确诊病例治愈出院后核酸阳转情况分析 [J]. 第三军医大学学报，2020，42（9）：879–882.

[73]　李泉，张浩，邓斯予，等 .COVID–19 恢复期病毒核酸检测复阳与阴性患者淋巴细胞亚群及形态学特征比较研究 [J/OL]. 重庆医学：1–6[2020–06–30].http:// kns.cnki.net/kcms/detail/50.1097.R.20200402.1901.010.html.

[74]　艾香英，傅晓霞，林路平，等 .30 例新型冠状病毒核酸复阳返院患者的病例特点 [J/OL]. 中国感染控制杂志，2020：1–6[2020–06–30].http://kns.cnki.net/ kcms/detail/43.1390.R.20200615.0817.002.html.

[75]　KUCIRKA L M，LAUER S A，LAEYENDECKER O，et al. Variation in False–Negative Rate of Reverse Transcriptase Polymerase Chain Reaction–Based SARS–CoV–2 Tests by Time Since Exposure [J]. Ann Intern Med，2020：1495.

[76]　国家卫生健康委员会 . 新型冠状病毒无症状感染者的系列问答 [J]. 健康中国观察，2020（5）：95–96.

[77]　MICHAEL D. Covid–19：identifying and isolating asymptomatic people helped eliminate virus in Italian village[J]. BMJ，2020：368.

[78]　MIZUMOTO K J，KAGAYA K，ZAREBSKI A，et al. Estimating the asymptomatic proportion of coronavirus disease 2019 （COVID–19）cases on board the Diamond Princess cruise ship，Yokohama，Japan，2020[J]. Euro Surveill，2020，25：10.

[79]　国务院应对新型冠状病毒感染肺炎疫情联防联控机制 . 国务院应对新型冠状病毒感染肺炎疫情联防联控机制关于印发新冠病毒无症状感染者管理规范的通知（国办发明电〔2020〕13 号）[EB/OL]. [2020–04–06]. http://www.gov.cn/ zhengce/content/2020–04/08/content_5500371.htm.

[80]　DENG W，GUANG T W，YANG M，et al. Positive results for patients with COVID–19 discharged form hospital in Chongqing, China[J]. BMC Infect Dis，2020，20（1）：429.

[81]　ORAN D P，TOPOL E J. Prevalence of asymptomatic SARS–CoV–2 infection：a narrative review[J]. Ann Intern Med，2020，173（5）：362–367.

[82]　MEI Q，LI J，DU R，et al. Assessment of patients who tested positive for COVID–19 after recovery[J]. Lancet Infect Dis，2020，20（9）：1004–1005.

[83] DE VRIEZE J. Reinfections，still rare，provide clues on immunity[J]. Science，2020，370（6519）：895–897.

[84] 中国非公立医疗机构协会 . 关于推荐氢氧气雾化机助力新冠肺炎临床治疗的通知 [EB/OL].[2020–2–15].http://www.cnmia.org/NoticeDetail_69B3504FE9124BF3AA2C4FBA0E3F8234.html.

[85] 倪忠，秦浩，李洁，等 . 新型冠状病毒肺炎患者经鼻高流量氧疗使用管理专家共识 [J/OL]. 中国呼吸与危重监护杂志，2020[2020–02–26]. http://kns.cnki.net/kcms/detail/51.1631.r.20–200218.1536.002. html.

[86] 郑瑞强，胡明，李绪言，等 . 重型新型冠状病毒肺炎呼吸治疗流程专家建议 [J/OL]. 中华重症医学电子杂志，2020[2020–02–09].http://rs.yiigle.com/yufabiao/1180124.html.

[87] 朱运贵，邓紫薇，刘丽华，等 . 新冠肺炎诊疗方案治疗药物信息汇编（第一版）[J]. 中南药学，2020，18（3）：345–358.

[88] 国家健康卫生委员会 . 新冠肺炎康复者恢复期血浆临床治疗方案（试行第二版 ）[EB/OL]. [2020–03–04].http://www.nhc.gov.cn/yzygj/s7658/202003/61d608a7e8bf49fca418a6074c2bf5a2.shtml.

[89] 俞秀恒，李敏，龙友琦，等 . 新型冠状病毒肺炎治疗中人免疫球蛋白的合理使用与药学监护 [J]. 中国药业，2020，29（8）：41–45.

[90] 张建红，朱立勤，刘子艳，等 . 托珠单抗在新型冠状病毒治疗中的临床药学指引 [J]. 中国医院药学杂志，2020，40（10）：1077–1080.

[91] 国家卫生健康委员会 . 新型冠状病毒肺炎重症患者呼吸支持治疗和体外膜肺氧合临床应用指导方案（试行）[EB/OL]. [2020–7–16]. http://www.nhc.gov.cn/yzygj/s7653p/202007/1616bc3af09340c2b9be8550abd471c0.shtml.

[92] 张建红，朱立勤，刘子艳，等 . 托珠单抗在新型冠状病毒治疗中的临床药学指引 [J/OL]. 中国医院药学杂志，2020：1–5[2020–03–26].http://kns.cnki.net/kcms/detail/42.1204.R.20200316.1247.002.html.

[93] 新冠肺炎诊疗方案治疗药物信息汇编（第二版）[J/OL]. 中南药学，2020：1–31[2020–06–30]. http://kns.cnki.net/kcms/deta–il/43.1408.R.20200423.0902.002.html.

[94] 国家健康卫生委员会 . 新型冠状病毒肺炎重型、危重型病例诊疗方案（试行第二版）[EB/OL].[2020–2–14].http://www.nhc.gov.cn/yzygj/s7653p/202004/c083f2b0e7eb4036a59be419374ea89a.shtml.

[95] 国家肾病专业医疗质量管理与控制中心．新型冠状病毒肺炎救治中 CRRT
应 用 的 专 家 意 见 [EB/OL]. [2020–02–06].http://www.cnrds.net/Static/file/%
E6%96%B0%E5%9E%8B%E5%86%A0%E7%8A%B6%E7%97%85%E6
%AF%92%E8%82%BA%E7%82%8E%E6%95%91%E6%B2%BB%E4%
B8%ADCRRT%E5%BA%94%E7%94%A8%E7%9A%84%E4%B8%93%–
E5%AE%B6%E6%84%8F%E8%A7%81%2020200206.pdf.

[96] 武汉同济医院新型冠状病毒肺炎救治协作组．重症新型冠状病毒感染肺炎诊
疗与管理共识 [J]. 内科急危重症杂志，2020，26（1）：1–5.

[97] 国家感染性疾病临床医学研究中心，传染病诊治国家重点实验室．人工肝血
液净化系统应用于重型、危重型新型冠状病毒肺炎治疗的专家共识 [J]. 中华
临床感染病杂志，2020，13（1）：1–3.

[98] 中国药学会．冠状病毒 SARS–CoV–2 感染：医院药学工作指导与防控
策 略 专 家 共 识（2 版 ）[EB/OL].[2020–02–12].http://www.cpa.org.cn/index.
php?do=info&cid=75175.

[99] 郑文科，张俊华，杨丰文，等．从湿毒疫论治新型冠状病毒感染的呼吸道疾病 [J].
中医杂志，2020：1–5.

[100] 喻灿，李旭成，王凌，等．608 例门诊和急诊新型冠状病毒肺炎患者中医临床
回顾性分析 [J]. 中医杂志，2020：1–3.

[101] 张伯礼．中医药在新冠肺炎疫情防治中发挥了哪些作用 [N]. 学习时报，2020–
03–18.

[102] 杨倩，孙勤国，江波，等．中西医结合治疗新型冠状病毒肺炎重症患者的回
顾性临床研究 [J]. 中草药，2020，51（8）：2050–2054.

[103] 刘清泉，夏文广，安长青，等．中西医结合治疗新型冠状病毒肺炎作用的思考 [J].
中医杂志，2020，61（6）：463–464.

[104] 赵丹，吴悠，王明慧，等．藿香正气散治疗新型冠状病毒肺炎以消化道为首
发症状患者的探讨 [J]. 世界科学技术：中医药现代化，2020：1–4.

[105] 杜海涛，王平，马青云，等．藿香正气汤抑制新型冠状病毒复制过程的有效
成分及机制初探 [J]. 世界科学技术：中医药现代化，2020：1–7.

[106] LIU Z L, LI X H, GOU C Y, et al. Effect of Jinhua Qinggan granules on novel
coronavirus pneumonia in patients[J]. Journal of traditional Chinese medicine，
2020，40：3.

[107] 段璨，夏文广，郑婵娟，等．金花清感颗粒治疗新型冠状病毒感染肺炎的临

床观察 [J]. 中医杂志，2020：1-5.

[108] 漆国栋，漆伟，江琼，等 . 连花清瘟结合西医方案对新冠肺炎普通型患者疗效的系统评价 [J]. 中医药临床杂志，2020：1-9.

[109] 陈莉莉，葛广波，荣艳，等 . 中药在新冠肺炎防治中的应用和研究进展 [J]. 上海中医药大学学报，2020，34（3）：1-8.

[110] 张丽娟，范恒，陈瑞，等 . 从临床实践谈清肺排毒汤的合理应用 [J]. 中医杂志，2020：1-5.

[111] 王毅，李翔，张俊华，等 . 基于网络药理学的宣肺败毒汤治疗新型冠状病毒肺炎机制研究 [J]. 中国中药杂志，2020，45（10）：2249-2256.

[112] 潘锋 . 中医药深度介入新冠肺炎诊疗全过程：访中国工程院院士、中央指导组专家组成员张伯礼教授 [J]. 中国医药导报，2020，17（12）：1-3.

[113] 王汉，宋红新，王敦方，等 . 基于网络药理学和分子对接探讨宣肺败毒方治疗 COVID-19 抗病毒作用的分子机制 [J]. 海南医学院学报，2020：1-13.

[114] 滕俊，姜云宁，柴欣楼，等 . 中西医结合治疗新型冠状病毒肺炎研究进展 [J]. 中医学报，2020，35（4）：720-725.

[115] 巴元明，王林群，李伟男，等 . "肺炎 1 号" 治疗新型冠状病毒肺炎 451 例多中心临床研究 [J]. 世界中医药，2020：1-8.

[116] 沈爱明，张伟，吴卓，等 . 清肺排毒汤治疗新型冠状病毒肺炎的中医理论分析 [J]. 辽宁中医杂志，2020，47（3）：106-108.

[117] 陈灵，程志强，柳芳，等 . 甘露消毒汤治疗 131 例新型冠状病毒肺炎病例分析 [J]. 中国中药杂志，2020，45（10）：2232-2238.

[118] 夏文广，安长青，郑婵娟，等 . 中西医结合治疗新型冠状病毒肺炎 34 例临床研究 [J]. 中医杂志，2020，61（5）：375-382.

[119] 夏露，吴欢，刘平，等 . 中西医结合治疗新型冠状病毒肺炎 100 例疗效及肝损伤情况分析 [J]. 上海中医药杂志，2020：1-6.

[120] 邹本良，李敏，范铁兵，等 . 中医药治疗重型新型冠状病毒肺炎（COVID-19）经验总结及诊疗方案建议 [J]. 中医杂志，2020：1-5.

[121] 石学敏，仝小林，孙国杰，等 . 新型冠状病毒肺炎针灸干预的指导意见（第二版）[J]. 中国针灸，2020，40（5）：462-463.

[122] 蒋鹏飞，李书楠，刘培，等 . 全国各地区新型冠状病毒肺炎中医防治方案分析 [J]. 中医学报，2020，35（4）：709-719.

[123] 王敬芳，涂华，孔文翠，等 . 基于病因病机分析各省市新型冠状病毒肺炎的

中医药防治 [J]. 福建中医药，2020，51（2）：4-6.

[124] 解静，高杉，李琳，等. 新型冠状病毒肺炎的中医病机与辨证诊疗汇总分析 [J]. 天津中医药，2020，37（5）：517-523.

[125] 咸楠星，张哲，李宁，等. 基于新型冠状病毒肺炎病因与病机传变规律探讨重症患者从心论治 [J]. 中华中医药学刊，2020，38（4）：20-24.

[126] 周灵，刘辉国. 新型冠状病毒肺炎患者的早期识别和病情评估 [J]. 中华结核和呼吸杂志，2020，43：3.

[127] 吴佳俊，夏黑云，王小华. 新型冠状病毒肺炎重型患者的细胞因子风暴及药物治疗研究进展 [J/OL]. 医药导报，2020：1-15[2020-07-01]. http://kns.cnki. net/kcms/detail/42.1293.R.20200610.1901.002.html.

[128] AZIZ M，FATIMA R，ASSALY R. Elevated interleukin-6 and severe COVID-19: A meta-analysis[J]. J Med Virol，2020.

[129] HUANG C L，WANG Y M，LI X W，et al. Clinical features of patients infected with 2019 novel coronavirus in Wuhan, China[J]. The Lancet，2020，395（10223）：497-506.

[130] PEDERSEN SAVANNAH F，HO YA-CHI. SARS-CoV-2: a storm is raging[J]. J Clin Invest，2020，130：2202-2205.

[131] 徐亦鸣，吕丹丹，柯越海，等. 2019 冠状病毒病（COVID-19）患者出凝血功能障碍的研究进展 [J/OL]. 浙江大学学报（医学版），2020：1-10[2020-07-01]. http://kns.cnki.net/kcms/detail/33.1248.r.20200522.1121.010.html.

[132] 梅恒，胡豫. 新型冠状病毒肺炎（COVID-19）患者出凝血功能障碍病因分析及诊治策略 [J]. 中华血液学杂志，2020（3）：185-191.

[133] WICHMANN D，SPERHAKE J P，LÜTGEHETMANN M，et al. Autopsy Findings and Venous Thromboembolism in Patients With COVID-19[J]. Ann Intern Med，2020.

[134] HENRY BM，VIKSE J，BENOIT S，et al. Hyperinflammation and derangement of renin-angiotensin-aldosterone system in COVID-19: A novel hypothesis for clinically suspected hypercoagulopathy and microvascular immunothrombosis[J]. Clin Chim Acta，2020，507：167-173.

[135] RALI AS，RANKA S，SHAH Z，et al. Mechanisms of Myocardial Injury in Coronavirus Disease 2019[J]. Card Fail Rev，2020，6：15.

[136] GUO T，FAN Y，CHEN M，et al. Cardiovascular Implications of Fatal Outcomes

of Patients With Coronavirus Disease 2019 （COVID-19）[J]. JAMA Cardiol,
2020.

[137] MO X, JIAN W, SU Z, et al. Abnormal pulmonary function in COVID-19 patients
at time of hospital discharge[J]. Eur Respir J, 2020, 55（6）: 2001217.

[138] 詹曦，刘冰，童朝晖. 新型冠状病毒肺炎炎症后肺纤维化的现状与思考 [J]. 中
华结核和呼吸杂志，2020：43.

[139] BARTON L M, DUVAL E J, STROBERG E, et al. COVID-19 Autopsies,
Oklahoma, USA[J]. Am J Clin Pathol, 2020, 153（6）: 725-733.

[140] MAO L, JIN H, WANG M, et al. Neurologic Manifestations of Hospitalized
Patients With Coronavirus Disease 2019 in Wuhan, China[J]. JAMA Neurol,
2020, 77（6）: 1-9.

[141] WANG L, SHEN Y, LI M, et al. Clinical manifestations and evidence of
neurological involvement in 2019 novel coronavirus SARS-CoV-2: a systematic
review and meta-analysis[J]. J Neurol, 2020: 1-13.

[142] CHAU T N, LEE K C, YAO H, et al. SARS-associated viral hepatitis caused by a
novel coronavirus: report of three cases[J]. Hepatology, 2004, 39（2）: 302-310.

[143] ALSAAD K O, HAJEER A H, AL BALWI M, et al. Histopathology of Middle East
respiratory syndrome coronovirus（MERS-CoV）infection-clinicopathological and
ultrastructural study[J]. Histopathology, 2018, 72（3）: 516-524.

[144] ZHOU F, YU T, DU R, et al. Clinical course and risk factors for mortality of
adult inpatients with COVID-19 in Wuhan, China: a retrospective cohort study[J].
Lancet, 2020, 395（10229）: 1054-1062.

[145] HUANG Y, ZHOU H, YANG R, et al. Clinical characteristics of 36 non-survivors
with COVID-19 in Wuhan, China[J]. medRxiv, 2020.

[146] ZHANG B, ZHOU X, QIU Y, et al. Clinical characteristics of 82 death cases with
COVID-19[J]. medRxiv, 2020.

[147] FAN Z, CHEN L, JUN L I, et al. Clinical features of COVID-19 related liver
damage[J]. medRxiv, 2020.

[148] AGARWAL A, CHEN A, RAVINDRAN N, et al. Gastrointestinal and Liver
Manifestations of COVID-19[J]. J Clin Exp Hepatol, 2020, 10（3）: 263-265.

[149] FANELLI V, FIORENTINO M, CANTALUPPI V, et al. Acute kidney injury in
SARS-CoV-2 infected patients[J]. Crit Care, 2020, 24（1）: 155.

[150] GABARRE P，DUMAS G，DUPONT T，et al. Acute kidney injury in critically ill patients with COVID-19[J]. Intensive Care Med，2020：1-10.

[151] SELBY N M，FORNI L G，LAING C M，et al. Covid-19 and acute kidney injury in hospital：summary of NICE guidelines[J]. BMJ，2020：369.

[152] SU H，YANG M，WAN C，et al. Renal histopathological analysis of 26 postmortem findings of patients with COVID-19 in China[J]. Kidney Int，2020，98（1）：219-227.

[153] PAN X W，XU D，ZHANG H，et al. Identification of a potential mechanism of acute kidney injury during the COVID-19 outbreak: a study based on single-cell transcriptome analysis[J]. Intensive Care Med，2020，46（6）：1114-1116.

[154] CHENG Y，LUO R，WANG K，et al. Kidney disease is associated with in-hospital death of patients with COVID-19[J]. Kidney Int，2020，97（5）：829-838.

[155] PEI G，ZHANG Z，PENG J，et al. Renal Involvement and Early Prognosis in Patients with COVID-19 Pneumonia[J]. J Am Soc Nephrol，2020，31（6）：1157-1165.

[156] MCCULLOUGH P A，OSTERMANN M，FORNI L G，et al. Serial Urinary Tissue Inhibitor of Metalloproteinase-2 and Insulin-Like Growth Factor-Binding Protein 7 and the Prognosis for Acute Kidney Injury over the Course of Critical Illness[J]. Cardiorenal Med，2019，9（6）：358-369.

[157] WANG Z，XU X. scRNA-seq Profiling of Human Testes Reveals the Presence of the ACE2 Receptor, A Target for SARS-CoV-2 Infection in Spermatogonia，Leydig and Sertoli Cells[J]. Cells，2020，9（4）：920.

[158] SONG C，WANG Y，LI W，et al. Absence of 2019 novel coronavirus in semen and testes of COVID-19 patients[J]. Biol Reprod，2020，103（1）：4-6.

[159] ROGERS J P，CHESNEY E，OLIVER D，et al. Psychiatric and neuropsychiatric presentations associated with severe coronavirus infections: a systematic review and meta-analysis with comparison to the COVID-19 pandemic[J]. Lancet Psychiatry，2020，7（7）：611-627.

[160] HUNTLEY B J F，HUNTLEY E S，DI MASCIO D，et al. Rates of Maternal and Perinatal Mortality and Vertical Transmission in Pregnancies Complicated by Severe Acute Respiratory Syndrome Coronavirus 2（SARS-Co-V-2）Infection：A Systematic Review[J]. Obstet Gynecol，2020：10.

[161] MILLER J，CANTOR A，ZACHARIAH P，et al. Gastrointestinal symptoms as a major presentation component of a novel multisystem inflammatory syndrome in children（MIS-C）that is related to COVID-19：a single center experience of 44 cases[J]. Gastroenterology，2020，20：34753.

[162] BELHADJER Z，MÉOT M，BAJOLLE F，et al. Acute heart failure in multisystem inflammatory syndrome in children （MIS-C）in the context of global SARS-CoV-2 pandemic [J]. Circulation，2020.

[163] NEW YORK STATE. Governor Cuomo announces state is helping to develop the national criteria for identifying and responding to COVID-related illness in children[EB/OL].（2020-05-09）[2020-06-30]. https://www.governor.ny.gov/news/governor-cuomo-announces-state-helping-develop-national-criteria-identifying-and-responding.

[164] BELOT A，ANTONA D，RENOLLEAU S，et al. SARS-CoV-2-related paediatric inflammatory multisystem syndrome，epidemiological study，France[J]. Euro Surveill，2020，25（22）：10.

[165] TOUBIANA J，POIRAULT C，CORSIA A，et al. Kawasaki-like multisystem inflammatory syndrome in children during the covid-19 pandemic in Paris，France：prospective observational study[J]. BMJ，2020：369.

[166] 魏华民，李杨帆，俞静，等 . 从中医学角度浅析新型冠状病毒肺炎愈后遗症防控 [J]. 世界中医药，2020，15（2）：166-171.

[167] 范永升，谢冠群 . 从中医疫病探讨新型冠状病毒肺炎的防治 [J]. 浙江中医药大学学报，2020，44（4）：313-315.

[168] 浙江版《新型冠状病毒感染的肺炎预防手册》来了 [EB/OL].（2020-01-29）[2020-06-30].http://zjnews.china.com.cn/yuanchuan/2020-01-29/209434.html.

[169] 请传阅！新型冠状病毒肺炎预防指南 [EB/OL].（2020-01-29）[2020-06-30]. https://mp.weixin.qq.com/s?src=11&timestamp=1599720525&ver=2575&signature=ClvKXSMtLS9-uAE8qXgvIICtCXXEHTbpA8PCy0gD67Zki-AWpLNv2Bm4LUhjeYwPp*TX0vjfCJZrejDcgRn2eStv8G8B3nAxs9MqmPvuSsJ5J4E*kMbEWs1kZyMJLm6w&new=1.

[170] 王琦，谷晓红，刘清泉 . 新型冠状病毒肺炎中医诊疗手册 [M]. 北京：中国中医药出版社，2020：27-29.

[171] 贵州省中医药管理局 . 关于印发贵州省新型冠状病毒肺炎中医药防治参考方

案（第二版）的通知 [EB/OL].（2020-02-17）[2020-06-30].http://atcm.guizhou.gov.cn/zwgk/xxgkml/jcxxgk/zcwj_5130534/bmwj/202002/t20200220_50331794.html.

[172] 钟端浪. 预防新冠肺炎中药处方发布 [N]. 江西日报，2020-02-22.

[173] 文俊. 中医药治疗新型肺炎初见成效，名家吕文亮编制居家预防养护手册 [N]. 湖北日报，2020-01-30.

[174] 杜武勋. 新型冠状病毒肺炎中医防治手册 [M]. 天津：天津科技翻译出版有限公司，2020.

[175] 方邦江，齐文升，黄烨. 新型冠状病毒感染的肺炎中西医结合防控手册 [M]. 北京：人民卫生出版社，2020.

[176] 史锁芳，刘清泉. 从"江夏方舱中医模式"探讨中医药在新型冠状病毒肺炎治疗中的价值 [J]. 江苏中医药，2020，52（4）：11-14.

[177] 国家卫生健康委医政医管局，国家卫生健康委医疗管理服务指导中心. 方舱医院工作手册（第三版）[EB/OL].（2020-02-22）[2020-07-01]. https://mp.weixin.qq.com/s/va9vs4HuP8wRQM5fALQcrg.

[178] 王彩娟，林材. 抗艾滋病药达芦那韦（darunavir）[J]. 世界临床药物，2008（3）：191-192.

[179] 糖皮质激素类药物临床应用指导原则 [J]. 中华内分泌代谢杂志，2012，28（2）：171-202.

[180] BLAISING J，POLYAK S J，PECHEUR E I. Arbidol as a broad-spectrum antiviral: an update[J]. Antiviral Res，2014，107：84-94.

[181] 赵旭，周辛波，钟武，等. 抗病毒药物：法匹拉韦 [J]. 临床药物治疗杂志，2015，13（4）：16-20.

[182] AL-BARI M. Targeting endosomal acidification by chloroquine analogs as a promising strategy for the treatment of emerging viral diseases[J]. Pharmacol Res Perspect，2017，5（1）：293.

[183] SONG Y，YAO C，YAO Y，et al. XueBiJing Injection Versus Placebo for Critically Ill Patients With Severe Community-Acquired Pneumonia: A Randomized Controlled Trial[J]. Crit Care Med，2019，4（9）：735-743.

[184] 谢丽华，王瑾茜，蔺晓源，等. 醒脑静注射液保护新型冠状病毒致神经系统损害的功效网络分析与机制预测 [J]. 中草药，2020，51（12）：3211-3222.

[185] 陈元堃，曾奥，罗振辉，等. 热毒宁注射液治疗新型冠状病毒肺炎的活性成分与潜在作用机制初探 [J]. 广东药科大学学报，2020，36（3）：381-387.

[186] 黄敬文，安丽凤，韩雪，等 . 基于网络药理学研究疏风解毒胶囊防治新型冠状病毒肺炎的潜在作用机制 [J]. 海南医学院学报，2020，26（11）：814-819.

[187] 刘源，刘金豹，彭伟 . 基于网络药理学探讨化湿败毒方治疗新型冠状病毒肺炎（COVID-19）的作用机制 [J]. 海南医学院学报，2020，26（11）：804-813.

[188] 秦娅蓝，宋玉燕，周璐，等 . 热毒宁联合甲泼尼龙治疗重症新型冠状病毒肺炎临床疗效评价 [J]. 中国药业，2020，29（9）：19-22.

[189] 阎博华，蒋志伟，曾洁萍，等 . 藿香正气口服液与金蒿解热颗粒联合使用对社区人群预防性干预COVID-19的大样本前瞻性临床研究 [J]. 中国中药杂志，2020：1-9.

[190] 韩彦琪，刘耀晨，武琦，等 . 基于网络药理学的痰热清胶囊治疗新型冠状病毒肺炎（COVID-19）机制研究 [J]. 中草药，2020，51（11）：2967-2976.

[191] 沈浮，付中应，吴泳蓉，等 . 基于网络药理学及高通量分子对接研究金花清感颗粒中结合 SARS-CoV-2 特定靶蛋白的活性化合物干预 COVID-19 的潜在分子机制 [J]. 世界科学技术：中医药现代化，2020：1-10.

[192] 张从玉，张帅，王婉，等 . 血必净治疗新型冠状病毒肺炎的临床疗效观察 [J]. 中国医院药学杂志，2020：1-5.

[193] 李旷宇，安薇，夏飞，等 . 清肺排毒汤加减方联合抗病毒药物治疗新型冠状病毒肺炎的回顾性研究 [J]. 中草药，2020，51（8）：2046-2049.

[194] 王林，杨志华，张浩然，等 . 连花清瘟治疗新型冠状病毒（2019-nCoV）肺炎网络药理学研究与初证 [J]. 中药材，2020（3）：772-778.

[195] 罗乃莹 . 化湿败毒颗粒获国家药监局临床试验批件 [J]. 中医药管理杂志，2020，28（6）：142.

[196] 龚普阳，郭瑜婕，李晓朋，等 . 基于网络药理学与分子对接技术的金花清感颗粒防治新型冠状病毒肺炎的潜在药效物质研究 [J]. 中草药，2020，51（7）：1685-1693.

[197] 王涛，韩立峰，王跃飞，等 . 中成药治疗病毒性肺炎研究进展 [J]. 中国中药杂志，2020，45（7）：1509-1514.

[198] 沈浮，付中应，吴泳蓉，等 . 基于网络药理学及分子对接技术研究疏风解毒胶囊治疗新型冠状病毒肺炎的潜在靶标及机制 [J]. 中医药导报，2020，26（5）：8-15.

[199] 广东省科技厅及广东省卫生健康委 . 磷酸氯喹治疗新型冠状病毒肺炎的专家

共识 [J]. 中华结核和呼吸杂志，2020，3：185-186.

[200] 程德忠，王文菊，李毅，等 . 51 例新型冠状病毒肺炎患者应用中药连花清瘟疗效分析：多中心回顾性研究 [J]. 天津中医药，2020，37（5）：509-516.

[201] 肖琦，蒋茵婕，吴思思，等 . 中药疏风解毒胶囊联合阿比多尔治疗轻型新型冠状病毒肺炎的价值分析 [J]. 中国中医急症，2020，29（5）：756-758.

[202] 许冬玉，许玉龙，王至婉，等 . 基于网络药理学研究清肺排毒汤治疗新型冠状病毒肺炎的作用机制 [J]. 中药药理与临床，2020，36（1）：26-32.

[203] 蔡楠，李云鹃，周桂荣，等 . 穿心莲内酯类制剂抗新型冠状病毒肺炎的相关理论依据和作用特点 [J]. 中草药，2020，51（5）：1159-1166.

[204] 瞿香坤，郝树立，马景贺，等 . 疏风解毒胶囊联合阿比多尔治疗新型冠状病毒肺炎的回顾性研究 [J]. 中草药，2020，51（5）：1167-1170.

[205] 邓燕君，刘博文，贺桢翔，等 . 基于网络药理学和分子对接法探索藿香正气口服液预防新型冠状病毒肺炎（COVID-19）活性化合物研究 [J]. 中草药，2020，51（5）：1113-1122.

[206] 何清湖，刘应科，孙相如，等 . 中医药向新型冠状病毒肺炎亮剑：国家中医药管理局发布"清肺排毒汤"的意义与作用 [J]. 中医杂志，2020：1-4.

[207] 李承羽，张晓雨，刘斯，等 . 血必净注射液治疗新型冠状病毒感染的肺炎（COVID-19）证据基础及研究前瞻 [J]. 世界科学技术：中医药现代化，2020，22（2）：242-247.

[208] 薛伯寿，姚魁武，薛燕星 . "清肺排毒汤"快速有效治疗新型冠状病毒肺炎的中医理论分析 [J]. 中医杂志，2020，61（6）：461-462.

[209] 吕睿冰，王文菊，李欣 . 中药连花清瘟治疗新型冠状病毒肺炎疑似病例 63 例临床观察 [J]. 中医杂志，2020：1-5.

[210] 陈军，凌云，席秀红，等 . 洛匹那韦 / 利托那韦和阿比多尔用于治疗新型冠状病毒肺炎的有效性研究 [J]. 中华传染病杂志，2020，2：86-87.

[211] ZHOU Q，CHEN V，SHANNON C P，et al. Interferon-alpha2b Treatment for COVID-19[J]. Front Immunol，2020，11：1061.

[212] TAKAHASHI T，UI-TEI K. Mutual Regulation of RNA Silencing and the IFN Response as an Antiviral Defense System in Mammalian Cells[J]. Int J Mol Sci，2020，21：4.

[213] HU K，GUAN W J，BI Y，et al. Efficacy and safety of Lianhuaqingwen capsules, a repurposed Chinese herb, in patients with coronavirus disease 2019：A multicenter,

prospective, randomized controlled trial[J]. Phytomedicine，2020：153242.

[214] HUNG I F，LUNG K C，TSO E Y，et al. Triple combination of interferon beta-1b, lopinavir-ritonavir，and ribavirin in the treatment of patients admitted to hospital with COVID-19：an open-label，randomised，phase 2 trial[J]. Lancet，2020, 395（10238）：1695-1704.

[215] TANG W，CAO Z，HAN M，et al. Hydroxychloroquine in patients with mainly mild to moderate coronavirus disease 2019：open label，randomised controlled trial[J]. BMJ，2020，369：1849.

[216] DENG L，LI C，ZENG Q，et al. Arbidol combined with LPV/r versus LPV/r alone against Corona Virus Disease 2019：A retrospective cohort study[J]. J Infect， 2020，81（1）：1-5.

[217] RUNFENG L，YUNLONG H，JICHENG H，et al. Lianhuaqingwen exerts anti-viral and anti-inflammatory activity against novel coronavirus（SARS-CoV-2）[J]. Pharmacol Res，2020，156：104761.

[218] WANG M，CAO R，ZHANG L，et al. Remdesivir and chloroquine effectively inhibit the recently emerged novel coronavirus（2019-nCoV）in vitro[J]. Cell Res, 2020，30（3）：269-271.

[219] DU Y X，CHEN X P. Favipiravir: Pharmacokinetics and Concerns About Clinical Trials for 2019-nCoV Infection[J]. Clin Pharmacol Ther，2020.

[220] ZHU Z，LU Z，XU T，et al. Arbidol monotherapy is superior to lopinavir/ritonavir in treating COVID-19[J]. J Infect，2020，81（1）：21-23.

[221] HUANG M，TANG T，PANG P，et al. Treating COVID-19 with Chloroquine[J]. J Mol Cell Biol，2020，12（4）：322-325.

[222] CAO B，WANG Y，WEN D，et al. A Trial of Lopinavir-Ritonavir in Adults Hospitalized with Severe Covid-19[J]. N Engl J Med，2020，382（19）：1787-1799.

[223] YE X T，LUO Y L，XIA S C，et al. Clinical efficacy of lopinavir/ritonavir in the treatment of Coronavirus disease 2019[J]. Eur Rev Med Pharmacol Sci，2020，24（6）: 3390-3396.

[224] LUO P，LIU Y，QIU L，et al. Tocilizumab treatment in COVID-19: A single center experience[J]. J Med Virol，2020，92（7）：814-818.

[225] SARMA P，KAUR H，KUMAR H，et al. Virological and clinical cure in

COVID-19 patients treated with hydroxychloroquine: A systematic review and meta-analysis[J]. J Med Virol, 2020, 92（7）: 776-785.

[226] CHOY K T, WONG A Y, KAEWPREEDEE P, et al. Remdesivir, lopinavir, emetine, and homoharringtonine inhibit SARS-CoV-2 replication in vitro[J]. Antiviral Res, 2020, 178: 104786.

[227] CAI Q, YANG M, LIU D, et al. Experimental Treatment with Favipiravir for COVID-19: An Open-Label Control Study[J]. Engineering（Beijing）, 2020.

[228] BORBA M, VAL F, SAMPAIO V S, et al. Effect of High vs Low Doses of Chloroquine Diphosphate as Adjunctive Therapy for Patients Hospitalized With Severe Acute Respiratory Syndrome Coronavirus 2（SARS-CoV-2）Infection: A Randomized Clinical Trial[J]. JAMA Netw Open, 2020, 3（4）: 208857.

[229] XU X, HAN M, LI T, et al. Effective treatment of severe COVID-19 patients with tocilizumab[J]. Proc Natl Acad Sci U S A, 2020, 117（20）: 10970-10975.

[230] WU C, CHEN X, CAI Y, et al. Risk Factors Associated With Acute Respiratory Distress Syndrome and Death in Patients With Coronavirus Disease 2019 Pneumonia in Wuhan, China[J]. JAMA Intern Med, 2020.

[231] WANG Y, JIANG W, HE Q, et al. A retrospective cohort study of methylprednisolone therapy in severe patients with COVID-19 pneumonia[J]. Signal Transduct Target Ther, 2020, 5（1）: 57.

[232] HUANG M, LI M, XIAO F, et al. Preliminary evidence from a multicenter prospective observational study of the safety and efficacy of chloroquine for the treatment of COVID-19[J]. National Science Review, 2020.

[233] CHEN C, ZHANG Y, HUANG J, et al. Favipiravir versus Arbidol for COVID-19: A Randomized Clinical Trial[EB/OL]. （2020-04-15）[2020-06-30] https://www.medrxiv.org/content/10.1101/2020.03.17.20037432v4.

[234] BELOUZARD S, CHU V C, WHITTAKER G R. Activation of the SARS coronavirus spike protein via sequential proteolytic cleavage at two distinct sites[J]. Proc Natl Acad Sci U S A, 2009, 106: 5871-5876.

[235] CAO W, LIU X, BAI T, et al. High-dose intravenous immunoglobulin as a therapeutic option for deteriorating patients with Coronavirus Disease 2019[J]. In Open Forum Infectious Diseases, 2020.

[236] EYAL N, MARC L, SMITH P G. Human Challenge Studies to Accelerate

Coronavirus Vaccine Licensure[J/OL]. J Infect Dis, 2020, 221（11）：1752-1756 [2020-05-11]. http://nrs.harvard.edu/urn-3:HUL.InstRepos:dash.current.terms-ofuse#LAA，2020.

[237] MARKUS H，KLEINE-WEBER H，NADINE K，et al. The novel coronavirus 2019（2019-nCoV）uses the SARS-coronavirus receptor ACE2 and the cellular protease TMPRSS2 for entry into target cells[J]. J bioRxiv，2020.

[238] JAQUELINE G J，CLAUDIO S，INGRA C，et al. First report of COVID-19 in South America[J]. Virological，2020.

[239] JASPER F W C，SHUOFENG Y，KIN-HANG K，et al. A familial cluster of pneumonia associated with the 2019 novel coronavirus indicating person-to-person transmission：a study of a family cluster[J]. Lancet，2020.

[240] LIU Q，ZHOU Y，YANG Z. The cytokine storm of severe influenza and development of immunomodulatory therapy[J]. Cellular & molecular immunology，2016，13（1）：3-10.

[241] LIN L，LU L，CAO W，et al. Hypothesis for potential pathogenesis of SARS-CoV-2 infection：a review of immune changes in patients with viral pneumonia[J]. Emerging Microbes & Infections，2020：1-14.

[242] LI W H，MICHAEL J，MOORE N V，et al. Angiotensin-converting enzyme 2 is a functional receptor for the SARS coronavirus[J]. Nature，2003，426：450-454.

[243] TISONCIK J R，KORTH M J，SIMMONS C P，et al. Into the eye of the cytokine storm[J]. Microbiol Mol Biol Rev，2012，76（1）：16-32.

[244] WALLS A C，TORTORICI M A，SNIJDER J，et al. Tectonic conformational changes of a coronavirus spike glycoprotein promote membrane fusion[J]. Proc Natl Acad Sci U S A，2017，114：11157-11162.

[245] WALLS A C，XIONG X，PARK Y J，et al. Unexpected Receptor Functional Mimicry Elucidates Activation of Coronavirus Fusion[J].Cell，2019，176：1026-1039.

[246] WHO. Initiates a Clinical Trial for Four Drugs in Fight Against COVID-19[R/OL].（2020-03-27）[2020-06-30].https://www.accessdata.fda.gov/scripts/opdlisting/oopd/detailedIndex.cfm?cfgridkey=490515.

[247] TANG X L，WU C C，LI X，et al. On the origin andcontinuing evolution of SARS-CoV-2[J/OL]. National Science Review，2020[2020-06-30]. https://doi.org/10.1093/

nsr/nwaa036.

[248] 鞠秀丽 . 间充质干细胞治疗新型冠状病毒肺炎的潜在机制和研究进展 [J/OL].
山东大学学报（医学版），2020：1-6[2020-03-31].http://kns.cnki.net/kcms/
detail/37.1390.r.20200304.1426.002.html.

[249] 蒙龙，邱峰，贾运涛，等 . 基于美国 FDA 不良事件报告系统数据库的利巴
韦林和 α 干扰素风险信号挖掘 [J/OL] . 药物不良反应杂志，2020：22[2020-
03-24]. http://rs.yiigle.com/yufabiao/1185911. htm. DOI: 10.3760/cma.j.cn114015-
20200225-00167.

[250] SHEAHAN T P, SIMS A C, LEIST S R, et al. Comparative therapeutic efficacy
of remdesivir and combination lopinavir, ritonavir, and interferon beta against
MERS-CoV[J]. Nature Communications, 2020, 11（1）: 1-14.

[251] MOLINA J M, DELAUGERRE C. No Evidence of Rapid Antiviral Clearance or
Clinical Benefit with the Combination of Hydroxychloroquine and Azithromycin in
Patients with Severe COVID-19 Infection[EB/OL].（2020-03-30）[2020-06-30].
https://www.ncbi.nlm.nih.gov/pubmed/32240719.

[252] WANG L, WANG Y, YE D, et al. Review of the 2019 novel coronavirus（SARS-
CoV-2）based on current evidence[J]. Int J Antimicrob Agents, 2020, 55（6）:
105948.

[253] JASON A T. Is COVID-19 receiving ADE from other coronaviruses? [J]. Microbes
and Infection, 2020, 2（22）: 72-73.

[254] BIRYUKOV S, ANGOV E, LANDMESSER M E, et al. Complement and
Antibody-mediated Enhancement of Red Blood Cell Invasion and Growth of Malaria
Parasites[J]. EBioMedicine, 2016, 9: 207-216.

[255] HALSTEAD S B, O' ROURKE E J. Dengue viruses and mononuclear phagocytes. I.
Infection enhancement by non-neutralizing antibody[J]. J Exp Med, 1977, 146（1）:
201-217.

[256] HAWKES R A. Enhancement of the infectivity of arboviruses by specific antisera
produced in domestic fowls[J]. Australian Journal of Experimental Biology and
Medical Science, 1964, 42: 465-482.

[257] TAUBENBERGER J K, REID A H, FANNING T G. The 1918 influenza virus: a
killer comes into view[J] . Virology, 2000, 274: 241-245.

[258] TAUBENBERGER J K, MORENS D. 1918 Influenza: the mother of all

pandemics[J]. Emerg Infect Dis，2006，12（1）：15-22.

[259]周剑芳，杨磊，蓝雨，等. 1918/1919年西班牙流感（H1N1）病原学概述 [J].
病毒学报，2009，25（1）：8-11.

[260] WINTERNITZ M C, WASONI M, MCNAMARA F P. The pathology of influenza [M].
New Haven CT：Yale University Press，1920.

[261] CHENG K F, LEUNG P C. What happened in China during the 1918 influenza
pandemic[J]. Inter J Infect Dis，2007，11：360-364.

[262] JOHNSON N P, MUELLER J. Updating the accounts: global mortality of the 1918—
1920 Spanish influenza pandemic[J]. Bull Hist Med，2002，76（1）：105-115.

[263] MURRAY C J, LOPEZ A D, CHIN B, et al. Estimation of potential global
pandemic influenza mortality on the basis of vital registry data from the 1918—1920
pandemic：a quantitative analysis[J]. Lancet，2006，368（9554）：2211-2218.

[264] FORSTER P, FORSTER L, RENFREW C, et al. Phylogenetic network analysis
of SARS-CoV-2 genomes[J]. Proceedings of the National Academy of Sciences，
2020，117（17）：9241-9243.

[265] FREEMAN E E, MCMAHON D E, LIPOFF J B, et al. Pernio-like skin lesions
associated with COVID-19：a case series of 318 patients from 8 countries[J]. Journal
of the American Academy of Dermatology，2020.

[266] Low-cost dexamethasone reduces death by up to one third in hospitalised patients
with severe respiratory complications of COVID-19[EB/OL].（2020-06-16）[2020-
06-30]. https://www.recoverytrial.net/news/low-cost-dexamethasone-reduces-
death-by-up-to-one-third-in-hospitalised-patients-with-severe-respiratory-
complications-of-covid-19.

[267]郭何生. 农业大词典 [M].北京：中国农业出版社，1998.

[268] BEIGEL J H, TOMASHEK K M, DODD L E, et al. Remdesivir for the Treatment
of Covid-19：Preliminary Report[J]. The new england journal of medicine，2020.

[269] WHO. Coronavirus disease（COVID-19）Situation Report[R]. Geneva：WHO，
2020.

[270] JIN XINYAO. Core outcome set for clinical trials on coronavirus disease 2019
（COS-COVID）[J]. Engineering，2020，6（10）：1147-1152.

[271] CHEN JING. Clinical evaluation of shufeng jiedu capsules combined with umifenovir
（arbidol）in the treatment of common-type COVID-19：a retrospective study[J].

Expert review of respiratory medicine, 2021, 15: 257-265.

[272] TIAN JIAXING. Hanshiyi Formula, a medicine for Sars-Cov-2 infection in China, reduced the proportion of mild and moderate COVID-19 patients turning to severe status: a cohort study[J]. Pharmacological research, 2020, 161: 105127.

[273] GUO HU. Xuebijing injection in the treatment of COVID-19: a retrospective case-control study. Annals of palliative medicine[J]. 2020, 9（5）: 3235-3248.

[274] PUNTMANN VO, CARERJ ML, WIETERS I, et al. Outcomes of cardiovascular magnetic resonance imaging in patients recently recovered from coronavirus disease 2019（COVID-19）[J]. JAMA Cardiol, 2020, 5（11）: 1265-1273.

[275] HUANG L, ZHAO P, TANG D, et al. Cardiac involvement in patients recovered from COVID-2019 identified using magnetic resonance imaging[J]. JACC Cardiovasc Imaging, 2020, 13（11）: 2330-2339.

[276] NATIONAL INSTITUTE FOR HEALTH AND CARE EXCELLENCE. COVID-19 rapid guideline: managing the long-term effects of COVID-19[R]. 2020.

[277] TOWNSEND L, DYER A H, JONES K, et al. Persistent fatigue following SARS-CoV-2 infection is common and independent of severity of initial infection[J]. PLoS One, 2020, 15（11）: 240784.

[278] CARFI A, BERNABEI R, LANDI F, et al. Persistent symptoms in patients after acute COVID-19[J]. JAMA, 2020, 324（6）: 603-605.

[279] HALPIN S J, MCIVOR C, WHYATT G, et al. Postdischarge symptoms and rehabilitation needs in survivors of COVID-19 infection: a cross-sectional evaluation[J]. J Med Virol, 2020.

[280] HUANG Y, TAN C, WU J, et al. Impact of coronavirus disease 2019 on pulmonary function in early convalescence phase[J]. Respir Res, 2020, 21（1）: 163.

[281] WEERAHANDI H, HOCHMAN K A, SIMON E, et al. Post-Discharge Health Status and Symptoms in Patients with Severe COVID-19[J]. J Gen Intern Med, 2021: 1-8.

[282] MAZZA M G, DE LORENZO R, CONTE C, et al. Anxiety and depression in COVID-19 survivors: Role of inflammatory and clinical predictors[J]. Brain Behav Immun, 2020, 89: 594-600.

[283] CAI X, HU X, EKUMI I O, et al. Psychological distress and its correlates among

COVID–19 survivors during early convalescence across age groups[J]. Am J Geriatr Psychiatry, 2020, 28（10）: 1030–1039.

[284] 余恒毅, 任秀华, 祁星星, 等. 阿比多尔、清肺排毒汤、连花清瘟胶囊、金叶败毒颗粒对某方舱医院轻型 / 普通型新冠肺炎患者疗效的回顾性研究 [J]. 中药药理与临床, 2020, 36（6）: 2–6.

[285] ESLAMI G, MOUSAVIASL S, RADMANESH E, et al. The impact of sofosbuvir/daclatasvir or ribavirin in patients with severe COVID–19[J]. J Antimicrob Chemother, 2020, 75（11）: 3366–3372.

[286] PAN H, PETO R, HENAO–RESTREPO A M, et al. Repurposed Antiviral Drugs for Covid–19–Interim WHO Solidarity Trial Results[J]. N Engl J Med, 2021, 384（6）: 497–511.

[287] SALAMA C, HAN J, YAU L, et al. Tocilizumab in Patients Hospitalized with Covid–19 Pneumonia[J]. N Engl J Med, 2021, 384（1）: 20–30.

[288] STONE J H, FRIGAULT M J, SERLING–BOYD N J, et al. Efficacy of Tocilizumab in Patients Hospitalized with Covid–19[J]. N Engl J Med, 2020, 383（24）: 2333–2344.

[289] STERNE J, MURTHY S, DIAZ J V, et al. Association between administration of systemic corticosteroids and mortality among critically ill patients with COVID–19: A Meta–analysis[J]. JAMA, 2020, 324（13）: 1330–1341.

[290] SIMONOVICH V A, BURGOS P L, SCIBONA P, et al. A randomized trial of convalescent plasma in COVID–19 severe pneumonia[J]. N Engl J Med, 2021, 384（7）: 619–629.

[291] LI L, ZHANG W, HU Y, et al. Effect of convalescent plasma therapy on time to clinical improvement in patients with severe and life–threatening COVID–19: a randomized clinical trial[J]. JAMA, 2020, 324（5）: 460–470.

[292] SHEN C, WANG Z, ZHAO F, et al. Treatment of 5 critically Ill patients with COVID–19 with convalescent plasma[J]. JAMA, 2020, 323（16）: 1582–1589.

[293] LIU S, LIN H M, BAINE I, et al. Convalescent plasma treatment of severe COVID–19: a propensity score–matched control study[J]. Nat Med, 2020, 26（11）: 1708–1713.

[294] 国务院联防联控机制 2020 年 12 月 21 日新闻发布会文字实录. http://www.nhc.gov.cn/xcs/s3574/202012/3c29b1dcc9cb4967b67a2dc0be9020e6.shtml.

图书在版编目（CIP）数据

新型冠状病毒肺炎中西医诊疗 / 张伯礼，刘清泉主编．—武汉：湖北科学技术出版社，2021.6

ISBN 978-7-5706-1247-5

Ⅰ．①新… Ⅱ．①张… ②刘… Ⅲ．①日冕形病毒－病毒病－肺炎－中西医结合－诊疗 Ⅳ．① R563.101

中国版本图书馆 CIP 数据核字（2021）第 035190 号

XINXING GUANZHUANG BINGDU FEIYAN ZHONGXIYI ZHEN LIAO

策　　划：黄国香
责任编辑：黄国香　　　　　　　　　　　　　　封面设计：喻　杨
出版发行：湖北科学技术出版社　　　　　　　　电话：027-87679468
地　　址：武汉市雄楚大街 268 号　　　　　　　邮编：430070
　　　　　（湖北出版文化城 B 座 13-14 层）
网　　址：http://www.hbstp.com.cn
印　　刷：武汉精一佳印刷有限公司　　　　　　邮编：430034

| 700 毫米 ×1000 毫米 | 1/16 | 18.75 印张 | 300 千字 |

2021 年 6 月第 1 版　　　　　　　　　　　　2021 年 6 月第 1 次印刷
　　　　　　　　　　　　　　　　　　　　　　定价：238.00 元